协和医院专家告诉你

糖尿病

吃对吃好更有效

陈　伟 主编
北京糖尿病防治协会理事长
北京协和医院肠外肠内营养科副主任医师

陈国军 主编
中餐高级技师
北京市交通培训中心厨师长

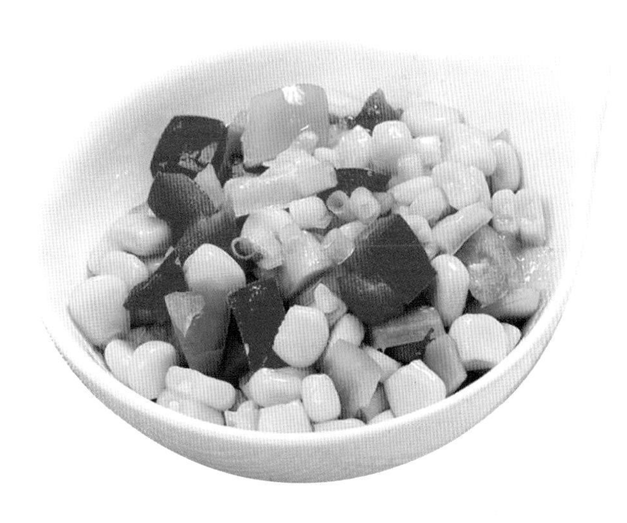

吉林科学技术出版社

50种降糖食材大搜集

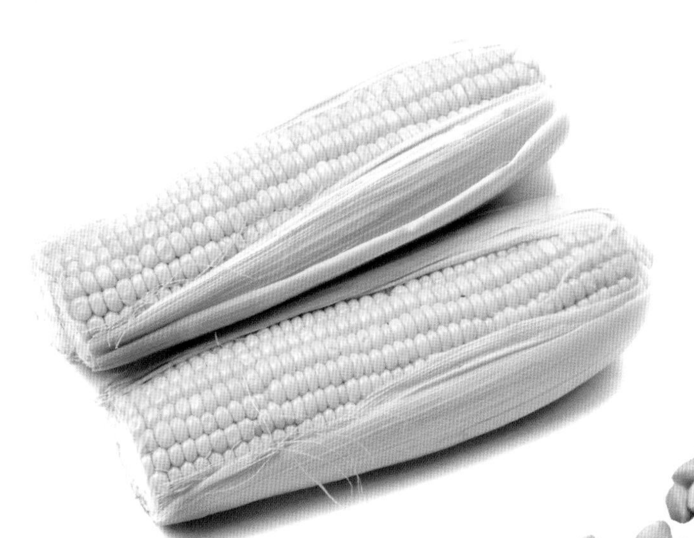

> 玉米

玉米中含有的镁、铬、谷胱甘肽等元素具有调节胰岛素分泌的功效，有预防糖尿病的作用。

> 荞麦

荞麦中的铬能增强胰岛素的活性，是重要的血糖调节剂。

> 小米

小米中的维生素 B_1 能够帮助葡萄糖转变成总热量，进而控制血糖升高的速度。

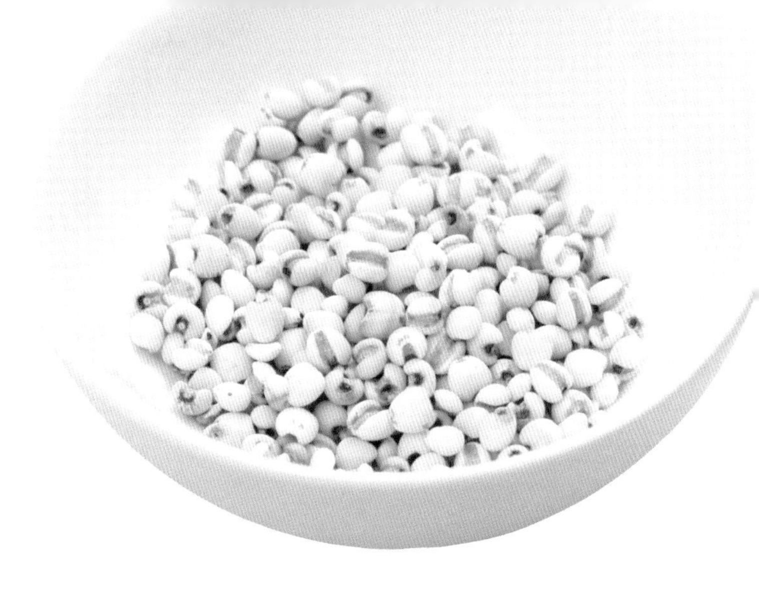

> **薏米**

薏米中含有的多糖有显著的降糖作用，可抑制氧自由基对胰岛β 细胞膜的损伤。

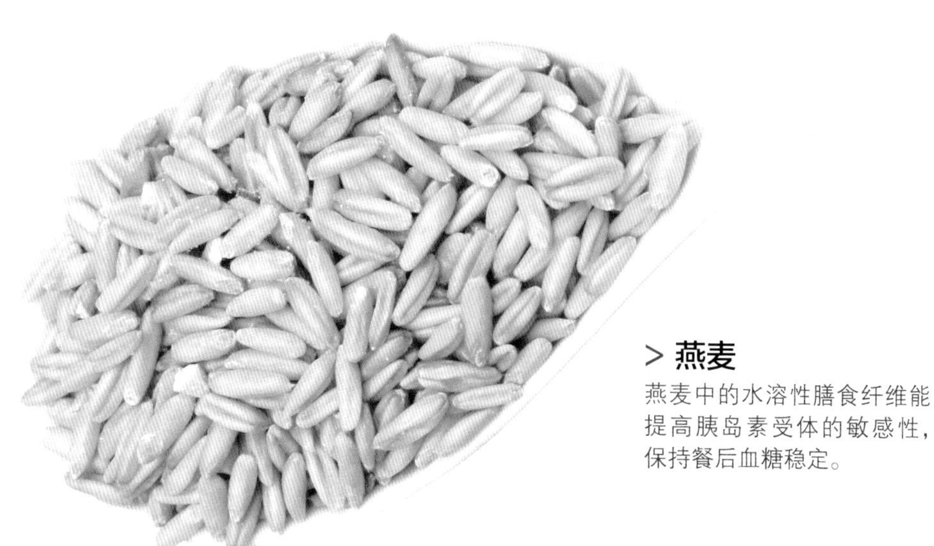

> **燕麦**

燕麦中的水溶性膳食纤维能提高胰岛素受体的敏感性，保持餐后血糖稳定。

> **黑米**

黑米中含有丰富的膳食纤维，可提高胰岛素的利用率，延缓餐后血糖的上升速度。

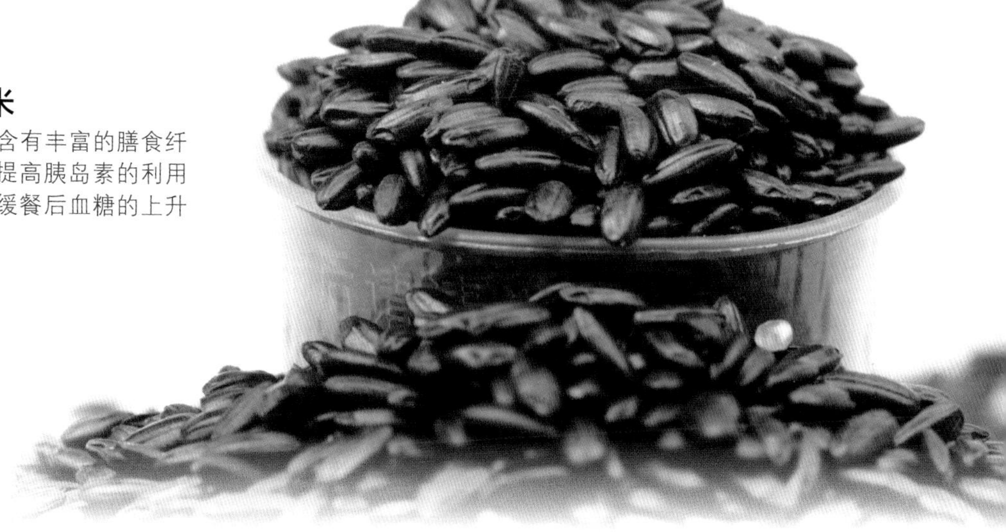

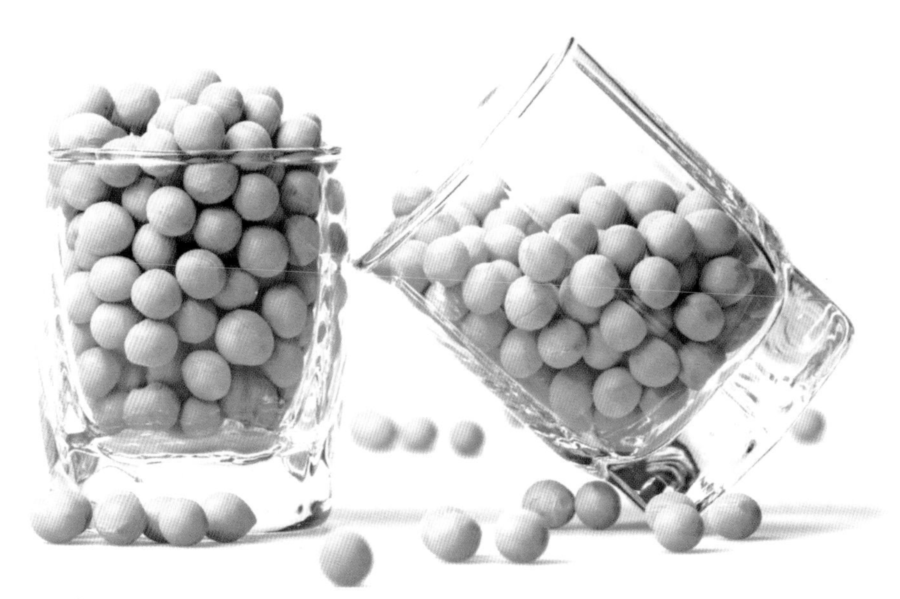

> 黄豆

黄豆胚轴甲醇提取物具有显著的降低血糖、改善糖耐量的作用。

> 红小豆

红小豆中含有的可溶性膳食纤维可延缓餐后血中葡萄糖的吸收，减缓血糖上升速度。

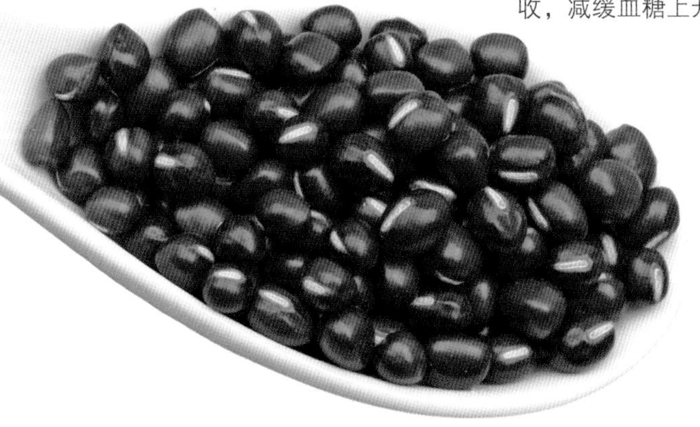

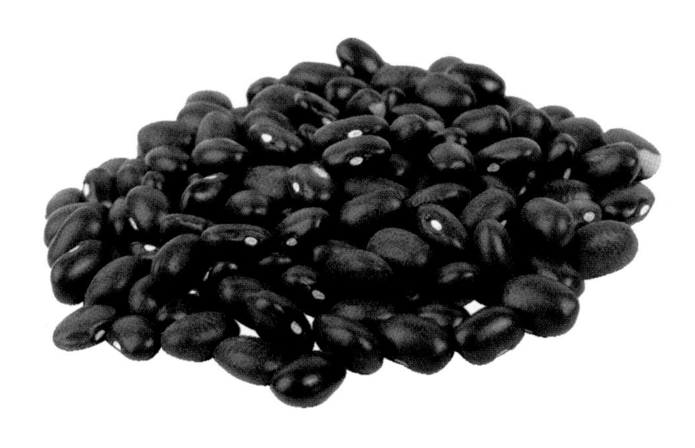

> 黑豆

黑豆中含有丰富的铬，能帮助糖尿病患者提高对胰岛素的敏感性，有助于糖尿病的治疗。

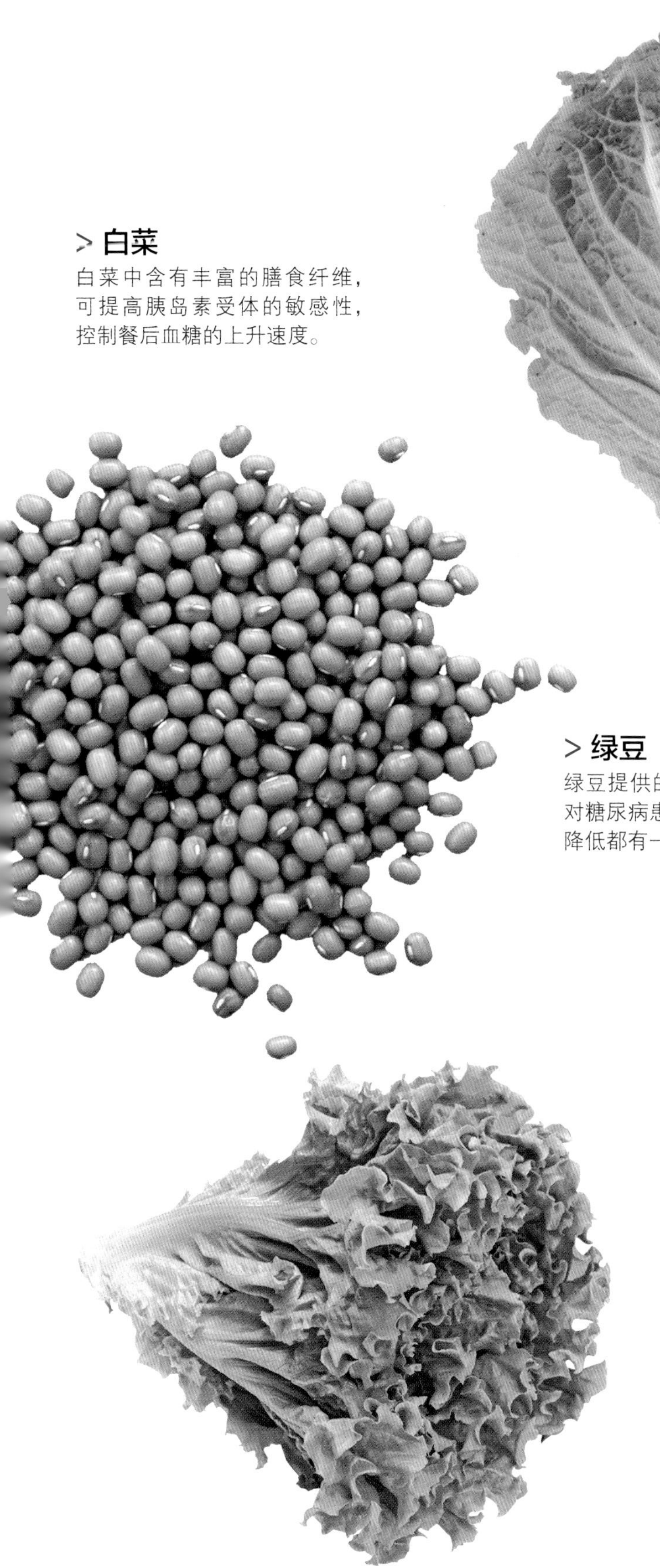

> 白菜

白菜中含有丰富的膳食纤维，可提高胰岛素受体的敏感性，控制餐后血糖的上升速度。

> 绿豆

绿豆提供的总热量值比其他谷物低，对糖尿病患者空腹血糖、餐后血糖的降低都有一定作用。

> 生菜

生菜富含钾、钙、铁等矿物质，可降血糖，减缓餐后血糖升高。

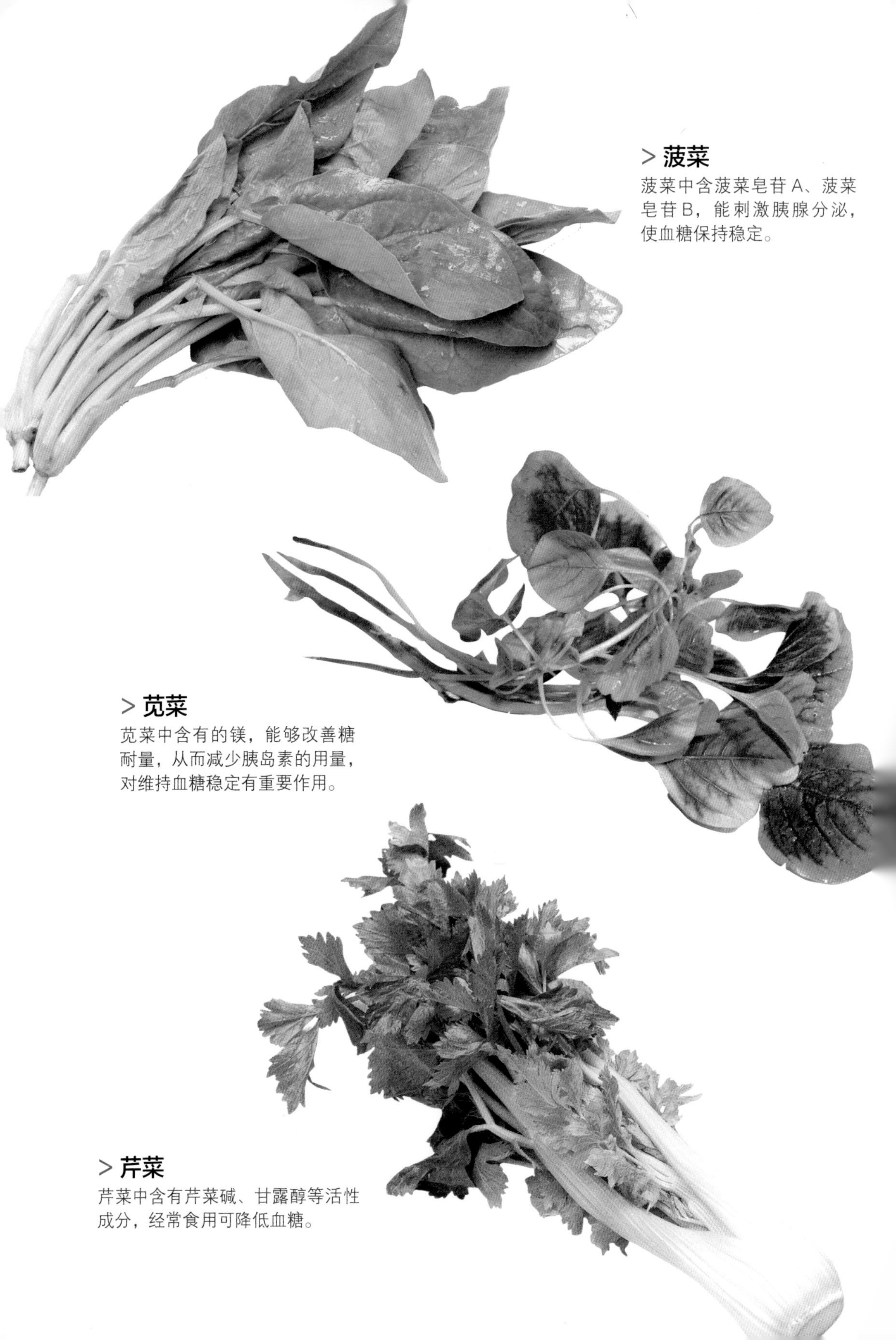

> 菠菜

菠菜中含菠菜皂苷 A、菠菜皂苷 B，能刺激胰腺分泌，使血糖保持稳定。

> 苋菜

苋菜中含有的镁，能够改善糖耐量，从而减少胰岛素的用量，对维持血糖稳定有重要作用。

> 芹菜

芹菜中含有芹菜碱、甘露醇等活性成分，经常食用可降低血糖。

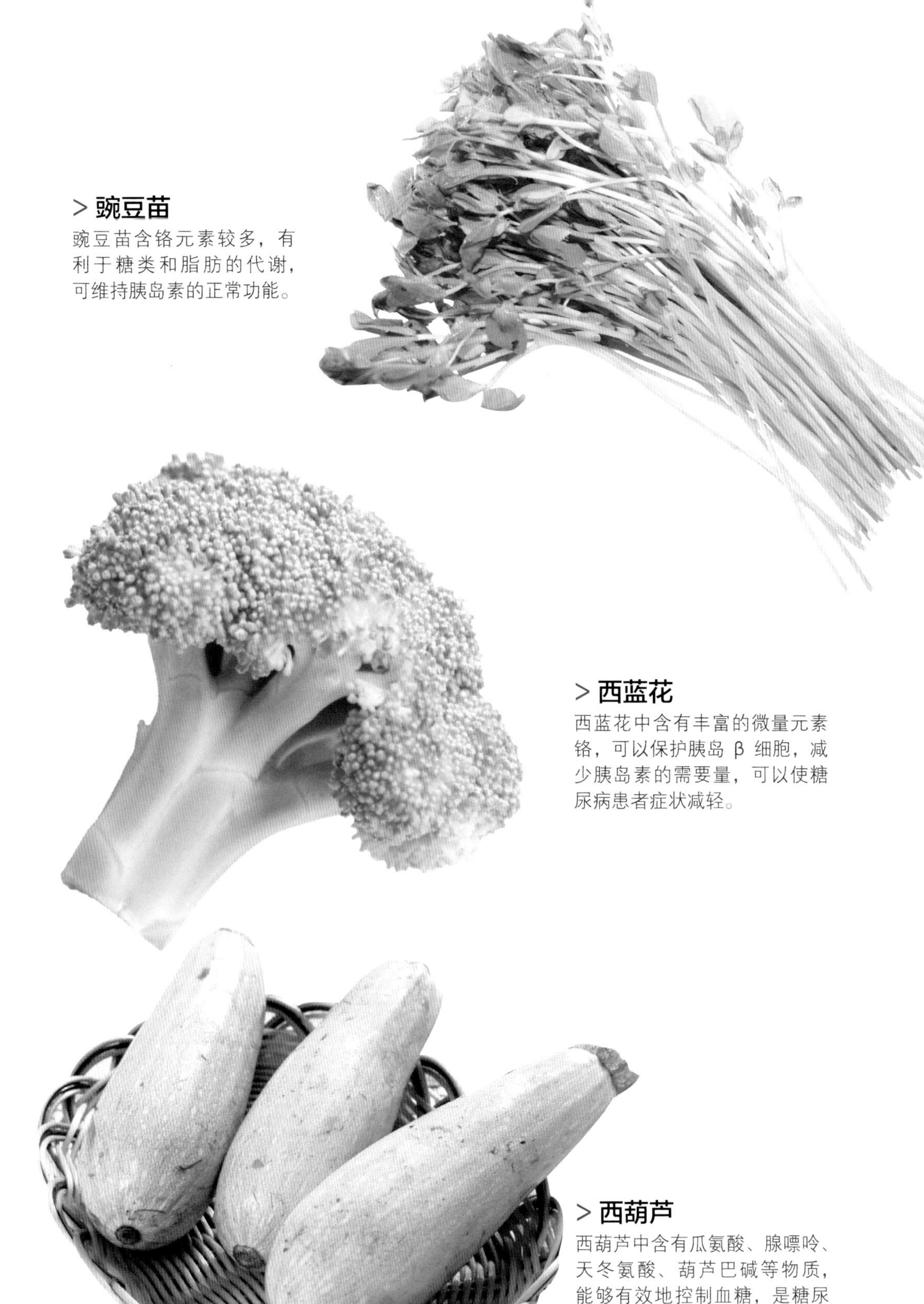

> **豌豆苗**

豌豆苗含铬元素较多，有利于糖类和脂肪的代谢，可维持胰岛素的正常功能。

> **西蓝花**

西蓝花中含有丰富的微量元素铬，可以保护胰岛 β 细胞，减少胰岛素的需要量，可以使糖尿病患者症状减轻。

> **西葫芦**

西葫芦中含有瓜氨酸、腺嘌呤、天冬氨酸、葫芦巴碱等物质，能够有效地控制血糖，是糖尿病患者的优选食物。

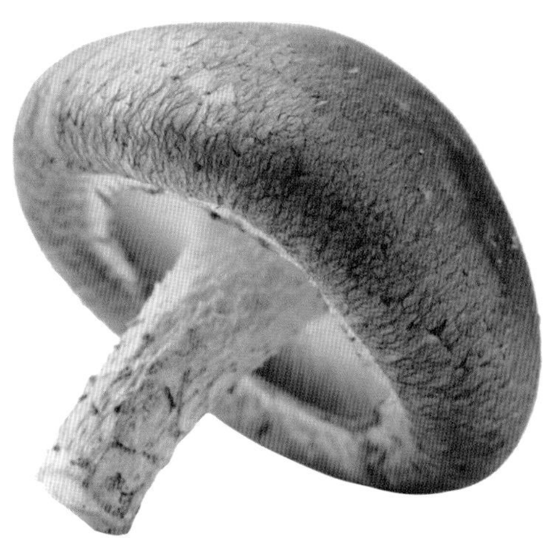

> 香菇

香菇中含有的香菇多糖，能够调节糖代谢，改善糖耐量，促进肝糖原合成，减少肝糖原分解，减轻糖尿病症状。

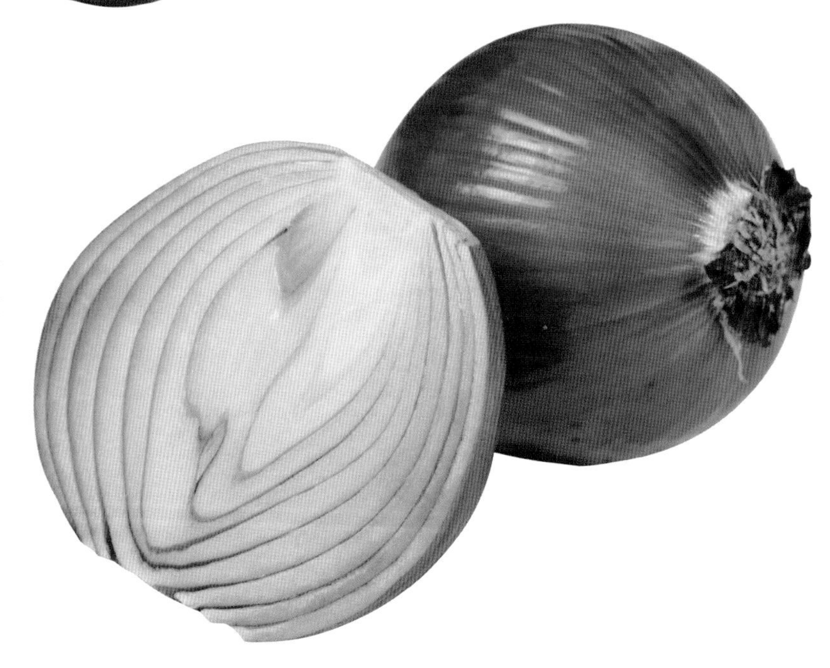

> 洋葱

洋葱所含有的二烯丙基二硫化合物可刺激胰岛素的合成及分泌，具有降低血糖的功效。

> 苹果

苹果中含有的苹果酸可以稳定血糖，预防老年糖尿病。

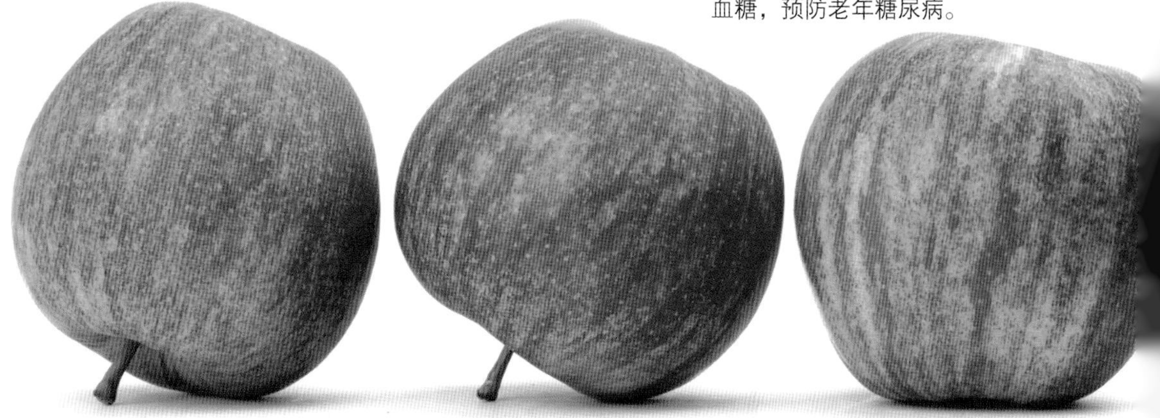

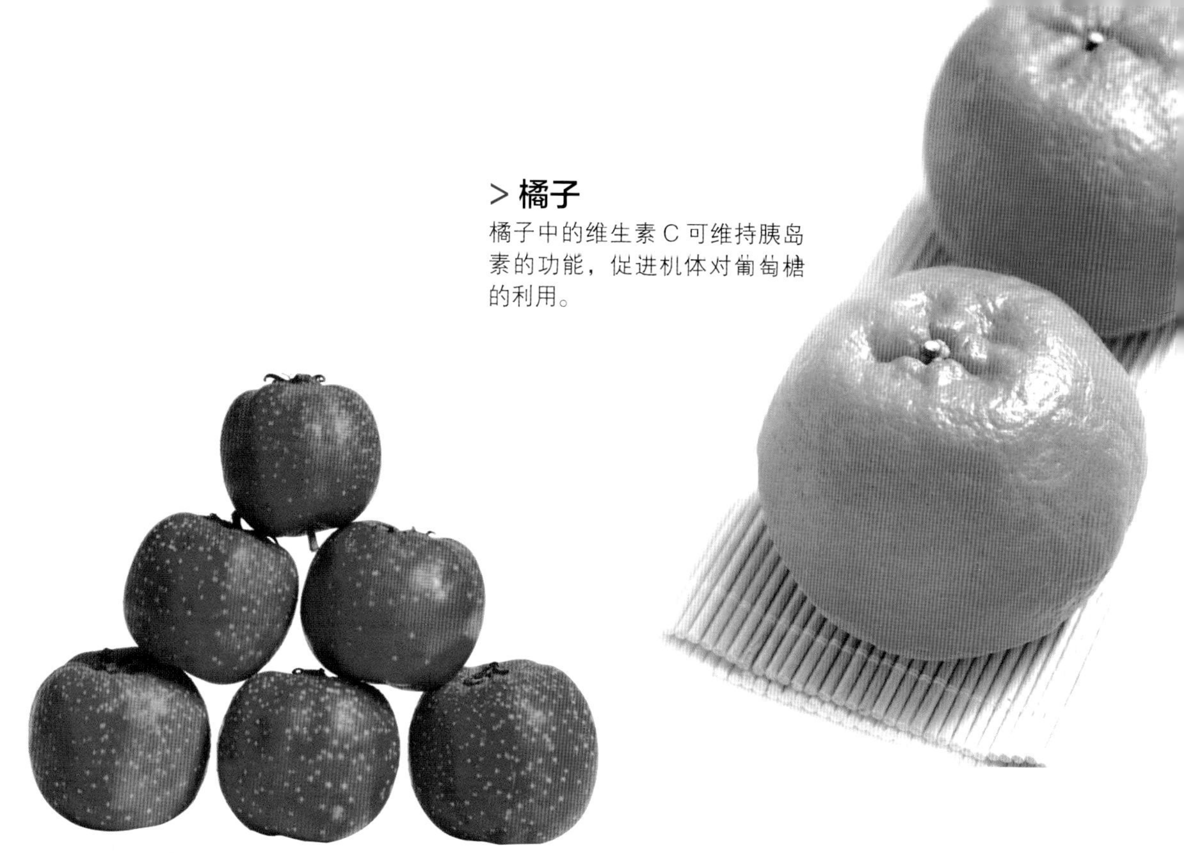

> 橘子

橘子中的维生素 C 可维持胰岛素的功能，促进机体对葡萄糖的利用。

> 山楂

山楂中的钙和胡萝卜素，能够促进胰岛素的正常分泌，使血糖维持正常水平。

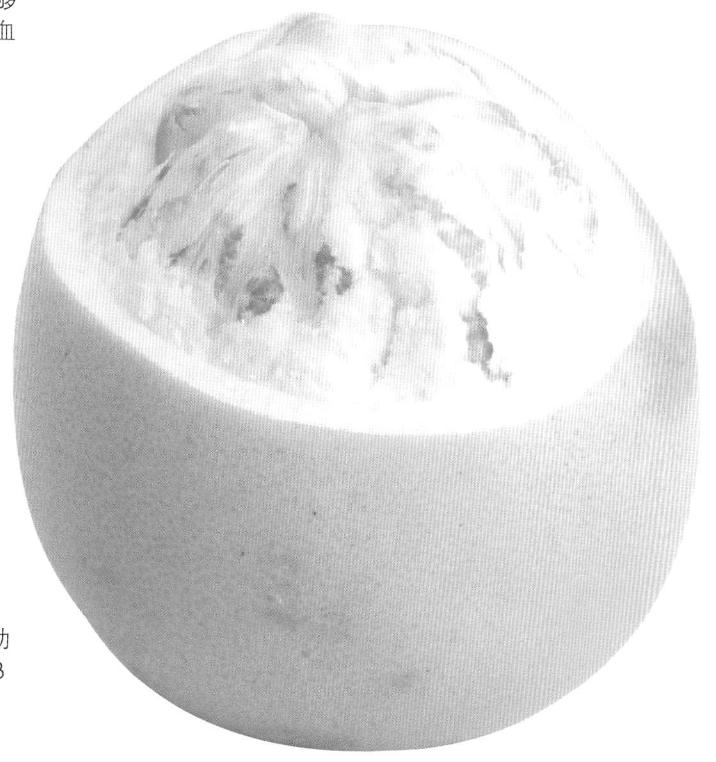

> 柚子

柚子中含有的柚苷配基，有助于消化分解脂肪，减轻胰岛 β 细胞的负担。

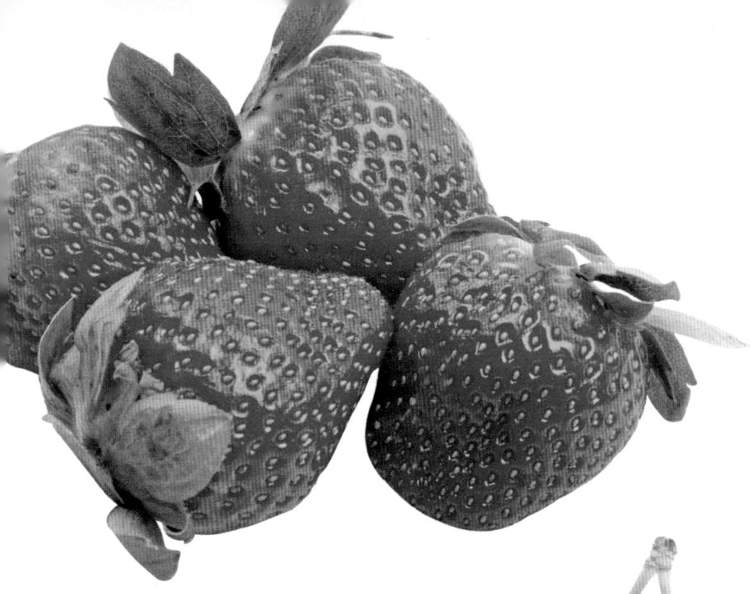

> 草莓

草莓中含有丰富的膳食纤维，能够延长食物在肠道内的停留时间，降低葡萄糖的吸收速度，不会引起血糖的剧烈波动。

> 樱桃

樱桃中富含的花青素，能够促进胰岛素的生成，增加人体内胰岛素的含量，有效地降低血糖。

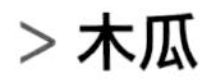

> 木瓜

木瓜所含的蛋白分解酵素，有助于分解蛋白质和淀粉，降低血糖，且对消化系统大有裨益。

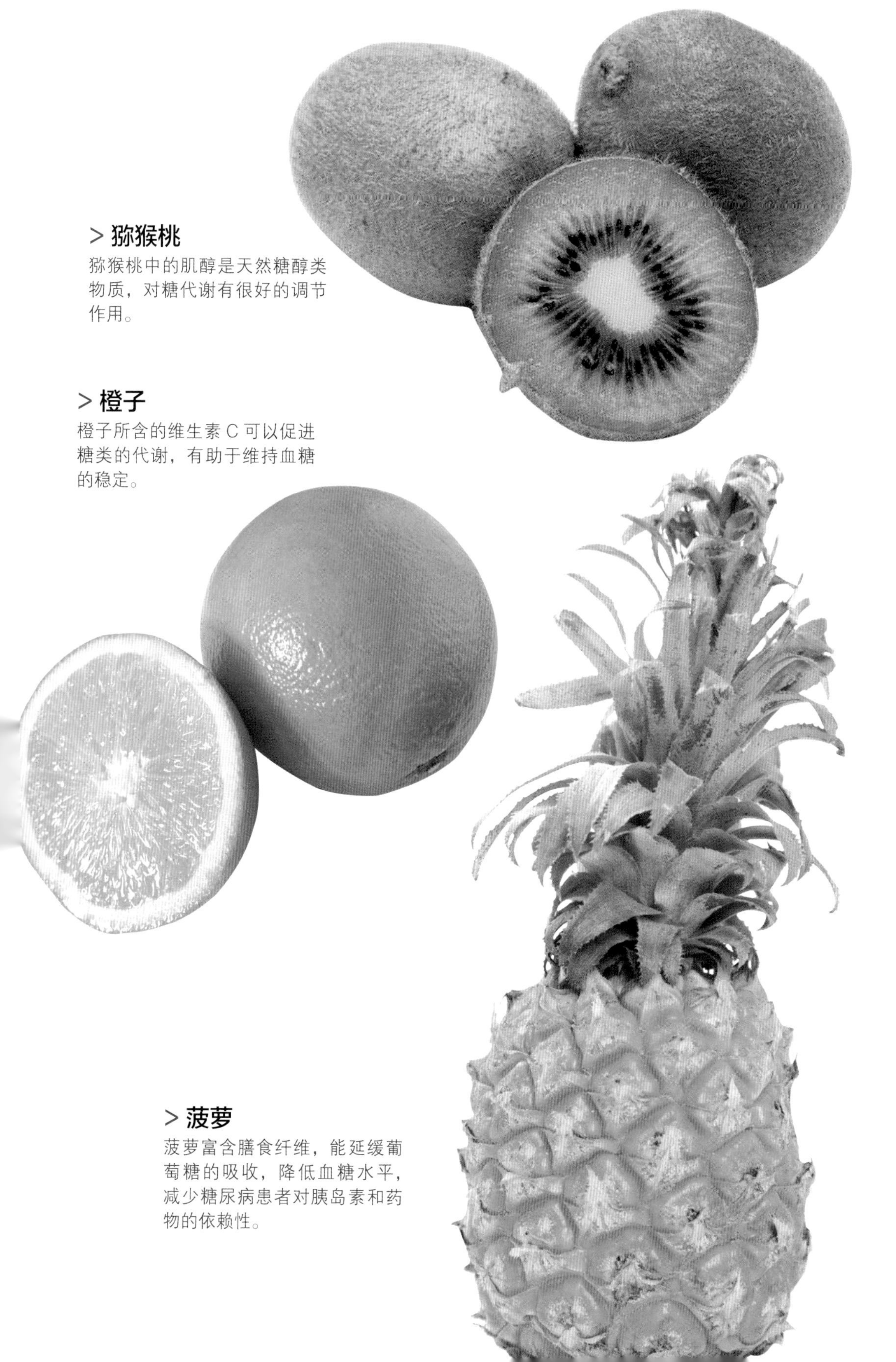

> 猕猴桃

猕猴桃中的肌醇是天然糖醇类物质，对糖代谢有很好的调节作用。

> 橙子

橙子所含的维生素 C 可以促进糖类的代谢，有助于维持血糖的稳定。

> 菠萝

菠萝富含膳食纤维，能延缓葡萄糖的吸收，降低血糖水平，减少糖尿病患者对胰岛素和药物的依赖性。

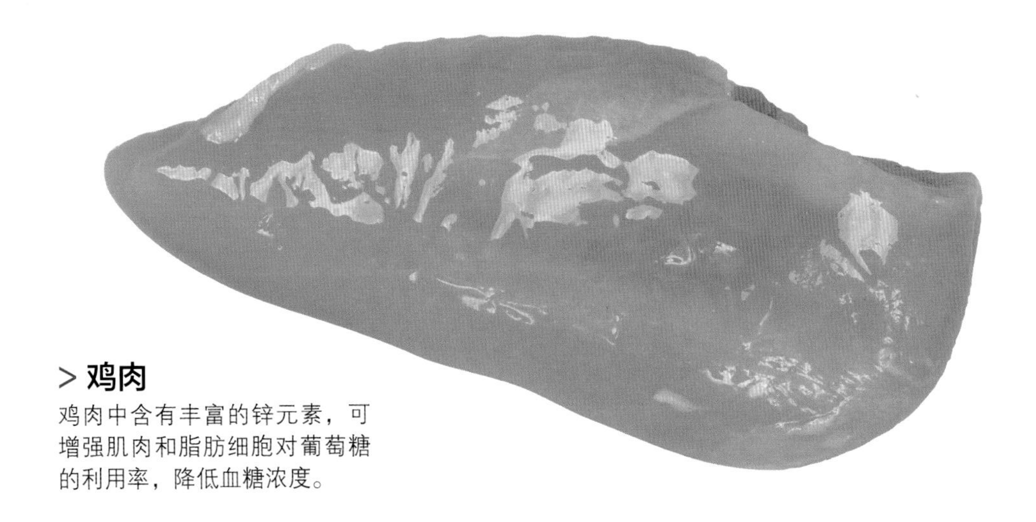

> 鸡肉

鸡肉中含有丰富的锌元素，可增强肌肉和脂肪细胞对葡萄糖的利用率，降低血糖浓度。

> 鸽肉

鸽肉中含有丰富的优质蛋白，可以滋补肾气，改善因肾虚引起的内分泌代谢紊乱，从而使血糖水平保持稳定。

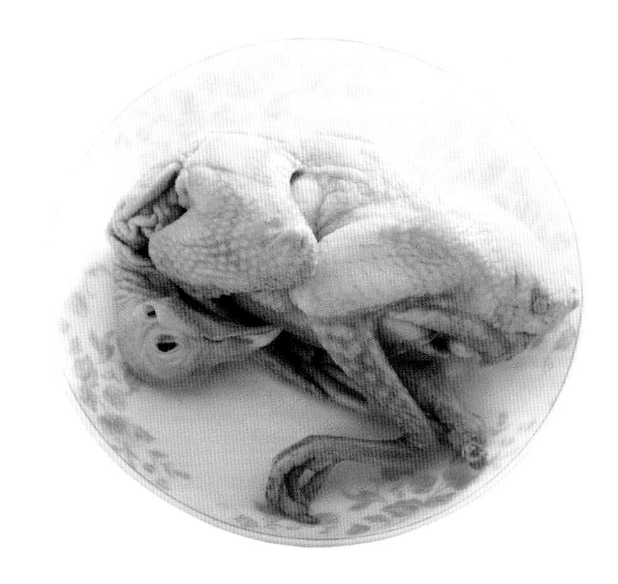

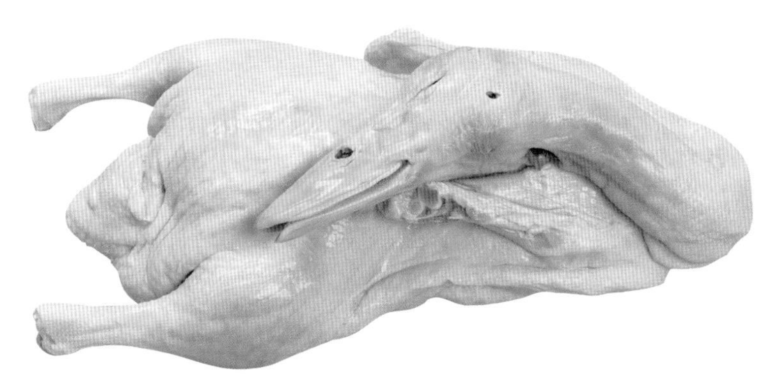

> 鸭肉

鸭肉中含有的锌能使肌肉和脂肪细胞对葡萄糖的利用大大增强，降低血糖。

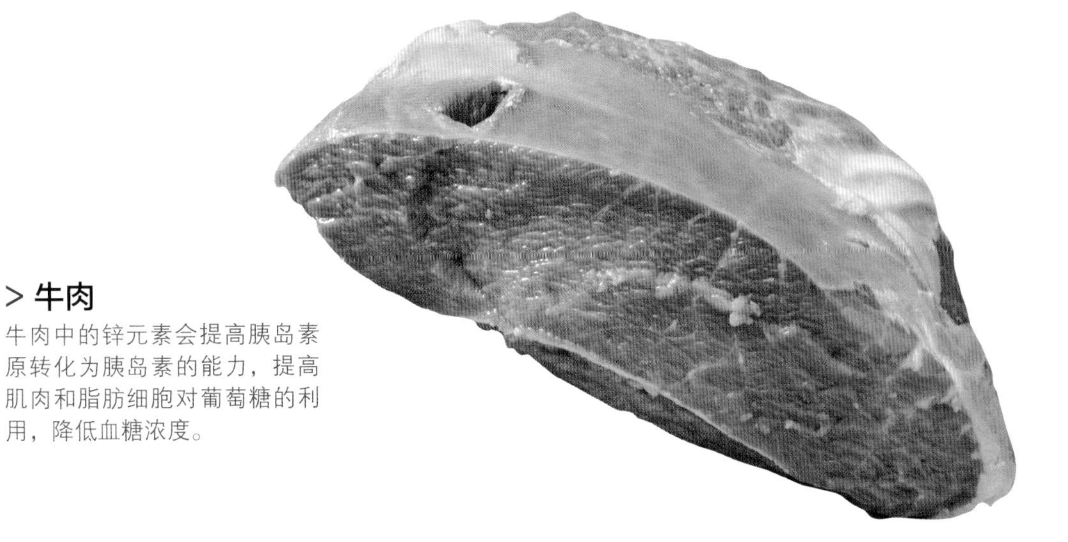

> **牛肉**

牛肉中的锌元素会提高胰岛素原转化为胰岛素的能力，提高肌肉和脂肪细胞对葡萄糖的利用，降低血糖浓度。

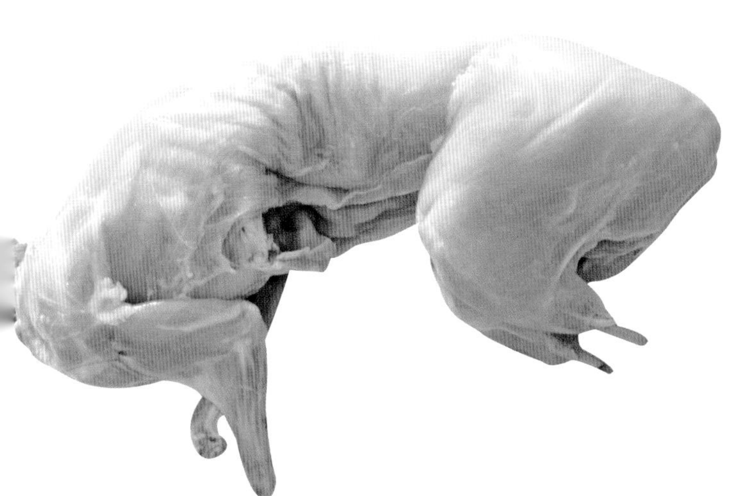

> **兔肉**

兔肉富含优质蛋白，可为糖尿病患者补充因糖异生而消耗的蛋白质，防止负氮平衡，而且不会引起血糖升高。

> **黄鳝**

黄鳝中含有鳝鱼素 A 和鳝鱼素 B，具有双向调节血糖的生理作用，可辅助治疗糖尿病。

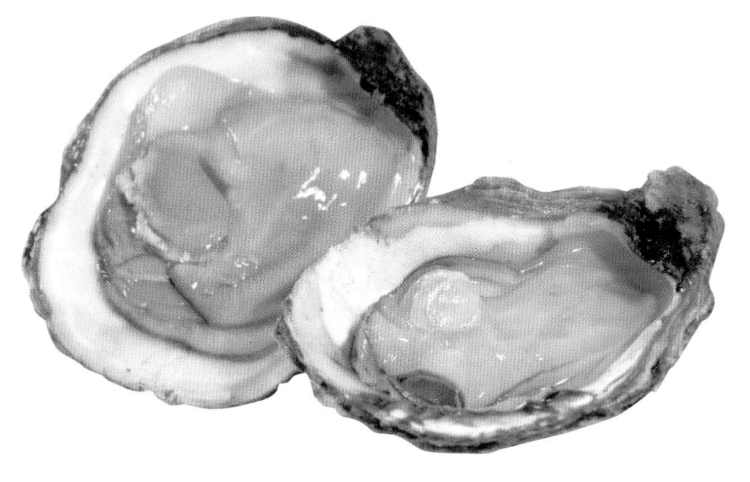

> 牡蛎

牡蛎中的牛磺酸具有增强胰岛素促进肝糖原转化的作用，糖原可直接为人体吸收利用，从而减轻胰腺负担，对糖尿病患者十分有益。

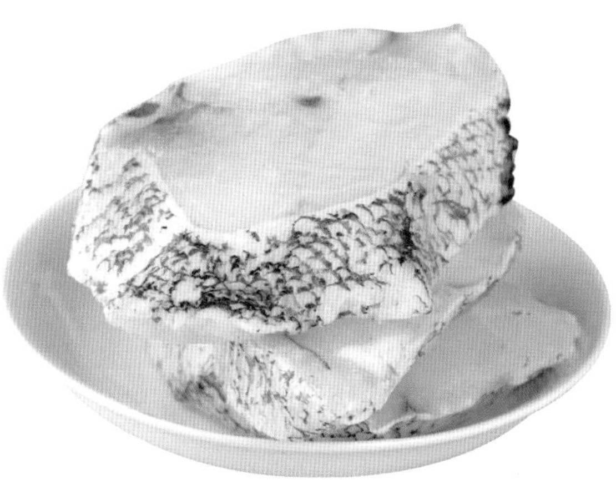

> 鳕鱼

鳕鱼中含有的 ω-3 脂肪酸能提高胰岛素的敏感性，从而降低血液中的血糖水平。

> 大蒜

大蒜中富含的硒能防止胰岛 β 细胞被氧化破坏，修复胰岛细胞，使其功能正常，促进糖分解代谢，降低血糖和尿糖。

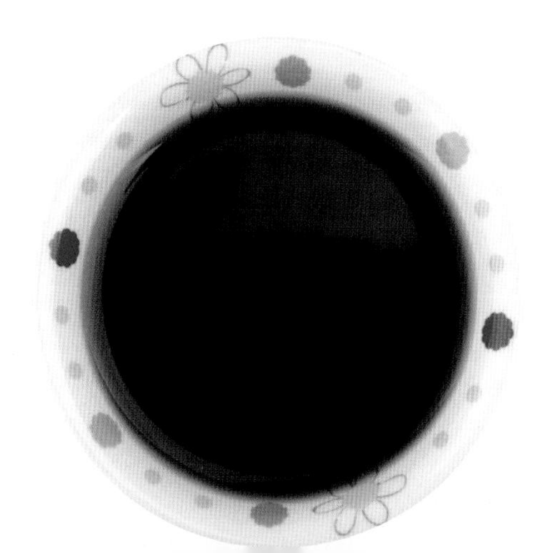

> 醋

醋中的有机酸能够显著降低蔗糖酶、麦芽糖酶等双糖酶的活性，使食物的血糖指数降低，起到抑制血糖上升的作用。

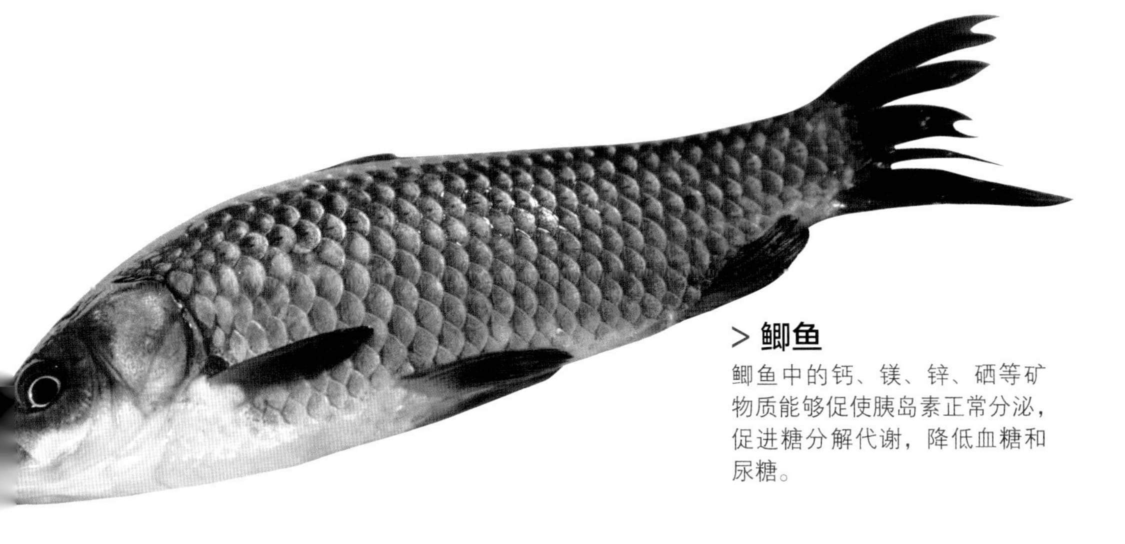

> 鲫鱼

鲫鱼中的钙、镁、锌、硒等矿物质能够促使胰岛素正常分泌，促进糖分解代谢，降低血糖和尿糖。

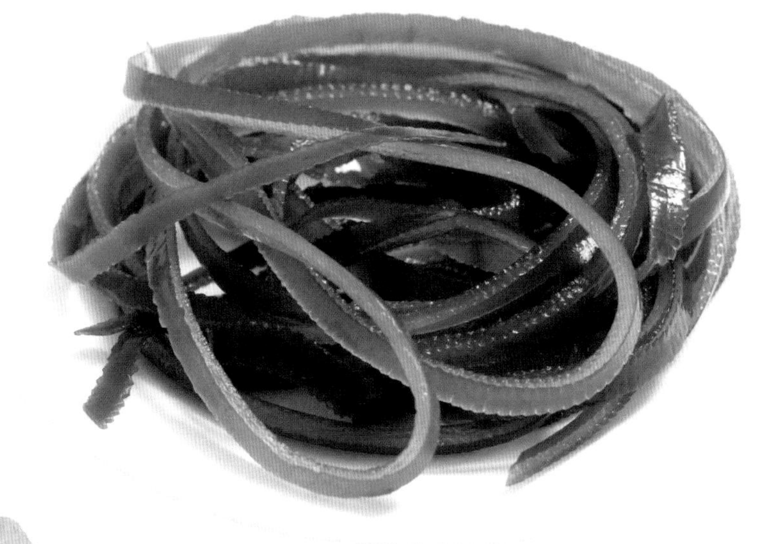

> 海带

海带中含有的有机碘，可促进胰岛素及肾上腺皮质激素的分泌和葡萄糖在肝脏、肌肉组织中的代谢，从而降低血糖。

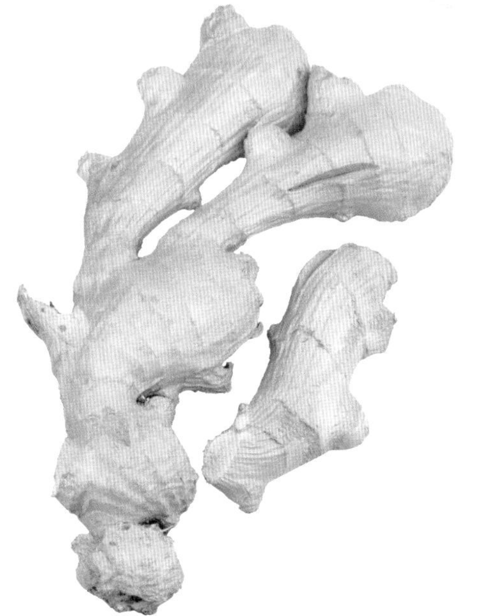

> 姜

姜中所含的姜黄素是其主要活性成分，能够降低血糖，减少并发症的发病概率。

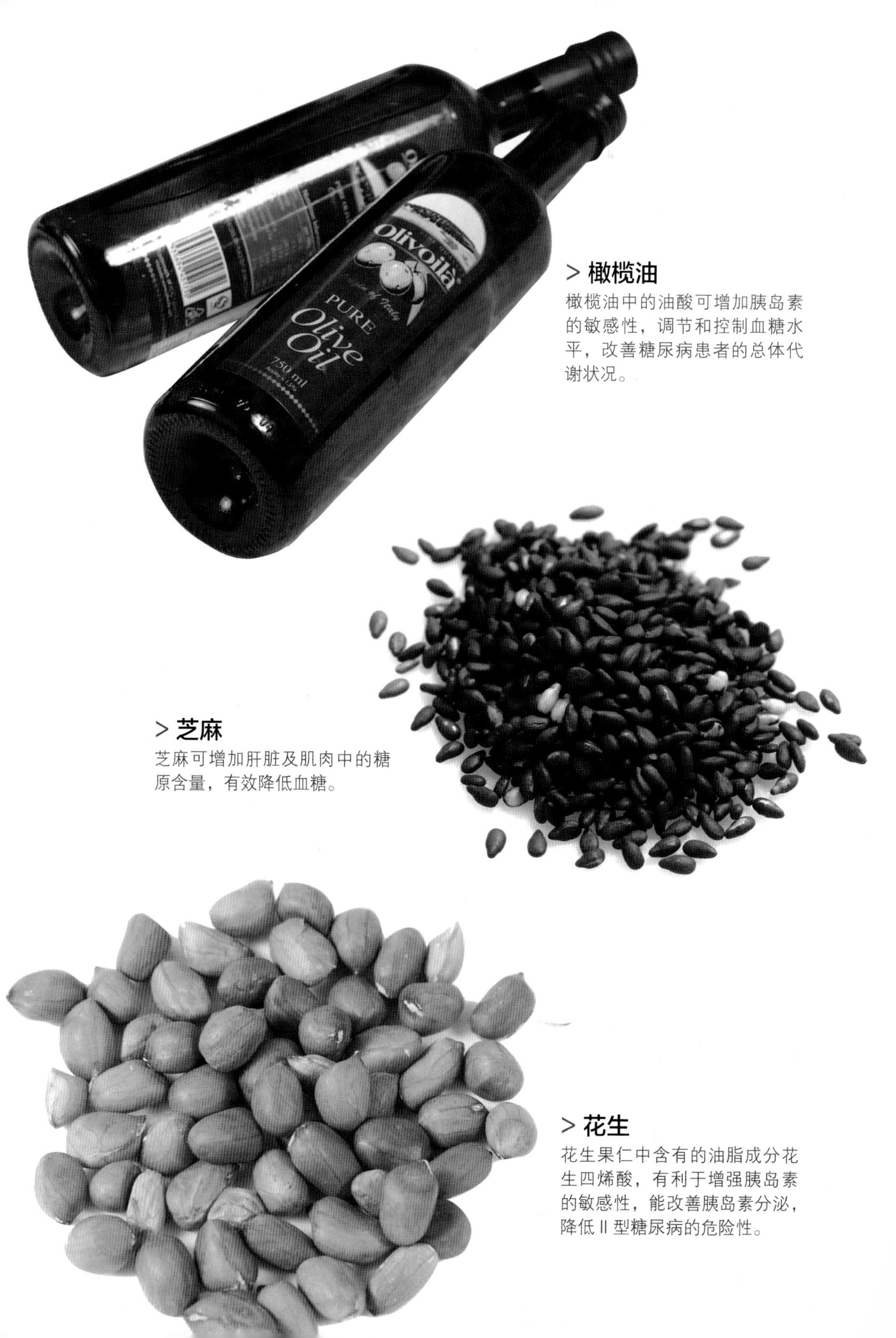

> 橄榄油

橄榄油中的油酸可增加胰岛素的敏感性，调节和控制血糖水平，改善糖尿病患者的总体代谢状况。

> 芝麻

芝麻可增加肝脏及肌肉中的糖原含量，有效降低血糖。

> 花生

花生果仁中含有的油脂成分花生四烯酸，有利于增强胰岛素的敏感性，能改善胰岛素分泌，降低Ⅱ型糖尿病的危险性。

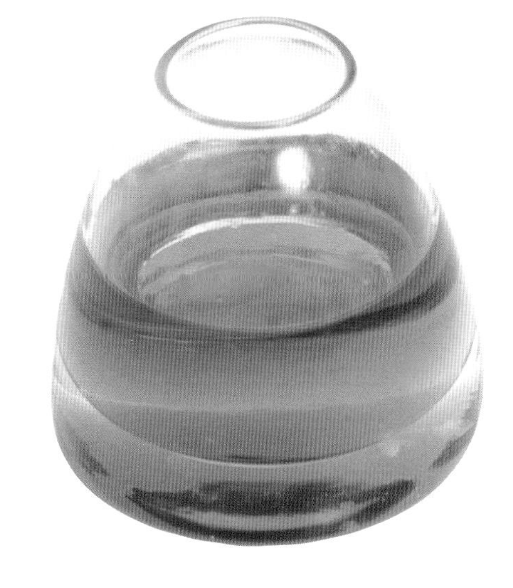

> 香油

香油中含有的维牛素E能保护胰岛细胞免受自由基的侵害，有利于血糖的控制。

> 牛奶

牛奶富含钙，有刺激胰脏β细胞的作用，能够促进胰岛素的正常分泌。

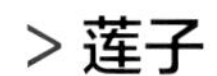

> 莲子

莲子心中的莲心碱能改善Ⅱ型糖尿病患者乏力、多饮、多尿的症状。

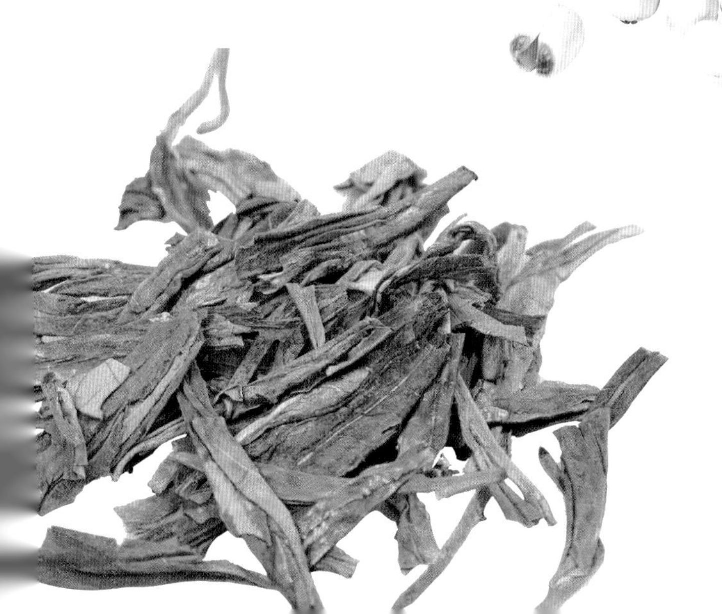

> 绿茶

绿茶中的水杨酸甲酯、二苯胺、多糖化合物和儿茶素对人体糖代谢障碍具有调节作用。

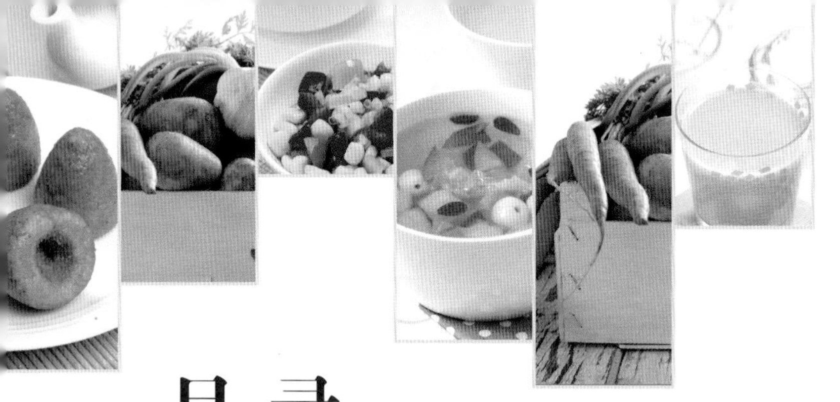

目录
CONTENTS

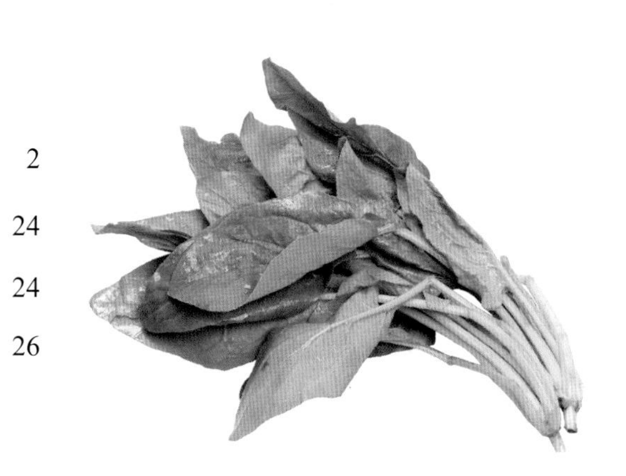

第1章 降糖两手抓 一手抓选材 一手抓烹饪

第2章 了解对糖尿病有益的营养素

第3章 食物交换份 让你想吃啥就吃啥

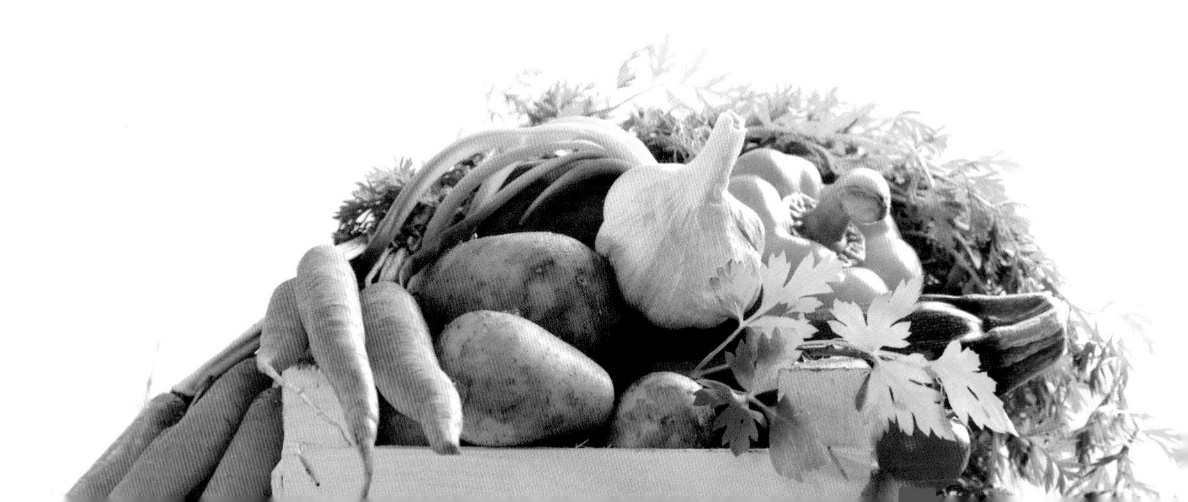

第4章 吃对吃好 有效降糖的50种食物

水果类

第5章 传统中药 稳定血糖

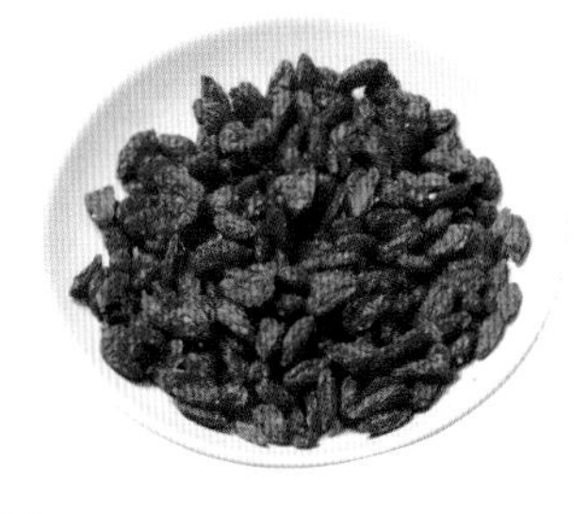

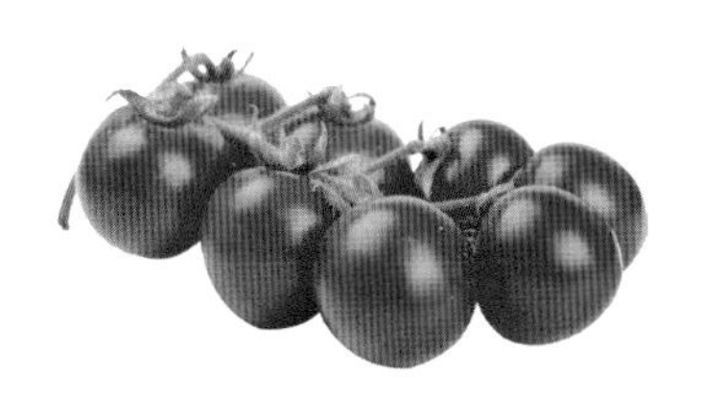

第6章 常见并发症这样吃

糖尿病必修课

什么是糖尿病

糖尿病的英文名字叫 Diabetes Mellitus，简写是：DM，意思是“甜性多尿”。中国古代就有了糖尿病的记载，名为“消渴症”，意为“消瘦、烦渴”。现代医学对糖尿病的定义是：糖尿病是一种内外因素长期共同作用所导致的慢性、全身性、代谢性疾病。这种代谢性疾病的基本特点就是人体内葡萄糖、蛋白质和脂肪三大产热营养素代谢紊乱。最主要的表现是血液中葡萄糖的含量过高以及尿中有糖。

糖尿病的发病要素

肥胖　随着生活水平的提高，“发福”的人越来越多，也为糖尿病大军提供了充足的“后备军”。

运动不足　随着社会的发展，脑力劳动者越来越多，更多的人勤于思而懒于行，这也为糖尿病提供了可乘之机。

生活不规律　社会发展了，生活节奏加快了，机会稍纵即逝，越来越多的人为了抓住机遇而应酬、熬夜，年纪轻轻就加入了糖尿病患者的行列。

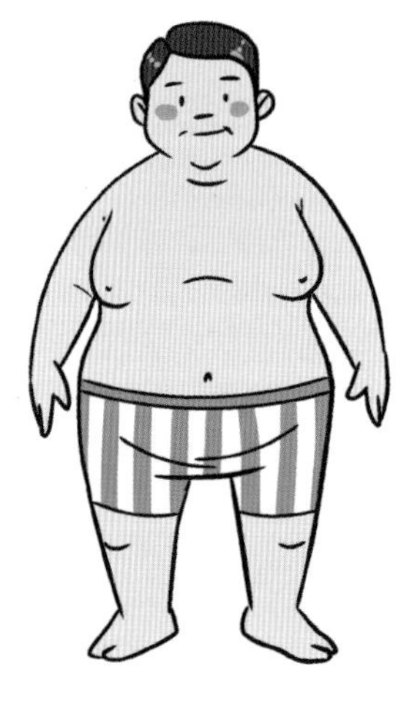

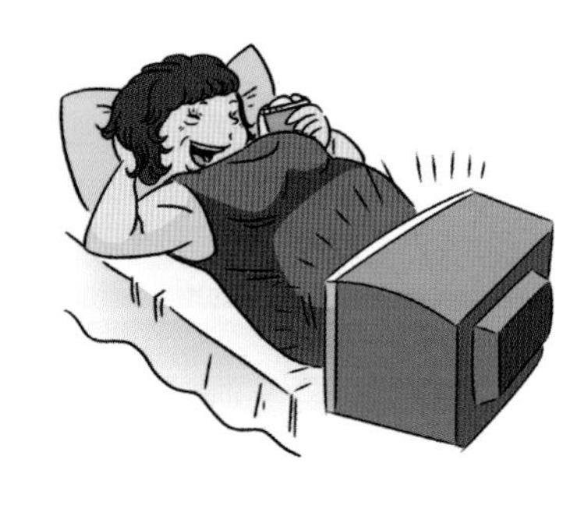

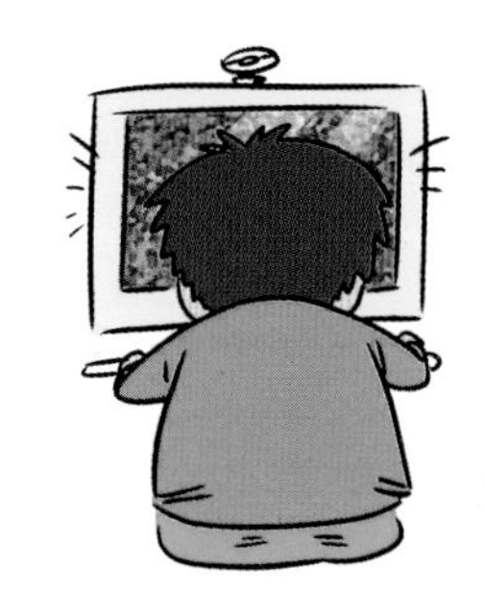

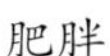

肥胖　　运动不足　　生活不规律

哪些人容易被糖尿病“青睐”

- *有糖尿病家族史的人*
- *肥胖或者体重超标的人*
- *饮食过量、短期内体重增加许多的人*
- *运动少的人*
- *工作压力大、长期精神紧张的人*
- *曾分娩巨大胎儿（即新生儿出生体重超过 4 千克）者*
- *曾患妊娠期糖尿病者*
- *高血压患者*
- *血脂异常者，特别是高甘油三酯血症患者*
- *曾有过高血糖或尿糖阳性史者*

有以上情况的朋友，在 35 岁以后就应该定期到正规医院检查，看血糖是否正常。即使是正常的，也要注意经常检测自己的血糖。

糖尿病十大信号早知道

众所周知，糖尿病是威胁人类健康的最大杀手之一，为了做到及早发现、及早治疗，在发现有以下十大信号时，就要引起警惕，及时到医院进行检查予以确认。

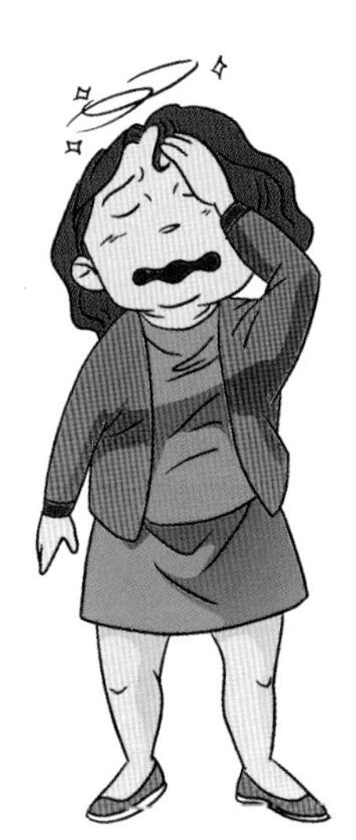

1. 多饮	*6. 视力下降*
2. 多尿	*7. 手脚麻痹、发抖*
3. 多食	*8. 皮肤瘙痒*
4. 消瘦	*9. 腹泻、便秘*
5. 乏力	*10. 易感染*

不可不知的血糖知识

空腹血糖（FPG）大于等于 126 毫克 / 分升（7 毫摩尔 / 升），或餐后两小时血糖大于等于 200 毫克 / 分升（11.1 毫摩尔 / 升），即可断定患有糖尿病。

糖尿病患者的饮食原则

平衡膳食

平衡膳食是一种科学的、合理的膳食，这种膳食所提供的热能和各种营养素不仅全面，而且还要保持膳食供给和人体需要的平衡，既不过剩也不欠缺，并能照顾到不同年龄、性别、生理状态及各种特殊的情况，这也是糖尿病饮食治疗的基础。糖尿病患者根据中国营养学会设计的“平衡膳食宝塔”安排日常膳食，可获得更科学合理的营养饮食方案。

中国居民平衡膳食宝塔

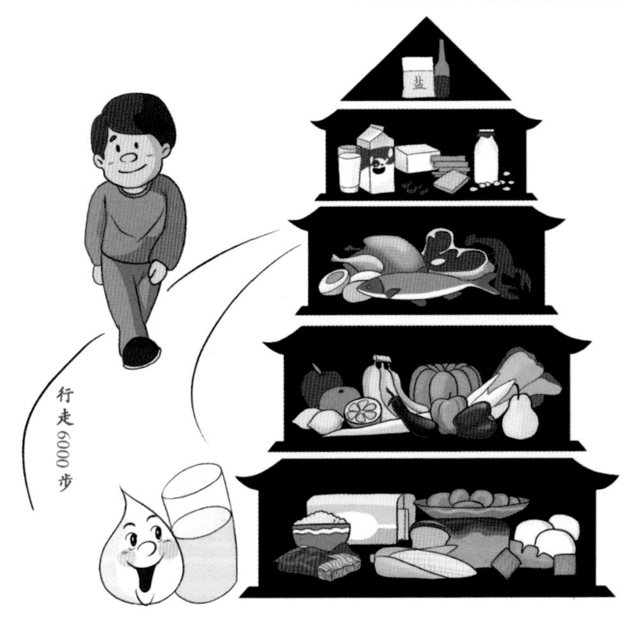

油 25 ~ 30 克
盐 6 克

奶类及奶制品 300 克
大豆、坚果类 30~50 克

畜禽肉类 50 ~ 75 克
鱼虾类 75 ~ 100 克
蛋类 25 ~ 50 克

蔬菜类 300 ~ 500 克
水果类 200 ~ 400 克

谷类薯类及杂豆
250 ~ 400 克

水 1200 毫升

注：出自《中国居民膳食指南（2007）》

少食多餐

少食多餐的意思是每天多吃几顿饭，每顿饭少吃一点。少食多餐有利于胃肠道的消化吸收，餐后的血糖水平不会太高，避免加重胰岛的负担。一般来说，糖尿病患者基本上要做到一天不少于三餐，每餐主食不多于2两，避免一顿饭吃得太多。值得一提的是，糖尿病患者一定要吃早餐，如果不吃早餐，中午饿得要命，不但吃了午餐，还把早餐也吃回来了，由于午餐吃得太多，午餐后两小时血糖水平急剧升高，不利于血糖的控制。有人说一天吃四五次饭不现实，其实，每日早中晚餐可吃主食，加餐时可吃些水果、蛋类等副食，注意不要超量即可。

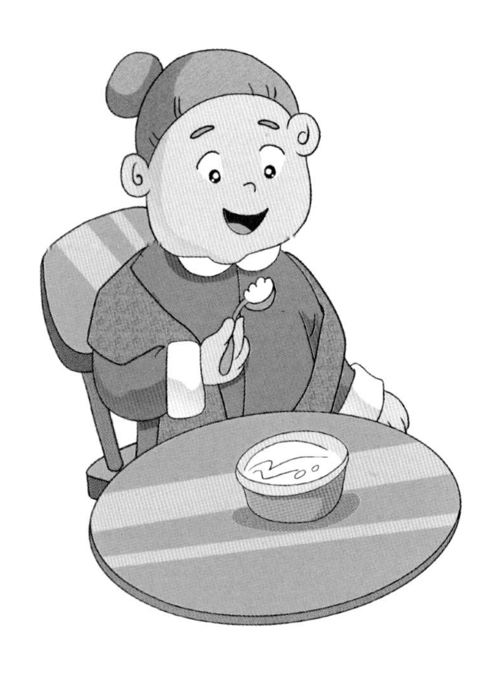

控制总热量

通过饮食摄入的总热量是影响血糖变化的重要因素，所以必须限制每日从食物中摄入的总热量。如一个中等活动量的成年人，平均每日每千克体重需要热量 105 千焦。但是劳动强度大，处于成长期的青少年、孕妇应当适当提高热量，而超重或肥胖的人则应减少热量才能达到减肥和治疗的目的。

合理摄入碳水化合物

碳水化合物是各种类型糖的总称，主要包括单糖（葡萄糖、果糖、半乳糖等）、双糖（蔗糖、乳糖、麦芽糖等）、多糖（淀粉类）。单糖和双糖的吸收比多糖要快，它们在肠道内不需要消化酶，可被直接吸入血液，使血糖迅速升高。而过多摄入含单糖和双糖的食物，可使体内甘油三酯合成增强并使血脂升高。因此，糖尿病患者要减少摄入单糖和双糖类食物。但当病人出现低血糖时，则要补充单糖和双糖，以使血糖迅速回升到正常水平。

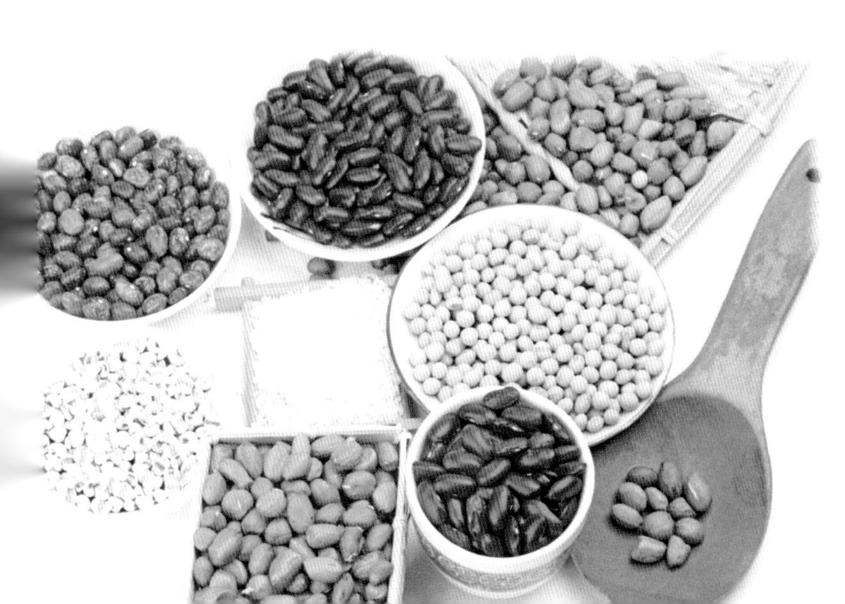

豆类食物中含丰富的碳水化合物，但糖尿病患者要根据自身血糖情况科学摄入。

高膳食纤维饮食

膳食纤维可降低葡萄糖的吸收速度，防止餐后血糖急剧上升，维持血糖平衡，有利于糖尿病患者病情的改善。糖尿病患者每天膳食纤维的摄入量应不低于 25 克。**增加膳食纤维摄入量的方法有：用部分粗粮代替精米和白面，每天吃些绿豆、豆腐等豆类及豆制品，每天必须吃绿色蔬菜。**但在充分认识膳食纤维益处的同时，糖尿病患者还应清醒地意识到，膳食纤维的摄入也不是越多越好。过多地摄入膳食纤维，会出现腹胀、消化不良，降低蛋白质的消化吸收率，影响钙、铁、锌和一些维生素的吸收。膳食纤维主要来源于植物性食物，如粗粮、豆类、蔬菜、水果等。膳食纤维的摄入量应循序渐进地增加，不宜突然在短时间内由低膳食纤维饮食迅速转变为高膳食纤维饮食，否则会出现胃肠胀气、腹痛、腹泻等不适。

限制脂肪的摄入量

过量摄入脂肪会降低身体内胰岛素的活性，使血糖升高。低脂饮食可使糖尿病并发症发作概率下降 50%左右，所以糖尿病患者应限制脂肪的摄入量。糖尿病患者无须完全戒除脂肪，而是应适量摄入，因为一味地远离脂肪，会导致低胆固醇血症，更会增加心血管疾病的发病率，如脑卒中。

糖尿病患者的脂肪摄入量可根据自己的病情而定，一般 1 日需要量 = 标准体重（千克）×（0.6~1.0）（克）。胆固醇过高或高脂蛋白血症患者，每天胆固醇摄入量应低于 300 毫克。

不宜多吃盐

过多的盐具有增强淀粉酶活性而促进淀粉消化和促进小肠吸收游离葡萄糖的作用，可引起血糖浓度增高而加重病情。正常情况下，一个成年人每天食盐摄入量应为 6 克，而糖尿病患者应在 4 克以下。

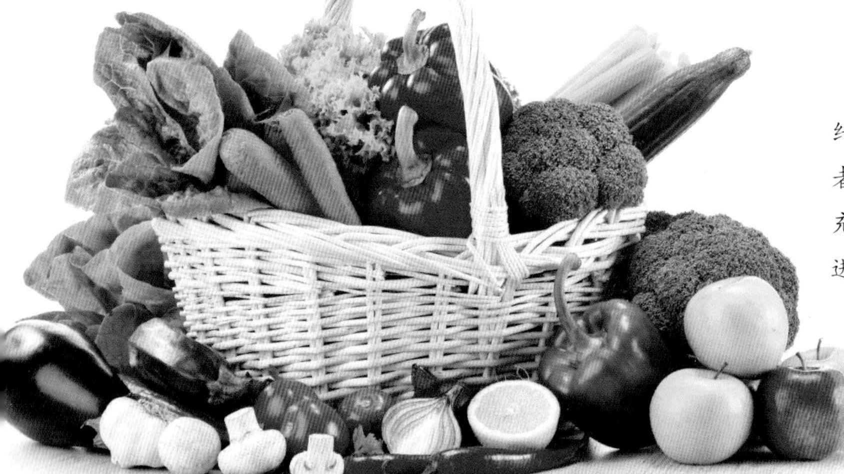

新鲜蔬果中膳食纤维丰富，糖尿病患者应每天都吃，以补充足够的膳食纤维，进而维持血糖平衡。

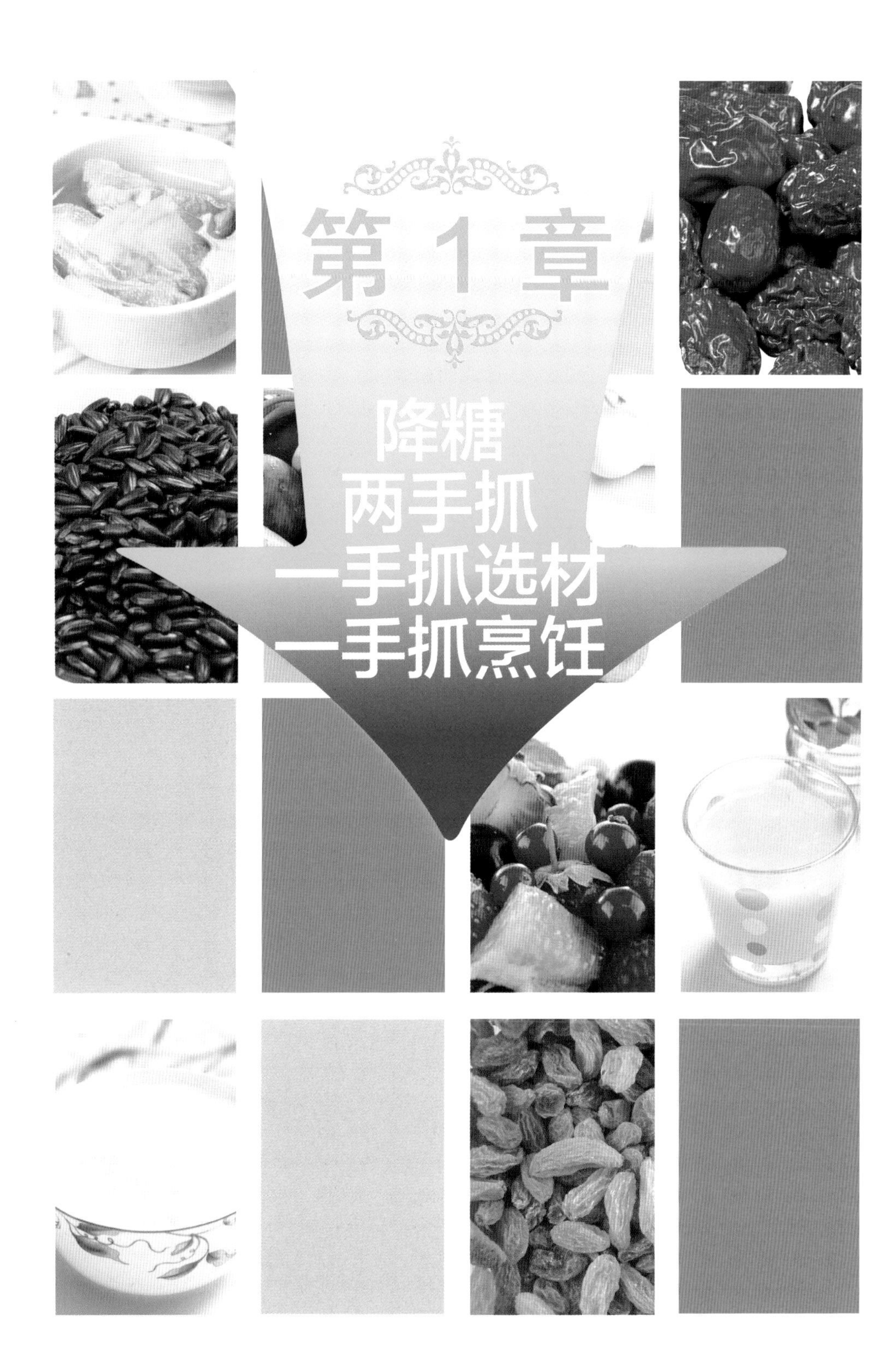

第1章

降糖两手抓 一手抓选材 一手抓烹饪

吃对有效，从低糖饮食开始

糖尿病患者的首要任务是控制血糖。大多数糖尿病患者对于药物降糖不陌生，但对于饮食控糖了解并不多。其实，药物控糖是将升高的血糖降下来，而饮食控糖是控制血糖的主要来源。饮食控糖也是治疗糖尿病的基石，无论你是哪种类型的糖尿病患者，无论是使用口服降糖药还是注射胰岛素，想要控制好血糖，都离不开饮食的控制。所以，糖尿病患者首先要从低糖饮食开始。

低糖饮食，有效控制血糖

低糖的食物，在消化道停留时间长，吸收率低，葡萄糖释放缓慢，可抑制餐后血糖和胰岛素的升高，有利于餐后血糖的平稳。此外，还能使血胆固醇和甘油三酯（三酰甘油）下降，预防糖尿病引起的心血管并发症。低糖食物进入血液缓慢，并能较长时间提供热量，有利于降低血糖，这些食物有粗杂粮、豆类、奶类、蔬菜、菌菇、低糖水果等。

小心餐桌上的“隐形糖”

看标签

只要你选择了饮料、加工食品或在外就餐，你就已经在不经意间摄入了糖，甚至是大量的糖。首先需要看标签。标签上每种食物成分必须按含量多少排序，如果白糖、砂糖、蔗糖、果糖、葡萄糖、淀粉糖浆、果葡糖浆、麦芽糖、玉米糖浆等排在成分的前几名，就是含“隐形糖”的食物，所以糖尿病患者要适量摄取。

认清加工食品

所有加工食品，如果冻、包装的果汁、瓶装绿茶、酸奶中白糖添加量均为10%左右，有的甚至达到15%或以上；沙拉酱、番茄酱、烧烤汁等调味酱里，每百克大概含15克左右糖。街边的豆浆、灌装咖啡、水果罐头等为了追求口感，都添加了大量糖分。有些吃起来不甜，甚至酸的话梅、凉果等零食，为了防止变质，加工时会加入大量的糖抑制细菌生长。加工的肉制品，如肉干、果脯中也含有不少糖，所以，糖尿病患者要谨慎吃加工类食品。

无糖又美味的代糖食品

甜味是人类出生后第一个接受和追寻的味道，母乳就是甜的，因此，爱吃甜食是人的一种本能反应。人吃糖以后，糖就会进入血液，进而导致血糖升高，所以很多糖尿病患者往往“谈糖色变”。实际上，现在有些代糖食品，可以让糖尿病患者既能享受无糖的美味，又可以避免因吃糖而导致血糖升高。

代糖食品也就是所谓的甜味剂，口感甜、热量低、对血糖无明显影响。食用代糖食品既不会引起血糖波动，也不会增加热量的摄入，因此，非常适合糖尿病患者食用。

你要知道的几种甜味剂

甜味剂种类	甜味剂简介	备注
阿斯巴甜	由苯甲氨酸和天门冬氨酸缩合而成的物质，甜度比蔗糖高 150 倍，其热量与蔗糖相同，按正常食用量产生的热量可以忽略，对血糖影响不大	因为加热时会不稳定，因此不适合加热食用
木糖醇	味甜吸收率低，在体内的代谢不需要胰岛素的参与，食用木糖醇后血糖上升速度远低于食用葡萄糖后血糖上升速度。但是，木糖醇在肠道内吸收率不到 20%，所以吃多了可能引起腹泻	
舒卡糖	比蔗糖甜 600 倍，在体内不容易被消化	性质非常稳定，因此，可以用于烘烤
果糖	是一种营养性甜味剂，比蔗糖略甜，少量食用既可以满足口感，又不至于对血糖影响太大，但是进食过多，则会影响血糖	

警惕食物中的隐形脂肪

最新研究发现，导致糖尿病进一步恶化的最危险因素不仅仅是糖，还有脂肪，如果糖尿病患者能较好地坚持低脂肪饮食，也能降低其血糖升高的概率。

现在一些食物为了推广，往往打出低脂的幌子，其实，这些食物的脂肪含量也是相当高的，所以糖尿病患者在日常生活中要尽量避免这些“隐形”脂肪。

远离食物中的隐形脂肪

沙拉酱

很多人喜欢吃沙拉，不可避免地就要吃沙拉酱，因为沙拉酱不甜腻，还好吃，很容易在不自觉中吃了很多的沙拉酱，而沙拉酱的主要原料是沙拉油和蛋黄，所以沙拉酱 70% 都是脂肪。如果糖尿病患者要吃沙拉的话，可以按照以下方法做，减少脂肪：

1. 可使用无油或低热量的调料。

2. 尽量把食材切成大块，因为如果把食材切片处理的话，会增加食物表面积，增加沙拉酱用量。

3. 将生菜充分水洗，可以减少调料时沙拉酱的吸收。

面包和糕点

有些糖尿病患者喜欢吃些面包和糕点作为零食，但是你可知道，其中有很多隐性脂肪的存在。西式的面包和蛋糕是由黄油和鸡蛋制成的，而中式糕点是由食用油、面、大量糖和猪油制作的，所以糖尿病患者要远离面包和糕点，如果非要吃面包和糕点，可以吃些全麦面包或无糖糕点，但也要适量。

各种馅心食品

各种食品的馅盛在盘子里面，经常会看到凝固的食用油，但这只是一小部分，大部分已经吃进肚里了；市面上出售的冷冻食品，大多用的是猪油；一些月饼和汤圆馅里面油的含量也不少，所以，糖尿病患者不适合吃各种加猪油的馅料食品，如果要吃的话，可以在家里自己做一些低糖的馅料食品吃。

饼干

一些糖尿病患者喜欢吃无糖饼干，看上去只有高碳化合物，但是它里面含有的油脂热量远远超过碳水化合物提供的热量，只有这样饼干才能更好吃，所以，糖尿病患者还是尽量少吃各类饼干，如果非要吃饼干，可以吃些粗纤维的无糖饼干。

减少食物中隐性脂肪的方法

1. 若是炒肉、烤翅、烧翅，可以先加些调料，如姜片、花椒、料酒，煮十几分钟，既可以去除隐性脂肪，还可以调味。

2. 吃些不善吸油的蔬菜，例如青椒、土豆、木耳、豆腐等。

3. 拌凉菜时，可将菜焯熟凉凉，加入盐拌匀，最后加几滴香油提味，脂肪含量自然比炒菜低得多。还可以加醋、芥末、姜汁，也可以把香油换成几滴辣椒油或花椒油。

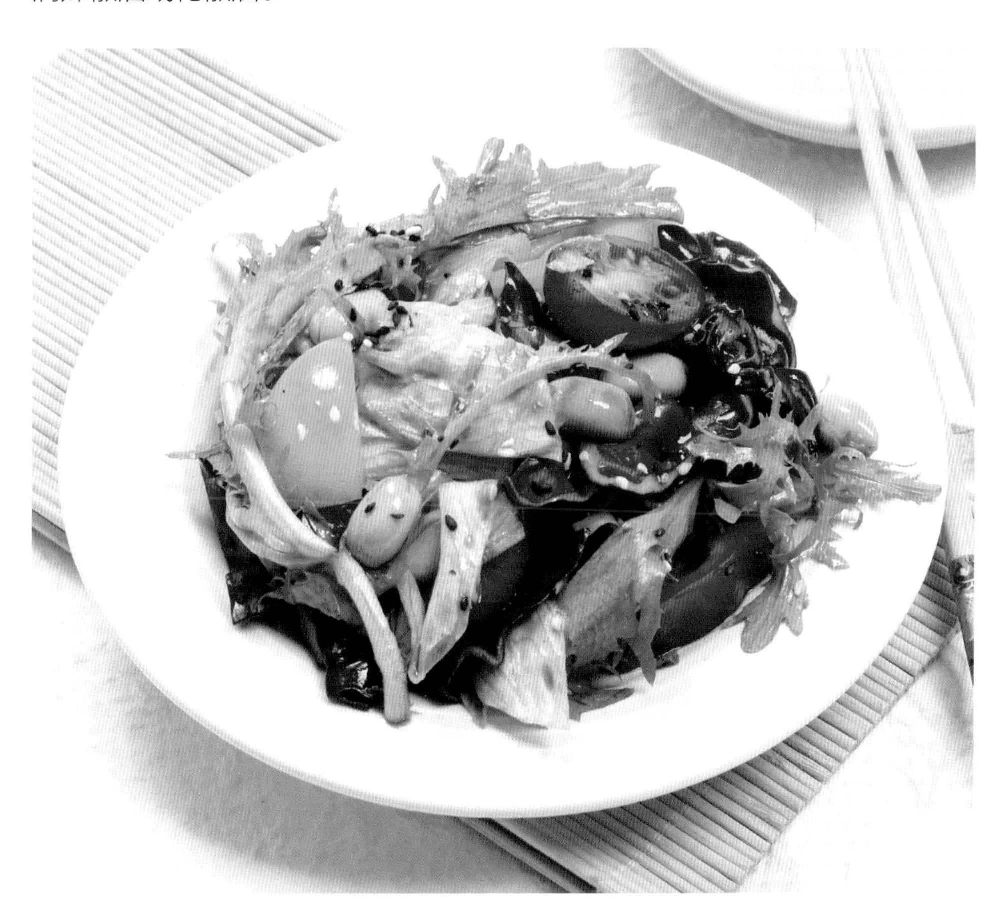

低热量食物是糖尿病的基础

低热量的食物能促使身体中去除妨碍胰腺分泌胰岛素的脂肪，所以糖尿病患者坚持食用低热量的食物，有助于保持血糖稳定。

糖尿病患者适宜吃的低热量食物

名称	热量（100克可食部分）	功效
芹菜	50千焦	富含粗纤维、钾、维生素 B_2 等，可帮助润肠通便，有助于肠道内多余脂肪排出体外，有利于稳定血糖。
黄瓜	63千焦	黄瓜中含有维生素C、B族维生素及许多微量矿物质，营养成分丰富，生吃口感清脆爽口。另外，凉拌黄瓜应现做现吃，不要做好后长时间放置，这样会促使维生素损失。
大白菜	71千焦	大白菜富含膳食纤维和维生素A，多吃新鲜的大白菜，对护眼、养颜有益。另外，消化性溃疡者不宜生食大白菜，以免粗纤维的剐蹭刺激胃肠道创面。
绿豆芽	75千焦	绿豆芽有清除脂肪堆积、防止心血管病变的作用。如果常吃绿豆芽，可以起到清肠胃、解热毒、洁牙齿的作用，同时可防止脂肪在皮下形成。
竹笋	79千焦	竹笋具有低脂肪、低糖、多纤维的特点，食用竹笋能促进肠道蠕动，帮助消化。竹笋含脂肪、淀粉很少，属天然低脂、低热量食品，是糖尿病患者的佳品。
柿子椒	92千焦	柿子椒富含维生素C，可提高人体免疫力，帮助抵御各种疾病。
茄子	113千焦	茄子富含硒，具有抗氧化作用，能保持人体细胞的正常功能，提高身体免疫力。

注意“隐藏”的热量

很多糖尿病患者认为，零食只要不甜就没有什么关系，吃多了也不会增加多少热量。实际上，大部分零食都是高热量食品。如吃一块咸煎饼，就会摄入 167 千焦的热量，像可乐等甜饮，热量更是高。

水果一方面给我们身体提供维生素和矿物质，另一方面其富含的大量果糖，导致一些水果热量也很高，糖尿病患者食用后，很容易在体内转化为中性脂肪，引起肥胖，对糖尿病起到推动作用。如果晚餐后吃太多水果，很容易导致脂肪堆积体内，因为夜间活动少，能量消耗低。

科学油炸食品也能减少热量

如果你想吃油炸食品，只要用对方法，是可以减少热量摄入的。例如，油炸食物前，在食物外面裹层面粉，在煎炸过程中是可以减少肉里的脂肪。如果用橄榄油炸食物，可能会把饱和脂肪酸转换成不饱和脂肪酸。

糖尿病患者不要一听到油就躲得远远的，其实，只要掌握科学的技巧，照样可以吃油吃出健康的。

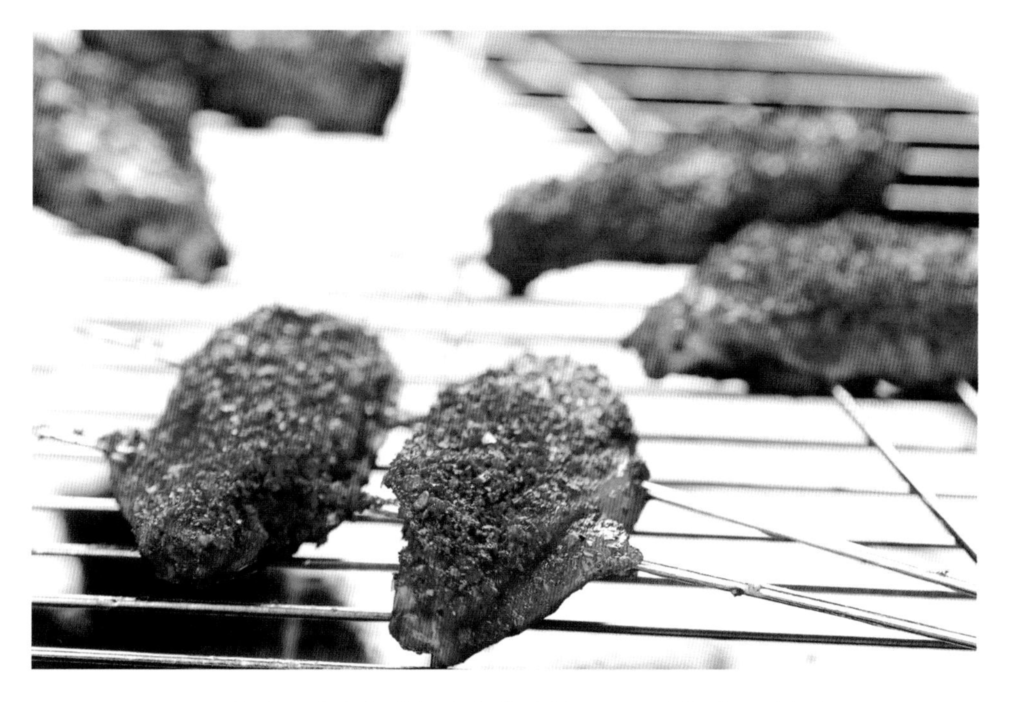

糖尿病患者如果想吃烧烤的话，可以用烧烤网进行烧烤，这样可以减少烤肉上遗留的脂肪。

“油”货，不要诱惑到你

食用油的成分几乎100%是脂肪，脂肪是糖尿病患者最为关注的营养素之一。在适量的前提下，脂肪的功能比稍高一些，糖类功能比稍低一些，有助于降低餐后血糖。因此，减少脂肪摄入总量已经成为糖尿病饮食治疗的重要环节。《中国糖尿病医学营养治疗指南（2010）》建议，脂肪总摄入量不宜超过30%。

食用油控制在15~25克

根据《中国居民膳食指南（2007）》的建议，每人每天烹调油用量不宜超过25克或30克。

过量摄入烹调油是造成中国居民脂肪过多的一个主要原因。对于糖尿病患者，建议每人每天烹饪油用量在15~25克，这样，糖尿病患者就要限制食用烹饪油，这是糖尿病患者饮食控制的一个关键因素。

糖尿病患者如何在日常生活中减少用油量呢？

1. 改善烹调的方法，多做可以不用或少用油的菜肴。日常烹饪多采用凉拌、蒸、炖、炒、微波炉等用油少的烹饪方法，尽量避免采用煎、炸等用油多的烹饪方法。例如，烧茄子，可以将茄子切小块、切薄，用盐水腌一会儿，再在干热锅中干煸一阵浸出水分，然后上锅炒一下。

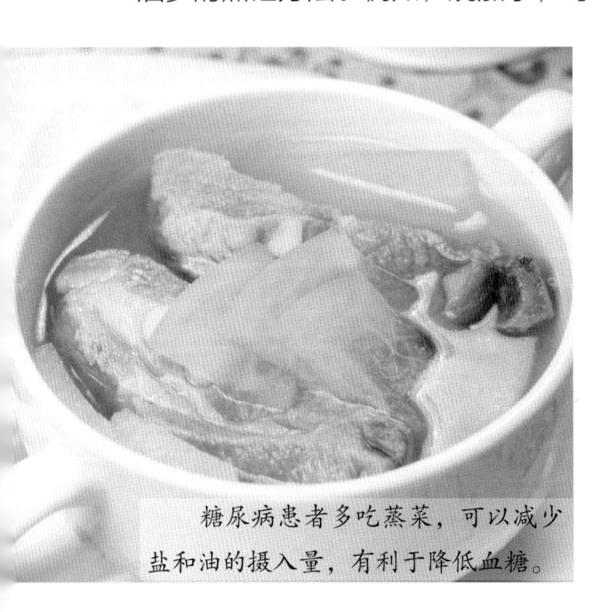

糖尿病患者多吃蒸菜，可以减少盐和油的摄入量，有利于降低血糖。

2. 改变过去做菜肴放油多的不良饮食习惯，如做饺子的馅料时少放油，避免“一咬一口油”的习惯；主食以清淡为主，尽量少吃油条、油饼等。

3. 改掉淋明油的习惯。菜肴快出锅的时候，不要为了增香和增色，再次淋明油，这样会增加菜肴的用油量。

总之，大家应该树立用油多有害的意识，主动改善烹调方式，减少用油。

食用油多样化，促进身体内脂肪酸平衡

《中国居民膳食指南（2007）》建议，“应经常更换烹饪油的种类，食用多种植物油”，这就告诉我们厨房的油瓶要多样化，不要总是食用一种烹饪油；同样，糖尿病患者也要摄入多样化的食用油。

种类	亚油酸与油酸的关系
大豆油	亚油酸比例高，油酸比例低
花生油	油酸比亚油酸的比例高一些
菜籽油	亚油酸和亚麻酸比例都高，但油酸比例低一些
橄榄油和油茶籽油	油酸比例高，但亚麻酸和亚油酸比例低

由上表可知，要想获得脂肪酸平衡就必须做到食用油多样化。

如何做到食用油多样化

食用方法	具体操作方法
交替食用	指用完一瓶 A 类植物油，换为 B 类植物油，之后换为 C 类植物油；或者一日三餐分别食用三种植物油
混合食用	指 A、B、C 三类植物油，根据脂肪酸构成，混合一起食用

食用油多样化至少包括 3 大类植物油：

1. 花生油、大豆油、玉米油、菜籽油等，富含亚油酸的食用油。
2. 亚麻籽油等，富含亚麻酸的食用油。
3. 橄榄油等，富含油酸的食用油。

三大类食用油按照 2 : 1 : 3 混合食用更适合糖尿病患者。

不要食用动物油

动物油，如猪油、牛油等，富含饱和脂肪酸和胆固醇，容易导致血脂异常，因此，为了避免并发心脑血管疾病，糖尿病患者不要食用动物油。卫生部 2007 年发布的《血脂异常与心肌梗死和脑血栓防治知识宣传要点》建议，“不吃肥肉和猪油，少用黄油”，这就要求糖尿病患者应限制饱和脂肪酸的摄入。

低盐饮食不可少

食盐是钠的最主要来源，普通成人体内含钠 70~100 克，存在于各种组织、器官内。钠在体内能维持水电解质平衡、酸碱平衡、正常血压及神经、肌肉兴奋性等。但是，如果钠摄入过量可加速淀粉消化和促进小肠吸收游离葡萄糖的作用，进而引起血糖浓度增高，所以糖尿病患者应该控制钠摄入。《中国 II 型糖尿病防治指南（2010）》建议，食盐摄入量应限制在每天 6 克以内。

使用小盐勺，改善口味重的习惯

家庭烹调食物要用专用的“盐勺”，一勺盐大致是 2 克。每人每天 6 克即可，即 3 勺，每人每餐 1 勺即可。

长期坚持使用专用“盐勺”，是可以把口味变淡的，但是这个过程需要慢慢形成习惯。

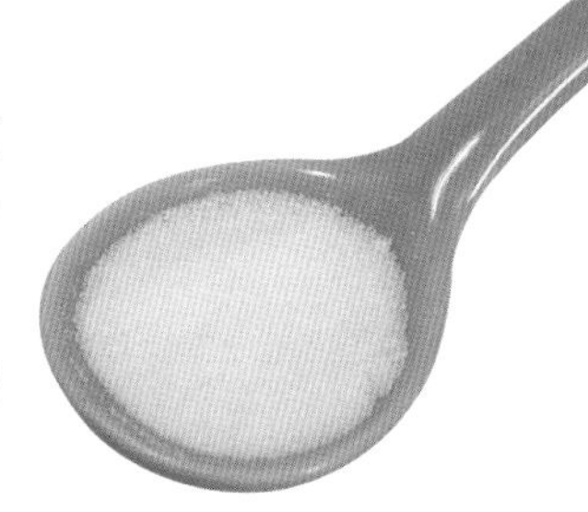

一小勺盐。

建议食用低钠盐

低钠盐就是指钠含量比较少的食盐。虽然食盐中钠含量比普通盐少 25%~30%，但是咸度和普通盐差不多，所以，烹调时用盐量不增加，却能使钠的摄入量减少。而钠能增高血液中血糖的浓度，所以，糖尿病患者少摄入钠，有利于稳定血糖，控制病情恶化。

所以，低钠盐对糖尿病患者和健康的人都是有好处的。

减少“隐形食盐”摄入

除食盐外，像酱油、大酱等也含有较多的盐。一般，20 毫升酱油中含有 3 克食盐，这些盐也应该计算在每天 6 克食盐的限量之内。除此之外，一些咸菜、榨菜等咸味食品，也含有大量的食盐。

这些食物中的食盐被称为“隐形食盐”，过量食用，也等同于食用了大量的食盐。因此，如果菜肴中有这些“隐形食盐”，就要相应减少食盐的摄入量。

警惕加工食品中的钠

很多加工食品中含有较多的食盐，如饼干、火腿肠、零食、油炸食品、饮料等，要么加了食盐，要么加了含钠的添加剂，如苯甲酸钠、碱、磷酸钠等。

如何判断加工食品中是否含有大量的钠?

1. 看该食品是否有咸味，大部分钠盐都有咸味，所以含有咸味的食品中肯定含有大量的钠。

2. 看该食品配料表中是否添加了食盐、碱、味精、磷酸钠等含钠的成分。

3. 看该食品标签上的营养成分表，因为成分表中会注明是否含有钠。

改善摄取食盐不当的习惯

食盐摄入过量往往与某些不良的饮食习惯有关系，所以改善这些不良饮食习惯，对糖尿病患者控制食盐摄入量非常重要。

1. 尽量少吃腌制食物，如咸菜、腐乳、榨菜等。

2. 不要在餐桌上放食盐，避免临时往食物中加盐。

3. 烹调食物时，尽量避免用盐，可以找些替代品，如醋、辣椒等调味，减少食盐用量。

4. 烹调食物时，要在菜肴快出锅时再放盐，这样可以避免食盐过早渗入食材，导致口味变重。

5. 适量吃些沙拉等食品，既可以少摄入盐，又可以保留更多的营养成分。

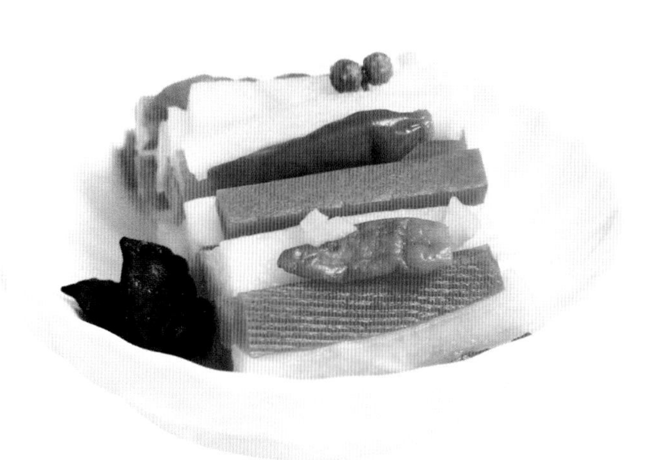

腌制食物，含钠量高，容易引起血糖浓度增高，所以糖尿病患者不适合常食腌制食物。

降低升糖指数的烹饪方法

蔬菜能不切就不切，豆类能整粒吃就不要磨

一般薯类、蔬菜等不要切得太小或制成泥状。多嚼几下，让肠道多蠕动，对血糖控制有利。

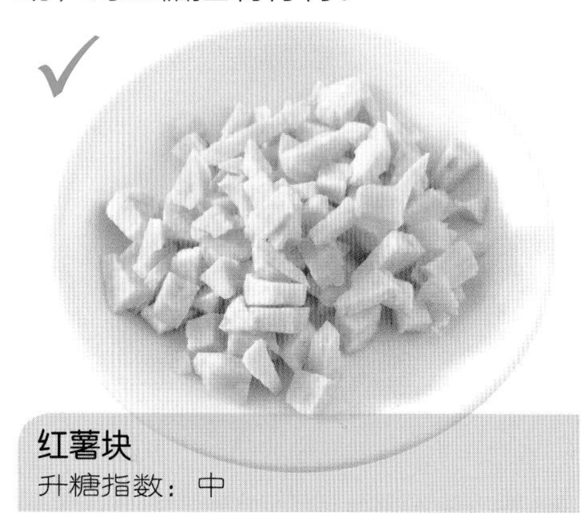
红薯块
升糖指数：中

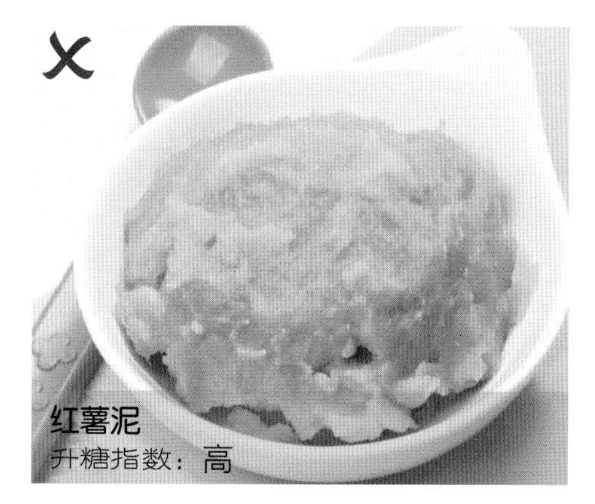
红薯泥
升糖指数：高

急火煮，少加水

食物的软硬、生熟、稀稠、颗粒大小对食物血糖生成指数都有影响。越软、越熟、越稠、颗粒越小，其升糖指数就会上升得越快。加工时间越长，温度越高，水分越多，糊化就越好，食物血糖生成指数也越高。

土豆升糖指数受烹饪方法的影响很大，连皮整个煮的土豆会保持很低的升糖指数，但一旦加工成土豆泥或者土豆粉糊，淀粉就转化成为快糖，会导致血糖指数直线上升。

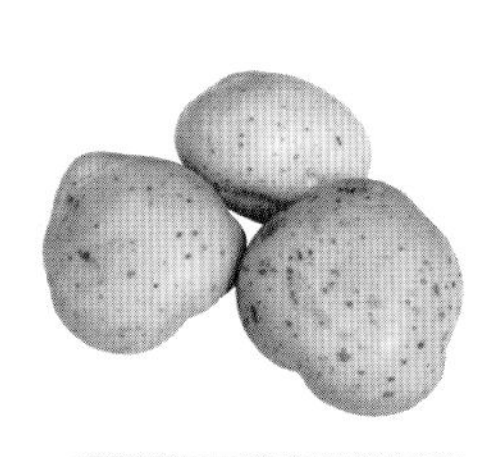
连皮煮的土豆
升糖指数：低

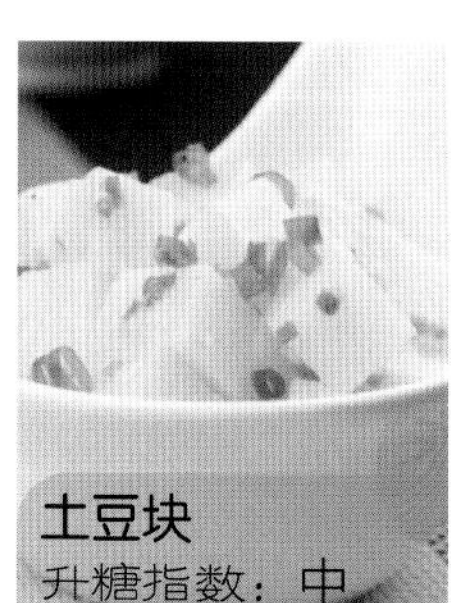
土豆块
升糖指数：中

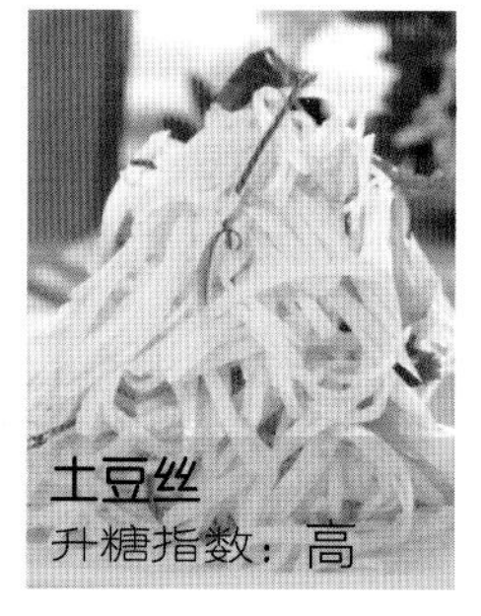
土豆丝
升糖指数：高

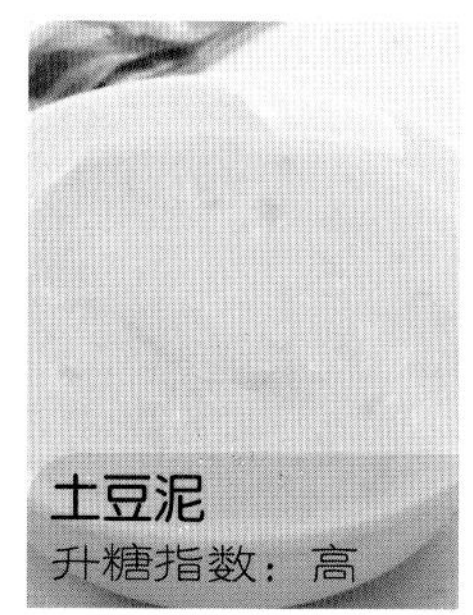
土豆泥
升糖指数：高

注：低代表低升糖指数小于 55；中代表中升糖指数 55~70；高代表高升糖指数大于 70。

烹调时加点醋或柠檬汁

食物经过发酵后产生的酸性物质，可使整个膳食的食物血糖生成指数降低，在副食中加醋或柠檬汁是简便易行的方法。

醋

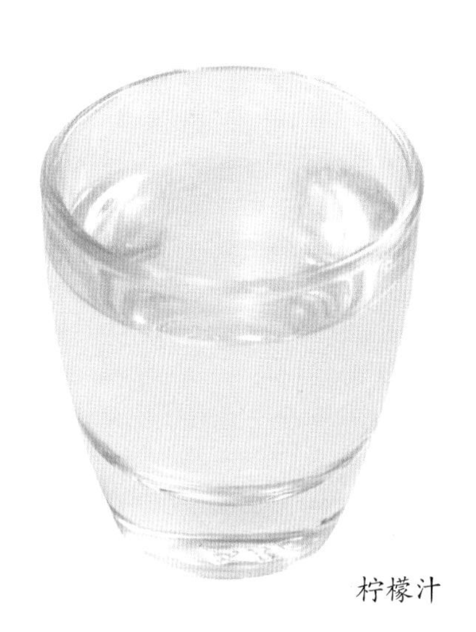
柠檬汁

增加主食中的蛋白质

如一般的小麦面条食物血糖生成指数为 81.6，强化蛋白质的意大利面条食物血糖生成指数为 37，加鸡蛋小麦面条为 55。饺子是北方常吃的食物，蛋白质、膳食纤维含量都高，也是一种低食物血糖生成指数食品。

高、中、低生糖指数的食物搭配烹调

高、中血糖生成指数的食物与低血糖生成指数的食物一起烹饪，可以使制作中食物血糖生成指数平衡。

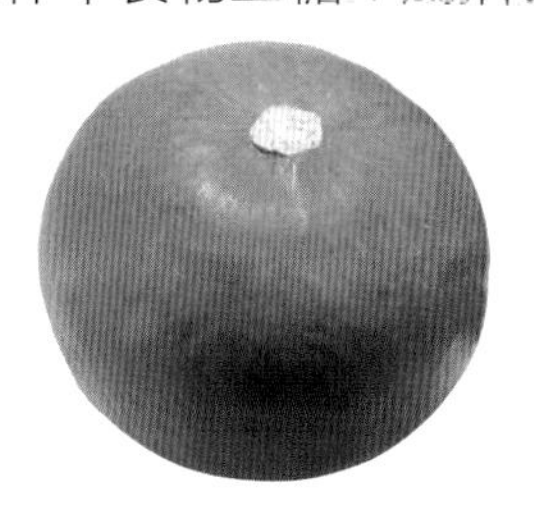
南瓜

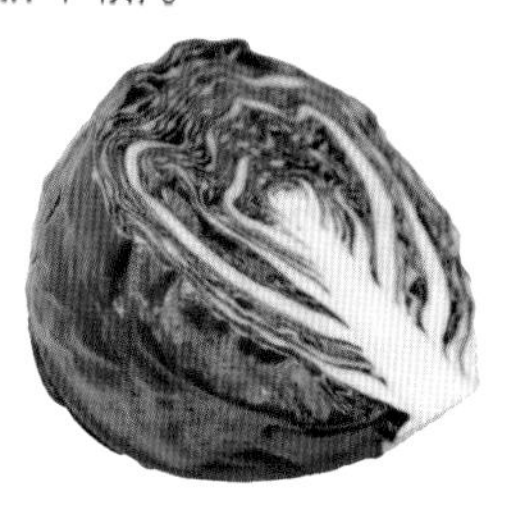
紫甘蓝

南瓜是高升糖指数的食物，搭配上紫甘蓝、青蒜等低升糖指数的食物做成沙拉，健康又美味。

食物升糖知多少

所谓升糖指数，是指食物进入人体两个小时内血糖升高的速度。

我们把葡萄糖的升糖指数定为100，则指数越高越接近100，表示该食物糖含量越高，越接近于葡萄糖，对血糖的影响越大；反之，指数越低越远离100，表示该食物糖含量越低，对血糖的影响也越小。按升糖指数的高低，可以把食物划分为三个档次：

低升糖指数食物——升糖指数小于55

粗杂粮——粗杂粮最好和精细米面搭配食用，否则容易伤糖尿病患者的肠胃。

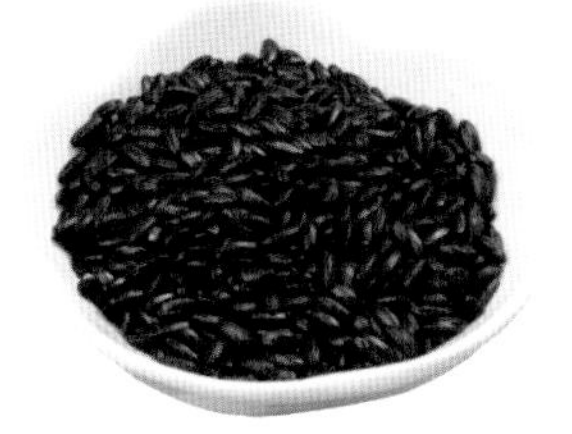

黑米　食用黑米前，最好浸泡一晚，这样更方便熬煮，而且有利于黑米降糖作用的发挥。

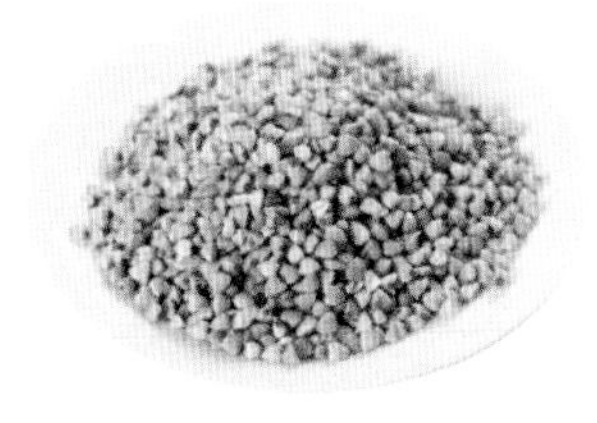

荞麦　荞麦虽然好吃，但是糖尿病患者一次不要吃太多，否则容易造成消化不良。

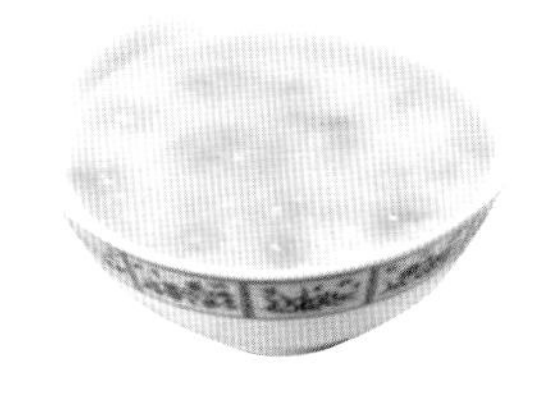

苞米面粥　做苞米面粥的时候放点碱面，既美味又营养，有利于糖尿病患者稳定血糖。

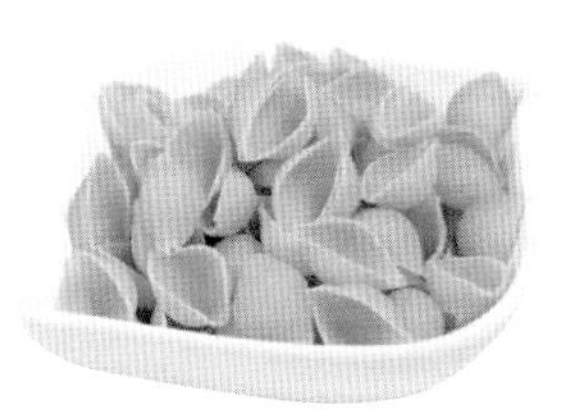

通心粉　用水浸泡后食用，更容易被身体消化吸收。

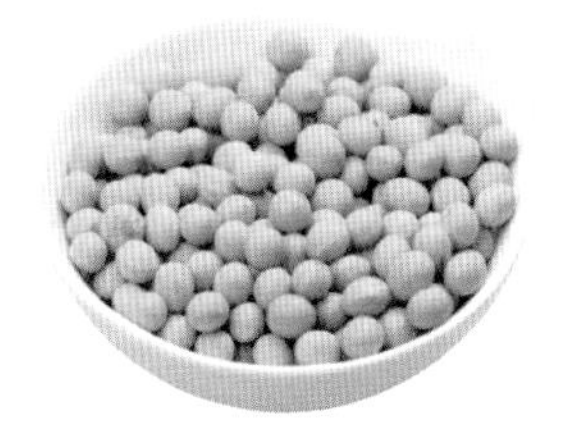

各种豆类　吃各种豆类之前，都要先浸泡一下，这样更容易煮熟，降糖营养素能更好地发挥作用。

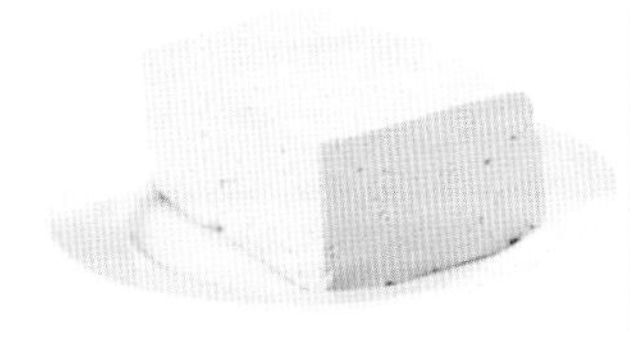

豆制品　像豆腐等直接用清水清洗一下就可以食用，而豆浆等要煮熟后食用，这样吃降糖作用也不错。

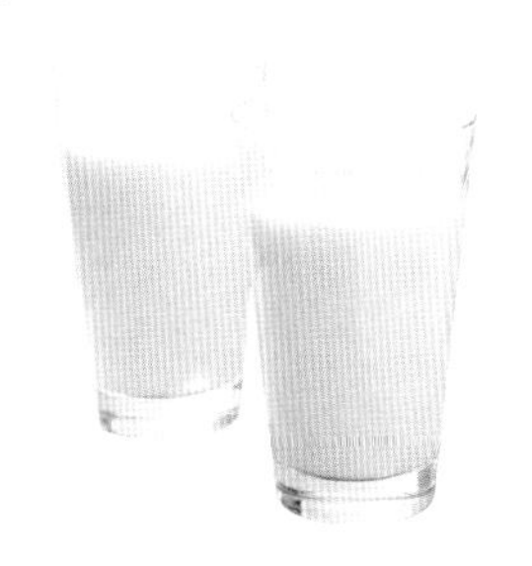

牛奶 可以直接饮用或者稍微温一下，有利于糖尿病患者安眠。

酸奶 直接饮用即可，有利于糖尿病患者排除多余的脂肪。

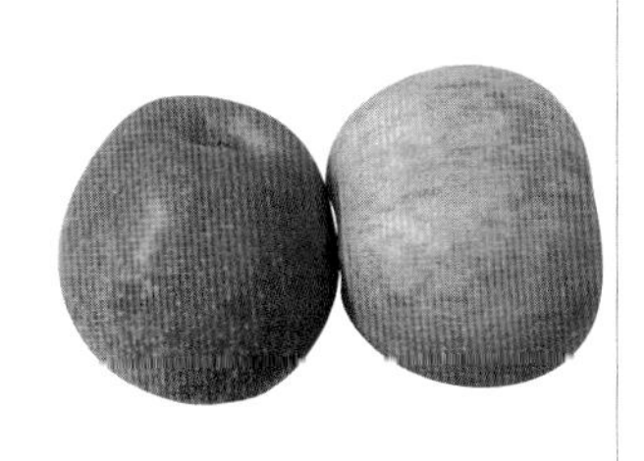

苹果 用清水洗净即可食用。

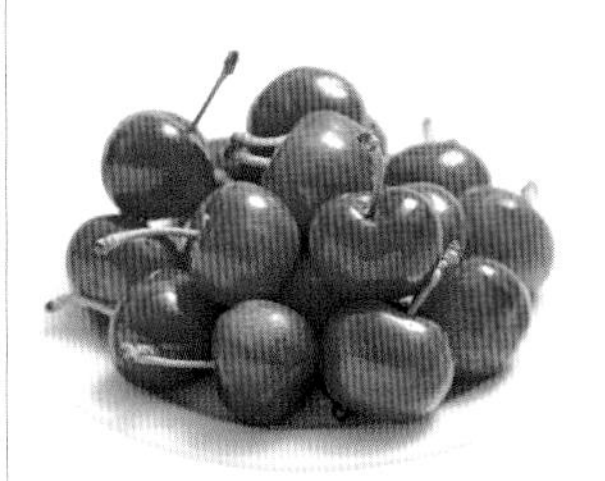

樱桃 直接用清水洗净，就可以食用。

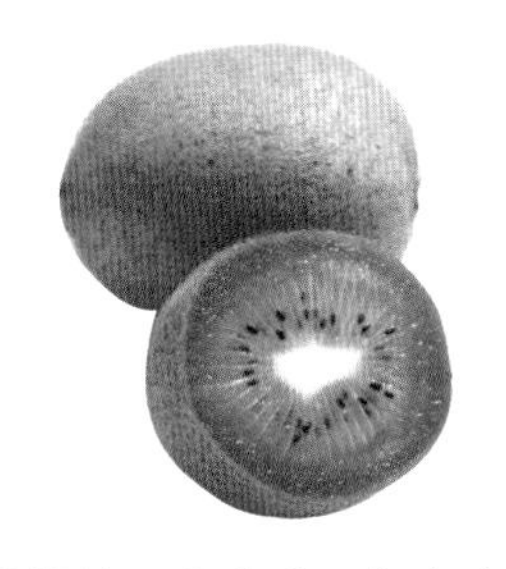

猕猴桃 和苹果一起存放，更容易变软，食用时去掉外皮即可。

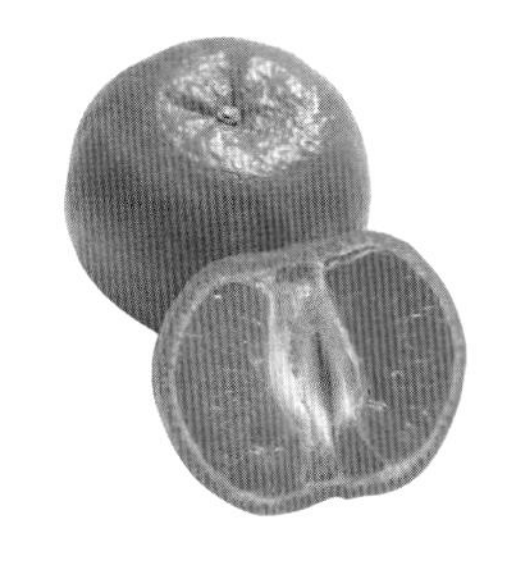

橘子 去掉橘皮直接食用即可。

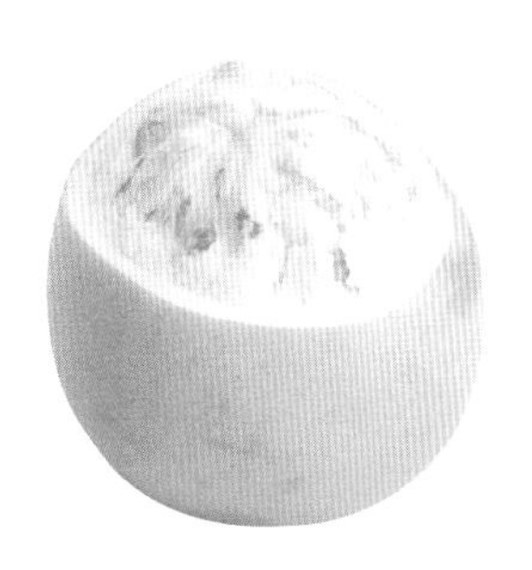

柚子 去掉柚子皮和里面的果肉皮就可以食用。

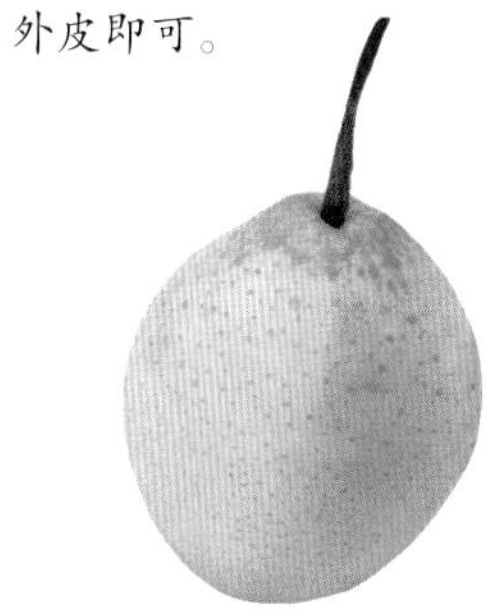

梨 用清水洗净，可以直接食用。

中升糖指数食物——升糖指数 55 ~ 70

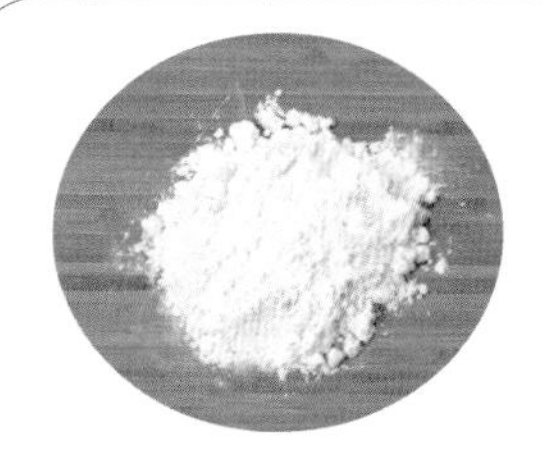

全麦粉　可以通过用不同水温的水和面，做不同的面食。

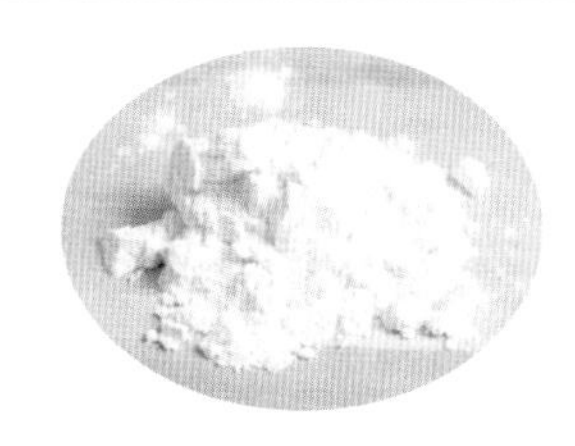

大麦粉　食用时可以放一些小麦粉，这样口感更好，降糖作用也更好。

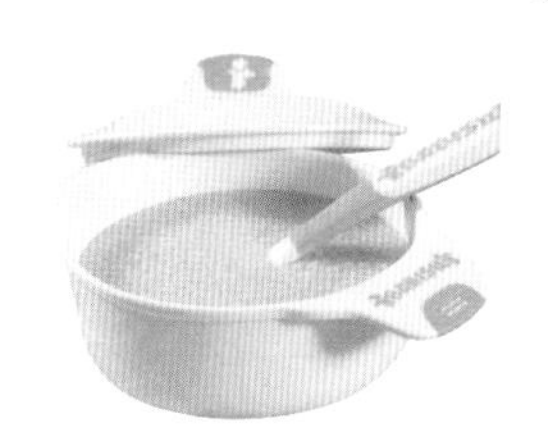

小米粥　做小米粥时放点碱面，可以使粥更黏糊，口感更好。

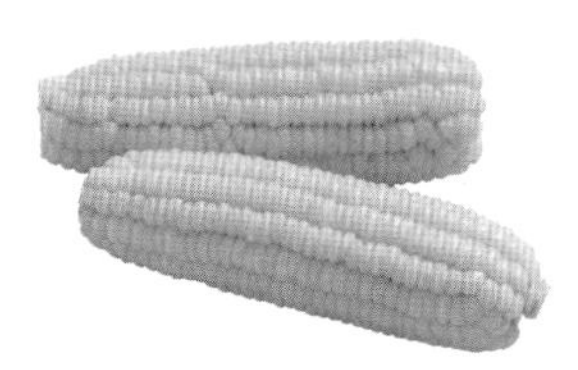

甜玉米　可以通过蒸的方法食用，营养素流失少，降糖作用更好。

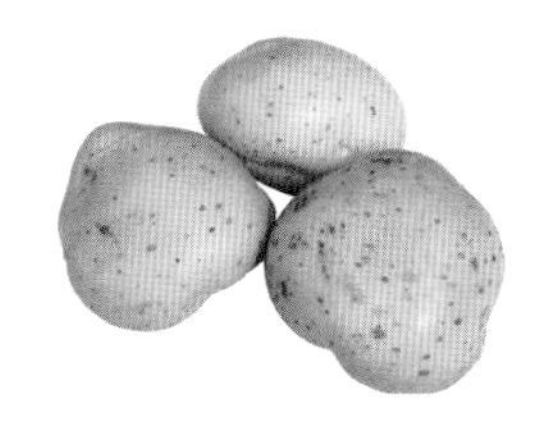

土豆　烤土豆是土豆吃法中升糖指数最低的。

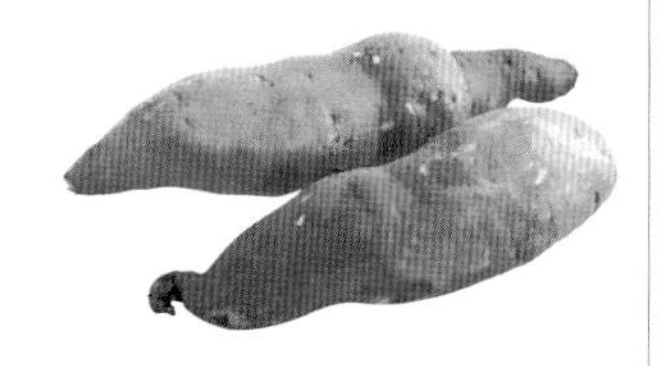

地瓜　可以蒸着吃、可以煮粥吃、可以烤着吃，口感都不错，但是每次食用不宜过多，否则会损伤糖尿病患者的肠胃。

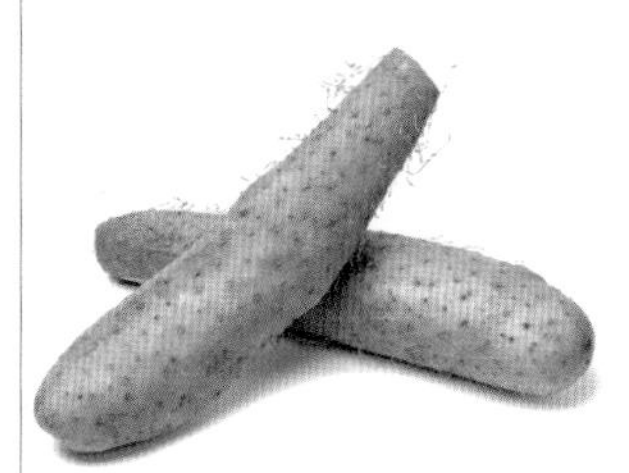

山药　去皮后食用，可以炒着吃，也可以蒸着吃，口感都不错。

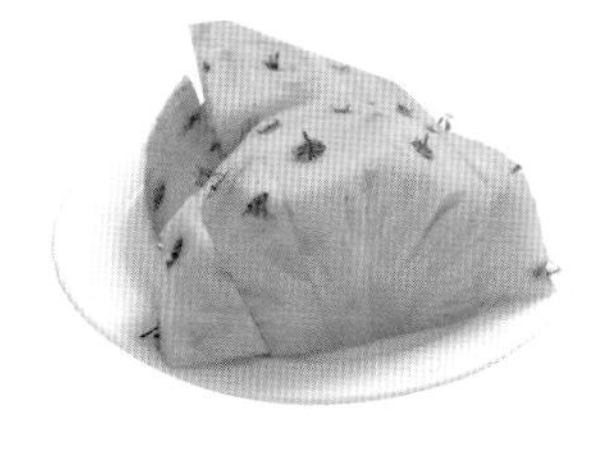

菠萝　需要去掉菠萝皮和籽，再食用。

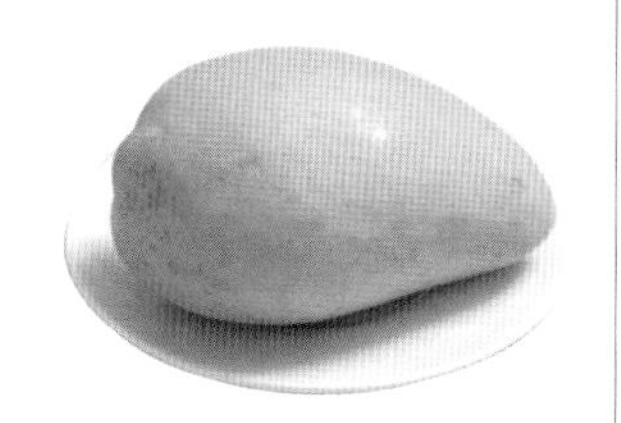

芒果　将芒果去掉皮食用，但不要过量食用。

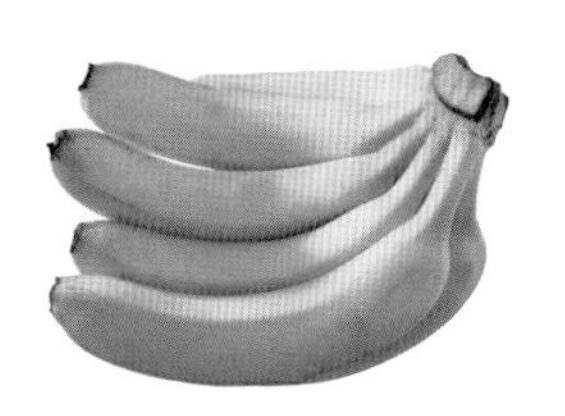

香蕉　去皮直接食用即可。

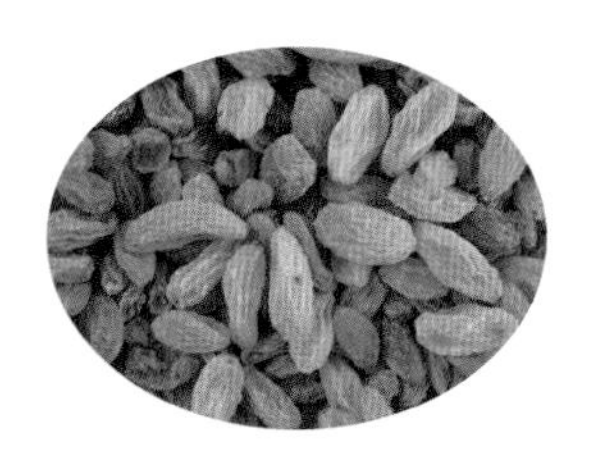

葡萄干　洗净直接食用即可。

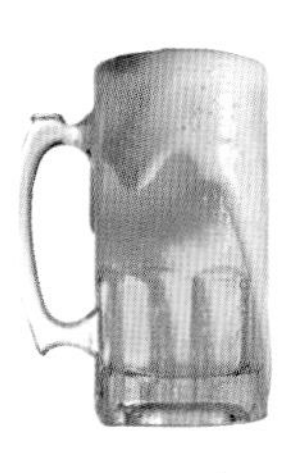

啤酒　不宜空腹食用，否则会伤及糖尿病患者的脾胃。

高升糖指数食物——升糖指数大于70

精米 精米搭配糙米等粗粮食用，营养更丰富。

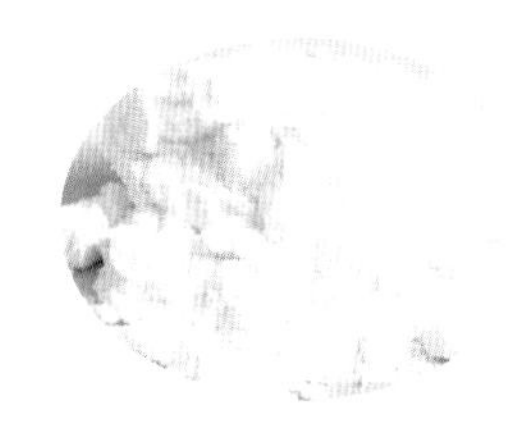

精面 精面搭配杂粮面食用，可以做到营养互补。

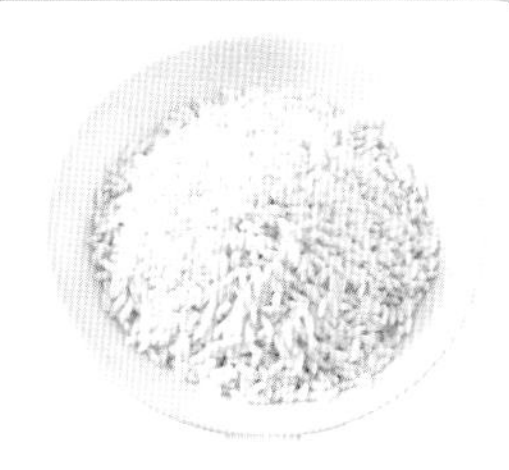

糯米 糖尿病患者吃糯米，可以搭配一些大米，否则会升高血糖。

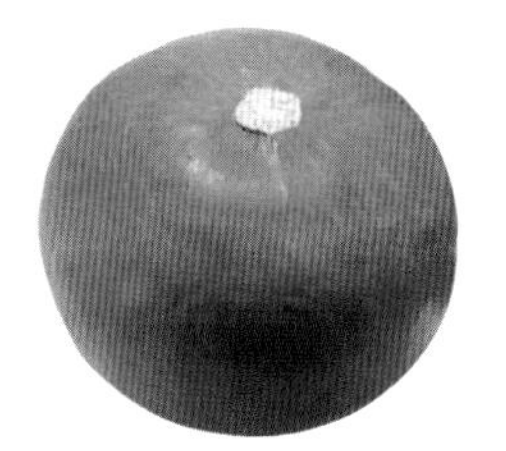

南瓜 可以熬粥喝，可延缓糖尿病患者食用后的血糖升高速度。

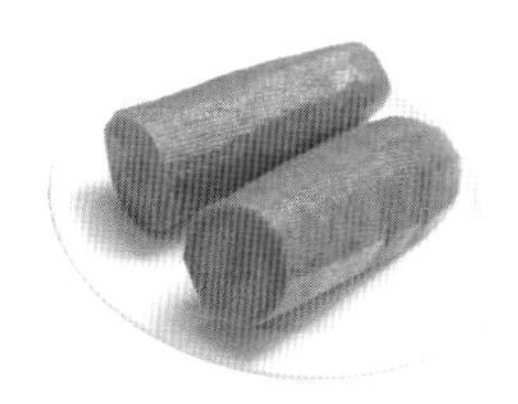

胡萝卜 可以将胡萝卜和其他蔬菜一起食用，减少胡萝卜的摄入量，能降低摄入的糖分。

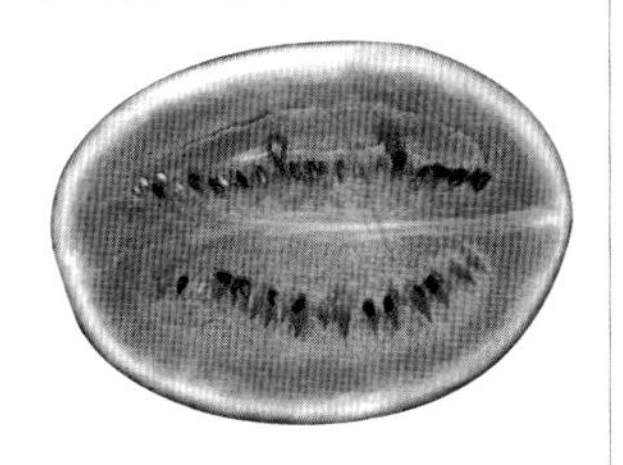

西瓜 含糖量高，可以吃西瓜绿衣，既可以解渴，又不会升高血糖。

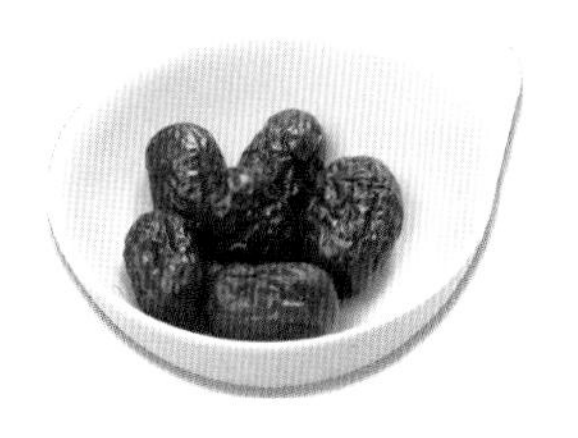

干枣 水分蒸发了，糖分凝结了，含糖量也提高了。

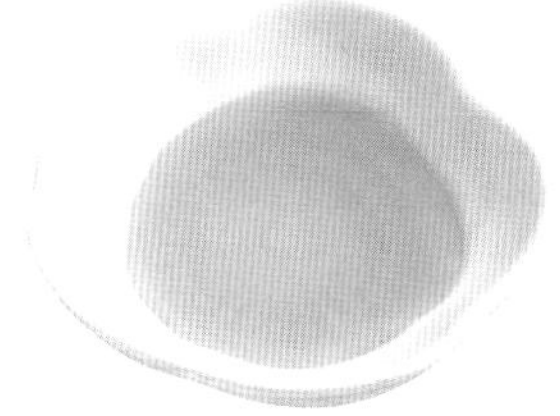

蜂蜜 含糖量高，糖尿病患者可以冲水喝一些，润滑肠胃，缓解便秘。

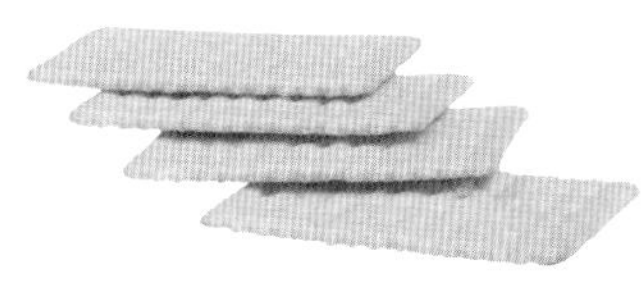

饼干类 含糖量和脂肪量都高，所以不适合糖尿病患者食用。

糖尿病患者吃水果应注意什么

水果口感鲜美，色、香、味俱全，还能补充大量的维生素、果胶和矿物质，是人们非常喜欢的食物之一。但是，由于水果中含有较多的单糖和双糖，食用后容易被小肠吸收进入血液进而升高血糖，因此，水果长期是糖尿病患者的禁忌食物。大多数糖尿病患者都怕面对瓜果梨桃，甚至到谈水果色变的程度。一些糖尿病患者还有“家人吃西瓜我吃皮”的经历。其实，并不是所有的糖尿病患者都不可以吃水果，只有当空腹血糖在 7.8 毫摩尔 / 升（126 毫克 / 分升）以下、餐后两小时血糖在 10 毫摩尔 / 升（180 毫克 / 分升）以下、糖化血红蛋白在 7.0% 以下、病情稳定、不常出现低血糖或高血糖的糖尿病患者是可以吃水果的，但吃水果也不是毫无约束地吃，吃得“有技术含量”就行。

水果种类的选择

糖尿病患者选择水果的根据：水果的含糖量、水果本身的升糖指数和自身的具体情况。

糖尿病患者应该了解的水果知识

水果种类	含糖量（水果可食部分）	升糖指数	适宜程度	备注
苹果、水梨、橙子、桃、提子、沙田柚、雪梨、柚子、草莓、樱桃、金橘、葡萄等。	含糖量较低（低于 15%）。	小于 55	适当食用是可以的。	草莓含糖量低且升糖指数较低，很适宜糖尿病患者食用。
木瓜、提子干、菠萝、香蕉、芒果、哈密瓜、奇异果等。	含糖量较高（15%~25%）。	55 ~ 70	谨慎食用。	
甘蔗和西瓜、菠萝蜜、各种鲜枣等新鲜水果。	含糖量较高（超过 25%）。	大于 70	不宜食用。	
各类果脯。	含糖量 50% 以上。		禁止食用	

合理安排吃水果的时间

糖尿病患者吃水果最好选择在两餐之间，通常可选在上午 9 点半左右或下午 3 点半左右，也可在晚饭后 1 小时或睡前 1 小时吃水果。不提倡餐前或饭后立即吃水果，否则会导致餐后血糖升高，加重胰腺的负担。

控制好吃水果的量

血糖控制稳定的糖尿病患者，每天可以吃 150 克左右含糖量低的新鲜水果。如果每天吃新鲜水果的量达到 200~250 克，就要从全天的主食量中减掉 25 克，以免全天摄取的总能量超标。

糖尿病患者每个人的体质不一样，各种水果对血糖的影响也有区别，所以，最好自己能摸索出自己能吃的水果种类。总之，糖尿病患者只有掌握科学的饮食方法，才能既可享受水果的美味，又能保证血糖稳定。

各种水果香甜可口，糖尿病患者只要吃的方法适合自己，是可以享受水果的美味的。

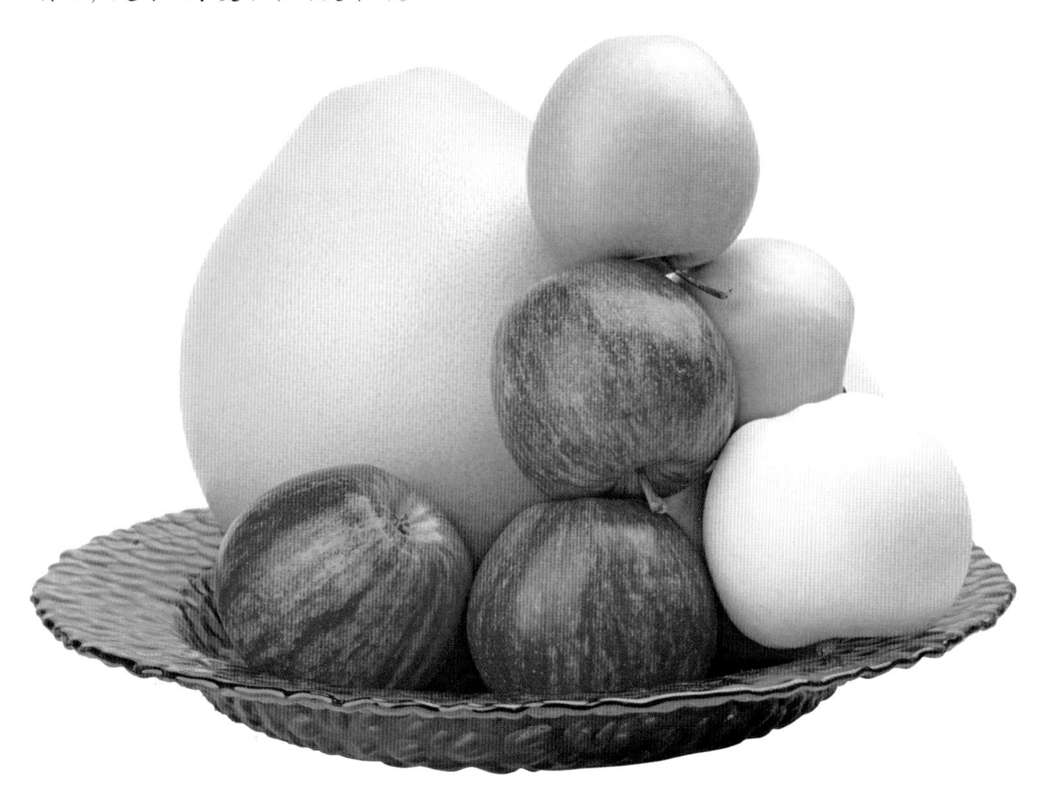

糖尿病患者如何喝粥

糖尿病患者不适合喝粥是很多人都知道的常识，因为谷类食物经过长时间的熬煮，其中的淀粉会分解成精糊，能快速提升血糖。但是，俗话说，“喝粥养人”，因为粥有助于消化、调理肠胃、治疗便秘等好处。那么，糖尿病患者到底能不能喝粥呢？实际上，只要喝粥的方法正确，糖尿病患者是完全可以享受粥的美味的。

熬煮大米粥时添加粗粮

大米粥是所有粥中升血糖最快的一种。研究发现，在熬煮大米粥的时候加一些粗粮（大米：粗粮=2：1），可以明显降低大米粥升糖的效果。适合加的粗粮有糙米、玉米、小米、黑米、大麦、燕麦等。

延长喝粥的时间间隔

这样做可延缓血糖升高的速度。

熬粥不要太烂

谷类食物熬煮得越烂，精糊的程度越高，这样会导致血糖升得更快。

避免早上喝粥

据研究证明，凌晨2点到中午12点是人体血糖波动较大的时间，而中午和下午，人体血糖水平趋于稳定。因此，糖尿病患者不适合早上喝粥，可以尝试在中午或者晚上喝粥。

吃点蔬菜再喝粥

专家建议，糖尿病患者喝粥前应先吃一些蔬菜，这样能起到饱腹的作用，进而减缓喝粥后血糖升高的速度，因为空腹喝粥，很容易导致血糖快速升高。

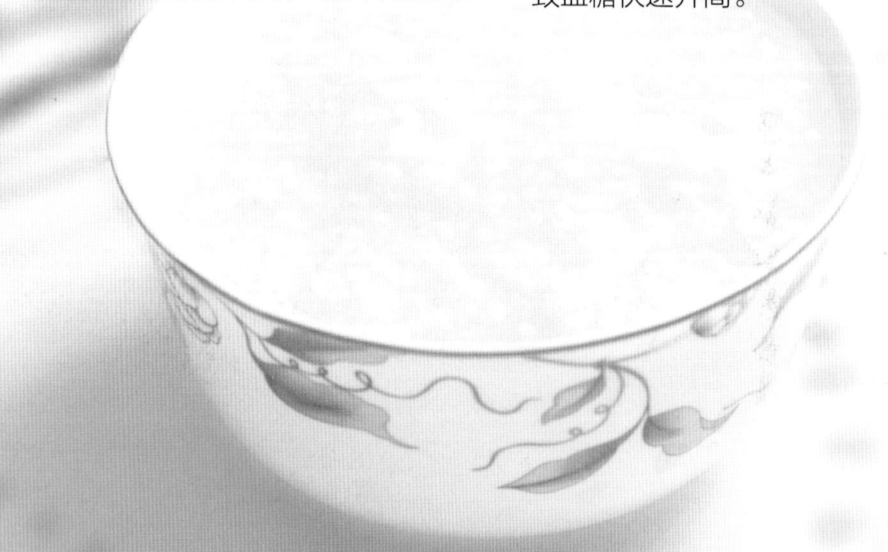

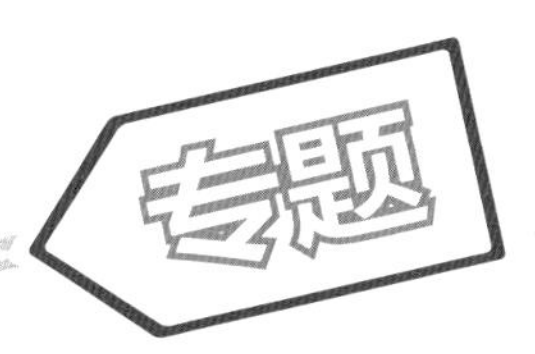

权威专家教你避开糖尿病饮食误区

对糖尿病患者来说，饮食治疗是糖尿病治疗的基石。因为饮食控制得好坏，会影响病情的发展。因此，在糖尿病防治原则中，控制饮食占据着重要的位置。

糖尿病患者如何进行饮食呢？其实很简单：“控制每餐饮食量，少吃多餐更健康。根据能量转换表，算好食物总热量。”按照科学的方法制定日常饮食，结合专业治疗，糖尿病患者是可以跟健康人一样幸福生活的。

糖尿病饮食误区一 少吃、不吃主食 ✗

专家深度解析 合理控制主食热能 ✓

很多糖尿病患者怕血糖升高不敢吃主食，采用饥饿疗法控制血糖，这种做法不仅是错误的而且非常危险，严重者会造成低血糖昏迷。

其实，如果在合理控制热能的基础上提高碳水化合物的摄入量，不仅不会造成患者的血糖升高，还可以增强胰岛素敏感性和改善葡萄糖耐量。因此，糖尿病患者应维持合理的饮食结构，而不是单纯地挨饿或不吃主食。

糖尿病饮食误区二 只吃粗粮不吃细粮 ✗

专家深度解析 粗细粮按4:6搭配食用 ✓

粗粮中含有丰富的膳食纤维，且食物血糖生成指数较低，因此有些糖尿病患者大量吃粗粮，这种做法其实是错误的。如果长期以粗粮为主，会增加胃肠道的负担，并影响蛋白质和一些微量元素的吸收，时间长了容易造成营养不良，对身体不利。因此，主食应粗细搭配，粗粮与细粮的最佳比例为4：6。

糖尿病饮食误区三 用了降糖药，就无须控制饮食 ✗

专家深度解析 科学的饮食辅以药物治疗 ✓

有的糖尿病患者认为吃了降糖药物，就不需要进行饮食控制了，这种认识和做法也是不对的。因为饮食治疗是药物治疗的前提和基础，不控制饮食会直接影响降糖药物的疗效，造成血糖波动。因此，只有在科学的饮食疗法基础上辅以药物治疗，才能更有效、更安全地降低血糖。

糖尿病饮食误区四 植物油多吃无妨 ✗

专家深度解析 每日食用油应限制在20克以内 ✓

有些糖尿病患者认为，植物油中含有大量的不饱和脂肪酸，对病情控制有益，无须控制其摄入量。其实，植物油同样也是脂肪，热量仍然很高，如果不加以控制很容易超过每日规定的总热量。因此，糖尿病患者每日植物油应限制在20克以内。

糖尿病饮食误区五 不能喝牛奶 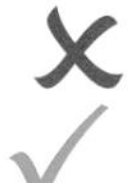

专家深度解析 每天喝250克牛奶 ✓

有些糖尿病患者认为牛奶含糖不敢喝，其实这是错误的。因为牛奶中含有丰富的钙，对维持糖尿病患者的钙平衡有益，而且牛奶中含有大量蛋白质和其他具有生物活性的物质，对机体物质与总热量代谢可以起一定的调节作用。因此，糖尿病患者可每天喝250克牛奶。

糖尿病饮食误区六 只要是甜的东西就不能吃 ✗

专家深度解析 可放心食用代糖食品 ✓

很多糖尿病患者不敢吃“甜”食。其实，“甜”食不完全等同于“糖类”。除了葡萄糖、果糖、蔗糖等单糖和双糖外，还有糖精、木糖醇、阿斯巴甜、麦芽糖醇等非糖甜味剂。这些甜味剂虽可增加食品的甜度，但不会增加食品的热量，所以糖尿病患者是可以放心食用的。

糖尿病饮食误区七 控制饮水量 ✗

专家深度解析 适当喝水 ✓

糖尿病患者喝水多其实是体内缺水的表现，是人体的一种保护性反应，患糖尿病后控制喝水不但不能治疗糖尿病，反而会加重病情，可引起酮症酸中毒或高渗综合征，是非常危险的。只有少数严重肾功能障碍、水肿患者，才需要适当控制饮水。

糖尿病饮食误区八 水果含糖量高，不能吃 ✗

专家深度解析 可在两餐间适当吃一些 ✓

水果中含有大量维生素、膳食纤维和矿物质，有益于糖尿病患者。水果中含的糖分有葡萄糖、果糖和蔗糖，其中果糖在代谢时不需要胰岛素参加，所以，糖尿病患者在血糖已获得控制后可适量吃些水果。糖尿病患者如果空腹血糖控制在7.8毫摩尔/升以下、餐后两小时血糖控制在10毫摩尔/升以下，可以在两餐之间适当地吃一些水果。

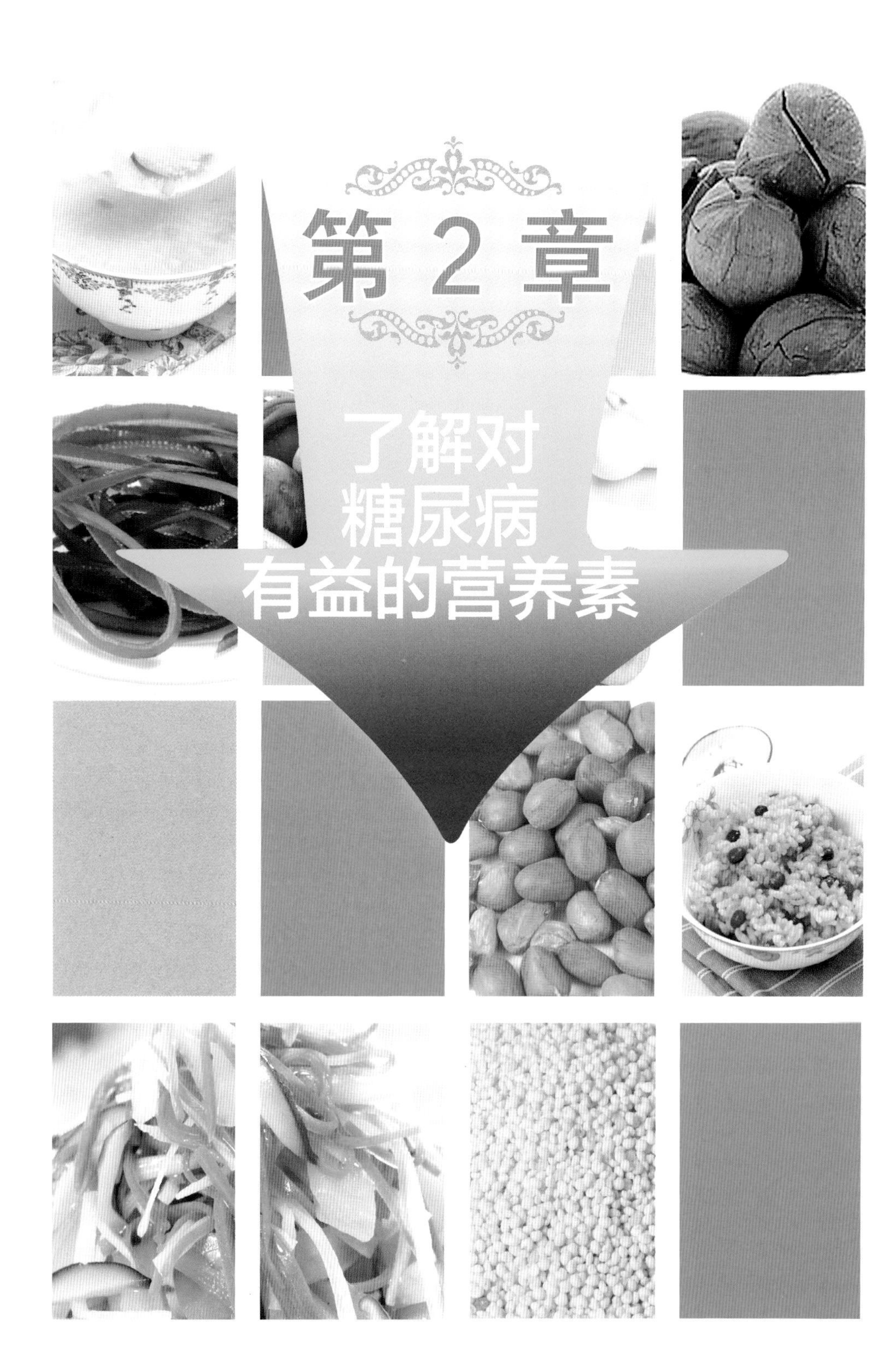
第2章
了解对
糖尿病
有益的营养素

钙传达胰岛素分泌信息

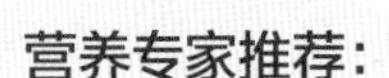

营养专家推荐：日摄取量800毫克 =

约200克牛奶 + 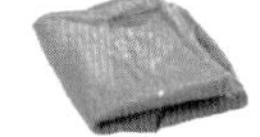
150克豆制品 + 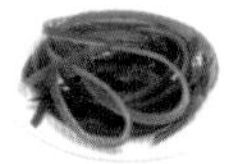
150克海带

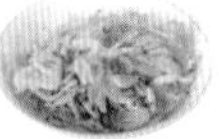
约35克虾米 + 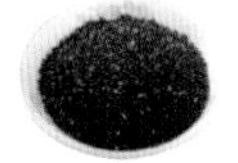
200克黑芝麻 + 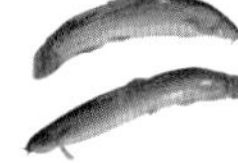
100克泥鳅

注：800毫克的钙成人每天大概喝200克牛奶、150克豆制品和150克海带；或者约35克虾米、200克黑芝麻、100克泥鳅就够了。

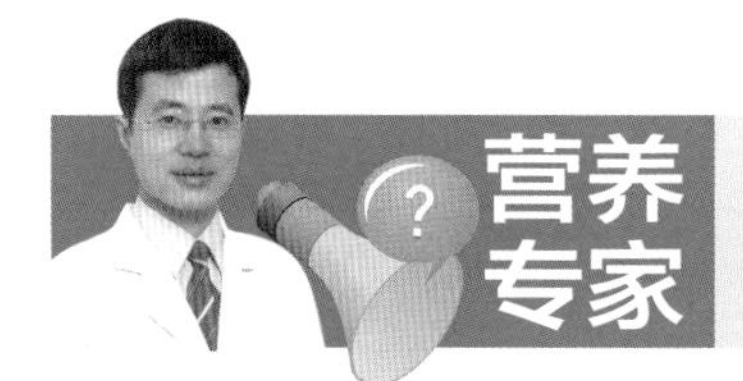

营养专家告诉你的保健知识

降糖原理

钙有负责传达“分泌胰岛素”信息的作用，当血糖升高时，需要钙来传达这个信息给胰腺，让它开始分泌胰岛素。

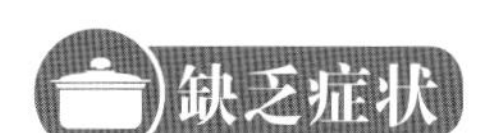

缺乏症状

- 骨质疏松、易骨折
- 经常腰酸背痛、腿部抽筋

费尽心思巧搭配

✔ 优质蛋白 + 钙 = 有助于钙的吸收

最佳菜品搭配：

鱼头 + 豆腐

✘ 可乐 + 钙 = 阻碍钙的吸收和利用

不宜菜品搭配：

可乐 + 牛奶

最佳食物来源排行榜（每100克可食部含量）

食物	虾皮	黑芝麻	白芝麻	泥鳅	芥菜	河蚌	萝卜缨	黑豆	口蘑	牛奶
每天适用量（毫克）	991	780	620	299	294	248	238	234	169	104

镁促进胰岛素的分泌

营养专家推荐：日摄取量 350 毫克 =

 约 52 克花生米 + 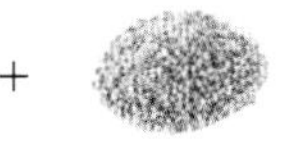 100 克荞麦

 约 200 克小米 + 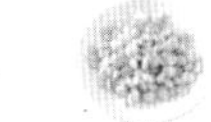 约 50 克杏仁

注：350 毫克的镁成人每天吃约 52 克花生米和 100 克荞麦或者约 200 克小米和约 50 克杏仁就够了。

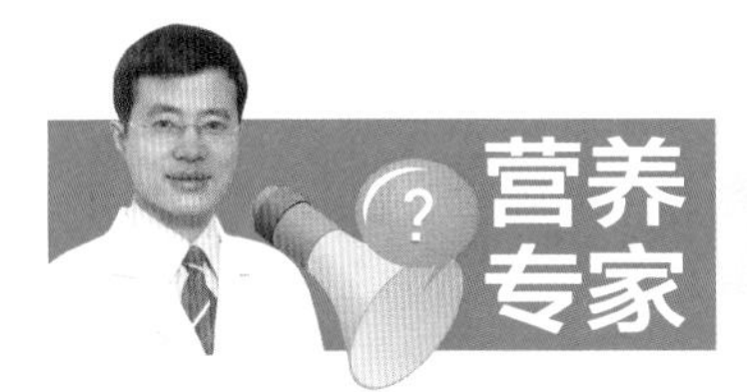

告诉你的保健知识

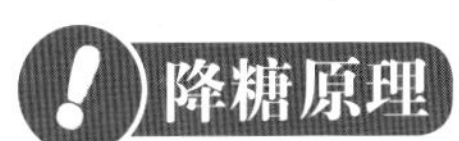

降糖原理

镁对促进胰岛素的分泌有重要作用，如果体内缺乏镁，会降低胰岛素刺激葡萄糖的吸收效果，造成身体对胰岛素反应不佳，导致血糖上升。

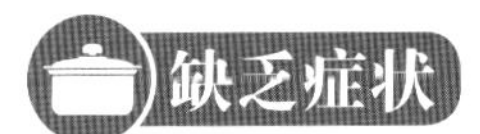

缺乏症状

- 血清钙下降
- 造成肌肉无力、抽筋等

费尽心思巧搭配

✔ 镁 + 钙 = 有效促进钙在骨骼和牙齿中的沉积，增加补钙的效果

最佳菜品搭配：

花生米 + 牛奶

✖ 镁 + 钙 + 磷 = 三者摄入量之比为 5∶3∶1。如果其中一样摄入过多或过少，就会影响其他元素的吸收

不宜菜品搭配：

黄豆 + 黑豆 + 鱼类

最佳食物来源排行榜（每 100 克可食部含量）

食物	榛子	杏仁	葵花子	荞麦	黄豆	花生米	玉米渣	红豆	小米	小麦粉
每天适用量（毫克）	420	275	267	258	199	178	151	138	107	50

锌是胰腺制造胰岛素的必要元素

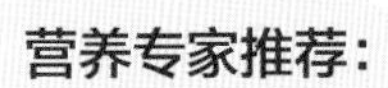

营养专家推荐：日摄取量 11.5~15 毫克 =

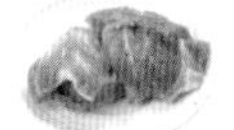 + 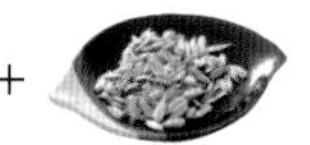

约 200 克猪肉　100 克西瓜子

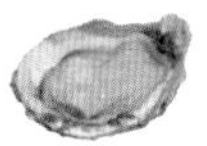 + 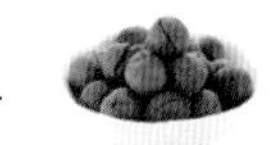

约 100 克牡蛎　约 50 克山核桃

注：11.5~15 毫克的锌成人每天吃约 200 克猪肉和 100 克西瓜子或者约 100 克牡蛎和约 50 克山核桃就够了。

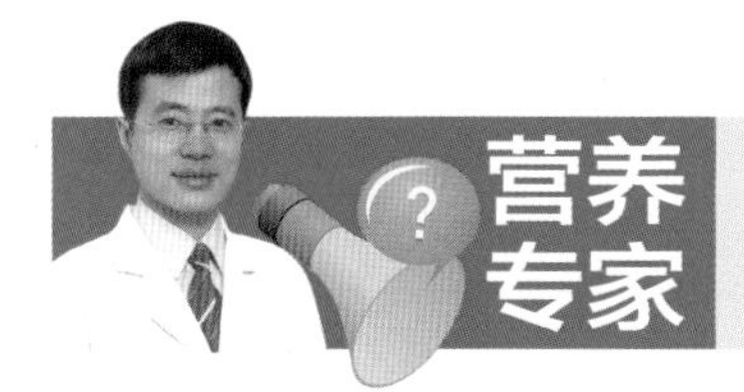

告诉你的保健知识

降糖原理

锌是胰腺制造胰岛素的必要元素，可提高胰岛素原的转化率，升高血清中胰岛素的水平，从而使肌肉和脂肪细胞对葡萄糖的利用大大增强。如果人体缺锌，会使胰岛素分泌失常，影响血糖，引发糖尿病。

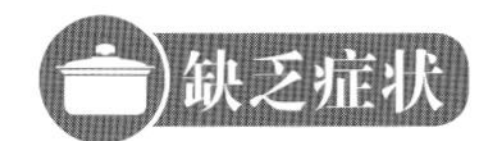

缺乏症状

◎ 出现厌食、偏食或异食症状

◎ 身材矮小、瘦弱

费尽心思巧搭配

锌 + 蛋白质 = 促进锌的吸收

最佳菜品搭配：

猪肉 + 豆芽

锌 + 维生素 D= 有助于锌的吸收

最佳菜品搭配：

牛肉 + 香菇

最佳食物来源排行榜（每 100 克可食部含量）

食物	山核桃	牡蛎	松子	牛肉	南瓜子	西瓜子	榛子	章鱼	驴肉	猪肉
每天适用量（毫克）	12.59	9.39	9.02	7.61	7.12	7.12	5.83	5.18	4.26	2.99

硒促进葡萄糖的运转

营养专家推荐：
日摄取量
50 微克

= 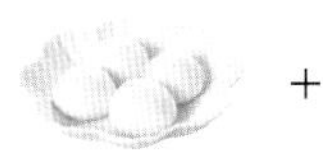 约 60 克馒头 + 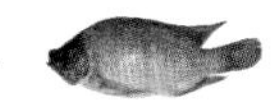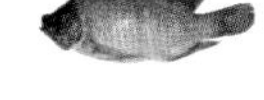 约 200 克罗非鱼

 约 50 克海参 + 约 145 克鸡腿

注：50 微克的硒成人每天吃约 60 克馒头和约 200 克罗非鱼或者约 50 克海参和约 145 克鸡腿就够了。

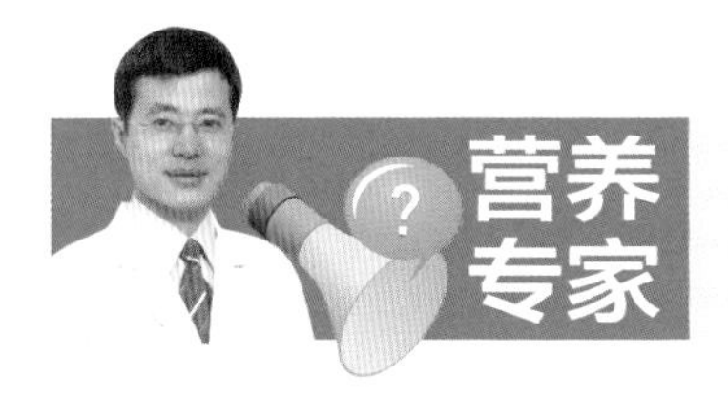

营养专家告诉你的保健知识

降糖原理

硒能够促进葡萄糖的运转，还能防止胰岛 β 细胞氧化破坏，修复胰岛细胞，使其功能正常，促进糖分解代谢，降低血糖和尿糖。

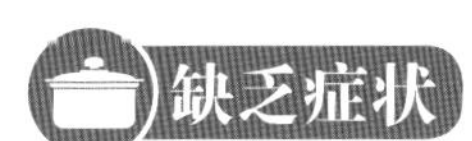

缺乏症状

- 引发心肌病及心肌衰竭
- 易使精神萎靡不振

费尽心思巧搭配

✔ 硒 + 维生素 E= 能够保护细胞膜，防止不饱和脂肪酸的氧化

最佳菜品搭配：

馒头 + 坚果

✖ 硒 + 钠 = 降低对硒的吸收

不宜菜品搭配：

馒头 + 豆腐乳

最佳食物来源排行榜（每 100 克可食部含量）

食物	海参	蛤蜊	鳝鱼	腰果	杏仁	西瓜子	罗非鱼	鸡腿	牛肉	馒头
每天适用量（微克）	63.93	54.31	34.56	34	27.06	23.44	22.6	12.4	10.55	8.45

铬调节血糖的好助手

营养专家推荐：日摄取量 50 微克

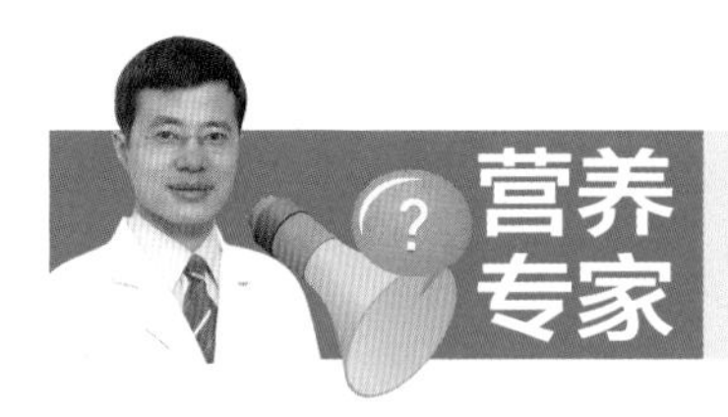

告诉你的保健知识

降糖原理

铬能帮助胰岛素促进葡萄糖进入细胞内的效率，是重要的血糖调节剂。当铬缺乏时胰岛素的活性必然下降，致使糖代谢紊乱，表现出血糖升高，继而可发展成糖尿病。补充铬后，糖尿病患者的蛋白质总热量及营养不良儿童的葡萄糖耐受性就会得到改善。

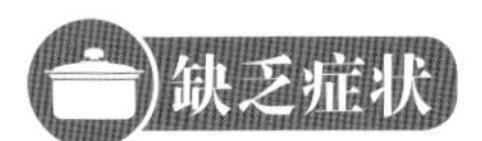

- 造成动脉粥样硬化
- 使血清胆固醇和甘油三酯升高
- 血糖升高
- 生长迟缓
- 神经障碍（神经病变）

费尽心思巧搭配

- 铬 + 硒 = 防治糖尿病及并发症

  最佳菜品搭配：

  土豆 + 牛肉

- 铬 + 锌 = 有效调节血糖，改善胰岛素活性，预防并发症

  最佳菜品搭配：

  鸡肉 + 馒头

最佳食物来源排行榜

食物	牡蛎	鸡肉	牛肉	鸡蛋	土豆	苹果皮	酵母	植物油	西瓜子	南瓜子

维生素 B_1 帮助葡萄糖转化为总热量

营养专家推荐：1.3~1.4 微克

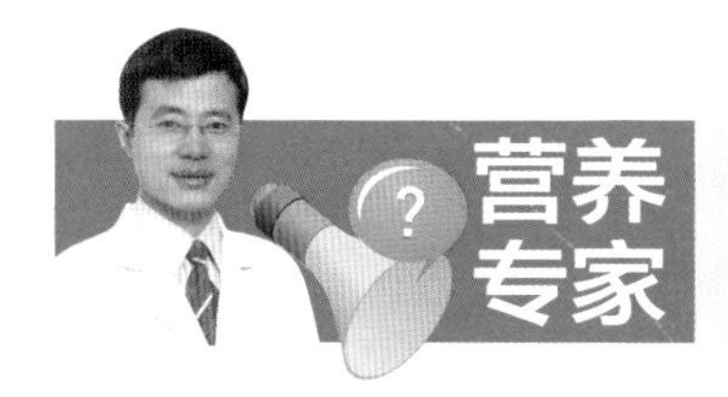

告诉你的保健知识

降糖原理

维生素 B_1 可以参与糖类与脂肪的代谢，能够帮助葡萄糖转变成总热量，控制血糖升高。此外，维生素 B_1 还可以维持微血管健康，预防因高血糖所致的肾细胞代谢紊乱，避免并发微血管病变和肾病。

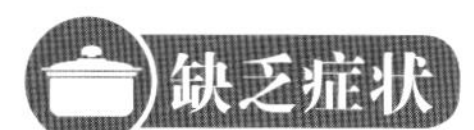

缺乏症状

- 脚气病
- 食欲缺乏、胃肠疾病
- 头发干枯
- 注意力不集中、记忆力减退
- 心脏肥大
- 易怒、神经质

费尽心思巧搭配

✔ 维生素 B_1 + 红薯 = 治疗脚气病

最佳菜品搭配：

小米 + 红薯

✔ 维生素 B_1 + 复合维生素 B= 更有利于人体的吸收

最佳菜品搭配：

菠菜 + 瘦肉

✖ 维生素 B_1 + 硒 = 降低维生素 B_1 的吸收率

不宜菜品搭配：

燕麦 + 鳝鱼

最佳食物来源排行榜

食物	猪肉	鸡肉	黄豆	绿豆	花生米	小米	燕麦	松子	菠菜	白菜

维生素C提高对胰岛素的敏感性

营养专家推荐：日摄取量 100 毫克 =

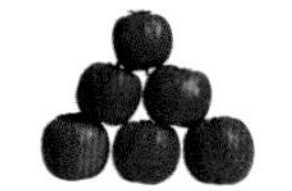

约 100 克山楂 +

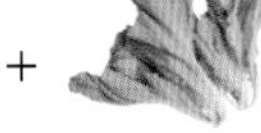

53 克芥菜

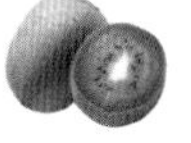

约 80 克猕猴桃 +

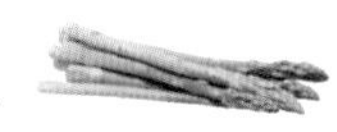

约 111 克芦笋

注：100 毫克的维生素 C 成人每天吃约 100 克山楂和 53 克芥菜或者约 80 克猕猴桃和约 111 克芦笋就够了。

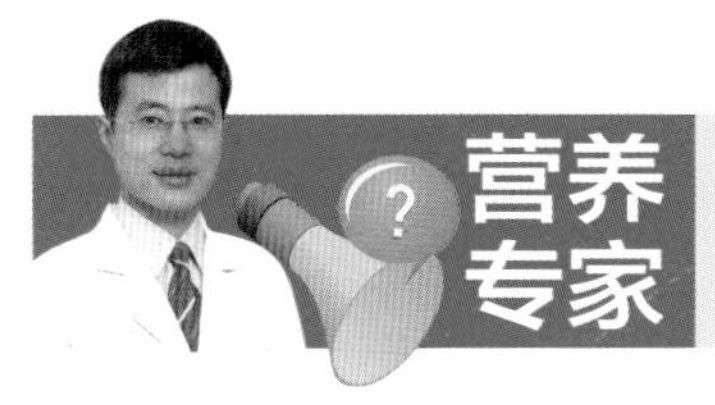

营养专家 告诉你的保健知识

降糖原理

维生素 C 可促使胰岛素分泌，提高组织对胰岛素的敏感性，有助于血糖的稳定，使血糖下降。维生素 C 还可以抑制醛糖还原酶的作用，可以延缓或改善糖尿病心、脑、肾血管病变及周围神经病变的发生。

缺乏症状

- 生长迟缓、发育不良
- 牙齿易松动、脱落

费尽心思巧搭配

✔ 维生素 C+B 族维生素 = 增强免疫力

最佳菜品搭配：

芦笋 + 鸡肉

✔ 维生素 C+ 羊肉 = 增强维生素 C 的疗效

最佳菜品搭配：

菜花 + 牛肉

✘ 维生素 C+ 叶酸 = 影响吸收

不宜菜品搭配：

苦瓜 + 菠菜

最佳食物来源排行榜（每 100 克可食部含量）

食物	芥菜	番石榴	猕猴桃	菜花	苦瓜	山楂	草莓	芦笋	苋菜	柑橘
每天适用量（毫克）	72	68	62	61	56	53	47	45	30	28

维生素E保护胰岛素细胞

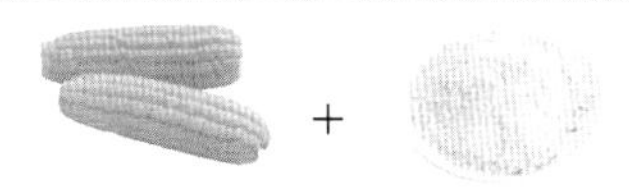

营养专家推荐：日摄取量 14 毫克 = 约 100 克玉米 + 约 17 克黄豆粉

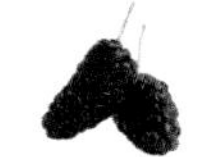

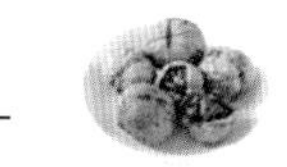

约 50 克桑椹 + 约 21 克核桃

注：14 毫克的维生素 E 成人每天吃约 100 克玉米和约 17 克黄豆粉或者约 50 克桑椹和约 21 克核桃就够了。

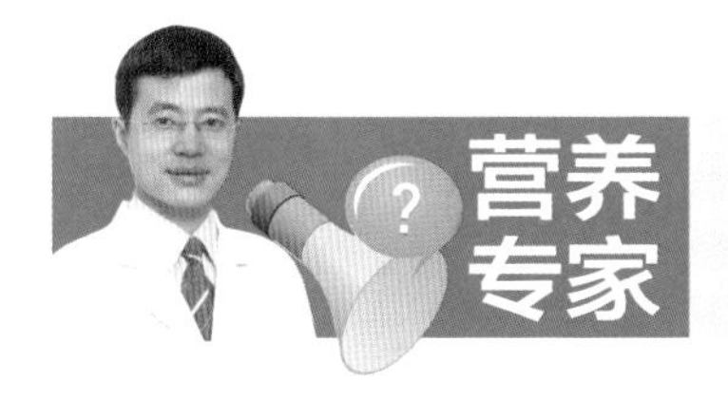

营养专家告诉你的保健知识

降糖原理

维生素 E 是一种天然的脂溶性抗氧化剂，能清除自由基，保护胰岛细胞免受自由基的侵害，同时改善机体对胰岛素的敏感性。

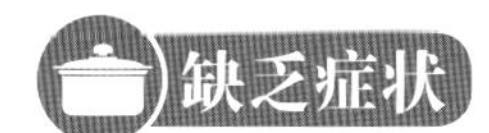

缺乏症状

- 躁动不安
- 头发分叉、色斑

费尽心思巧搭配

✔ 维生素 E+ 复合维生素 B= 促吸收

最佳菜品搭配：

芦笋 + 瘦肉

✘ 维生素 E+ 黑木耳 = 阻碍维生素 E 的吸收

不宜菜品搭配：

口蘑 + 木耳

最佳食物来源排行榜（每 100 克可食部含量）

食物	香油	玉米油	芝麻	核桃	花生油	松子	黄豆粉	桑椹	口蘑	玉米
每天适用量（毫克）	68.53	50.94	50.4	43.21	42.06	34.48	33.69	12.78	8.57	8.23

膳食纤维增强胰岛素的利用率

营养专家推荐：
日摄取量
25~35 毫克

=

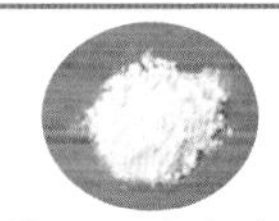
约 250 克大麦

+

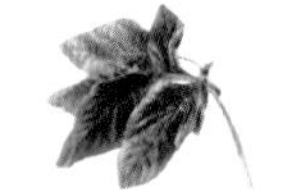
约 278 克苋菜

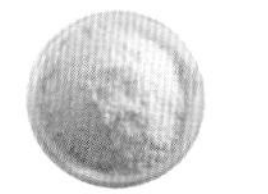
约 300 克玉米面

+

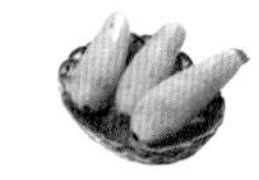
约 347 克西葫芦

注：25~35 毫克的膳食纤维成人每天吃约 250 克大麦和约 278 克苋菜或者约 300 克玉米面和约 347 克西葫芦就够了。

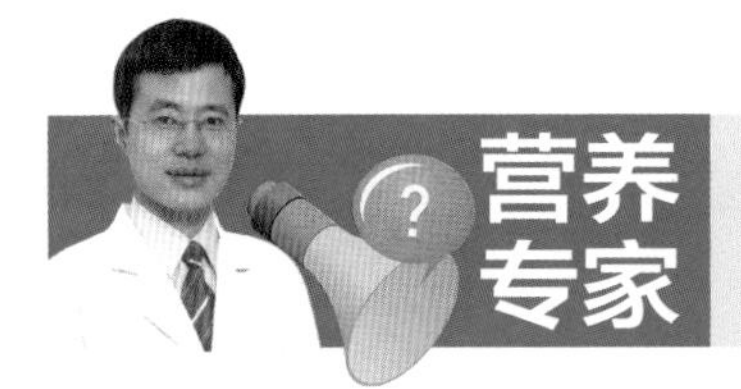

告诉你的保健知识

降糖原理

膳食纤维可提高胰岛素受体的敏感性，提高胰岛素的利用率；而且膳食纤维还能形成网状结构附着于肠黏膜上，延缓小肠对糖类与脂肪的吸收，促进胃排空，减少胰岛素的用量，控制餐后血糖的上升速度。

缺乏症状

- 便秘
- 皮肤粗糙

费尽心思巧搭配

膳食纤维 + 水 = 加强膳食纤维的“润肠”作用

最佳菜品搭配：

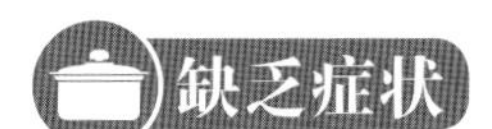

最佳食物来源排行榜（每 100 克可食部含量）

食物	黄豆	大麦	红豆	绿豆	玉米面	菠菜	西葫芦	芹菜叶	苋菜	红薯
每天适用量（毫克）	15.5	9.9	7.7	6.4	5.6	4.5	3.8	2.2	1.8	1.6

第3章

食物交换份 让你想吃啥就吃啥

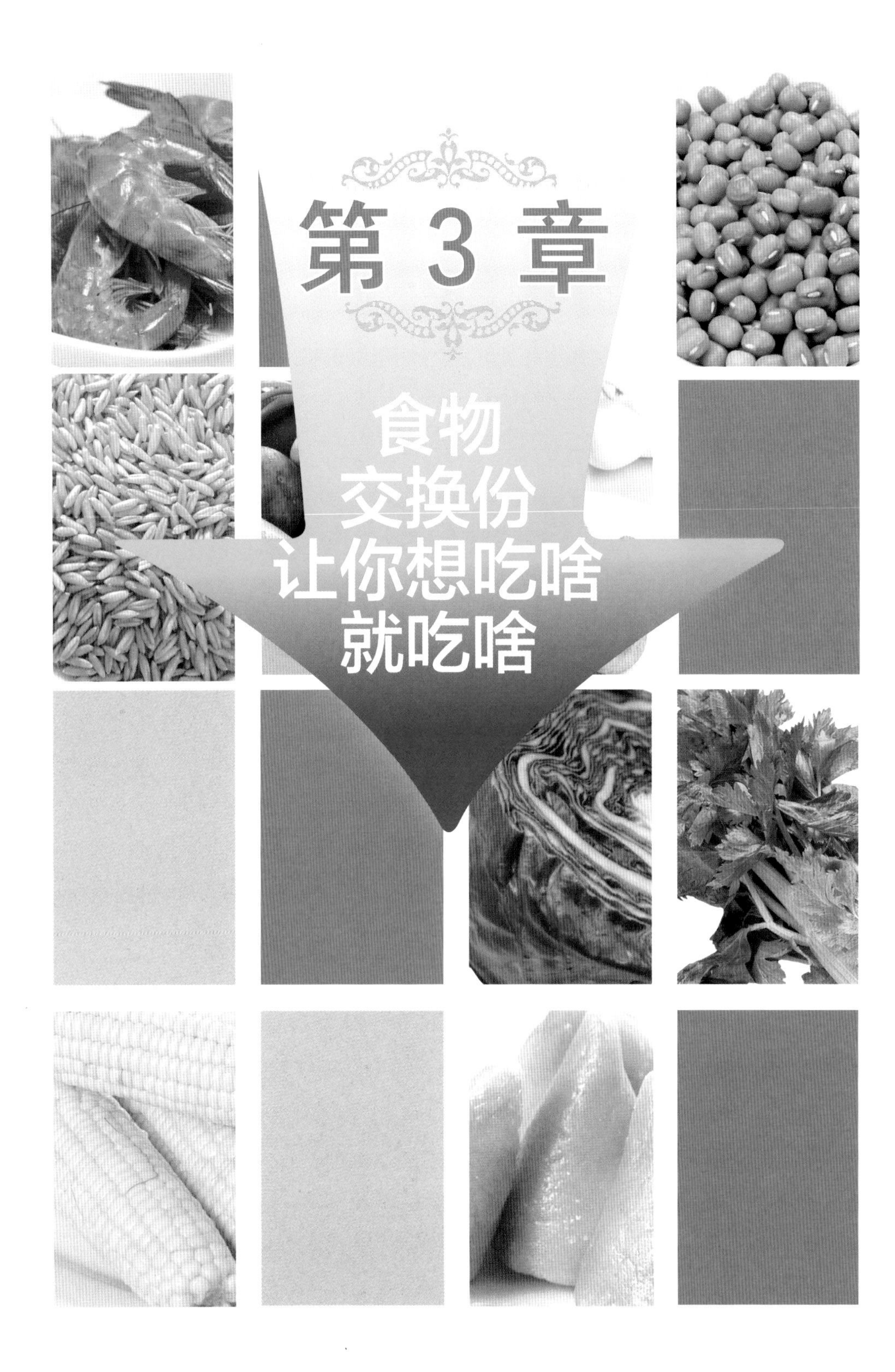

什么是食物交换份

食物交换份是将食物按照来源、性质分成几大类，一交换份的同类食物在一定重量内所含的热量、糖类、蛋白质和脂肪相似，而一交换份的不同类食物间所提供的热量是相等的。食物交换份的应用可使糖尿病食谱的设计趋于简单化。可以根据患者的饮食习惯、经济条件、季节和市场供应情况等选择食物，调剂一日三餐。在不超出全日总能量的前提下，能让糖尿病患者和正常人一样选食，做到膳食多样化，营养更均衡。

食物交换份的四组内容

组别	类别	每份质量（克）	热量（千焦）	蛋白质（克）	脂肪（克）	糖类（克）	主要营养素
谷薯组	谷薯类	25	376	2.0	–	20.0	膳食纤维
蔬果组	蔬菜类	500	376	5.0	–	17.0	矿物质
	水果类	200	376	1.0	–	21.0	维生素
肉蛋组	大豆类	25	376	9.0	4.0	4.0	膳食纤维
	奶制品	160	376	5.0	6.0	–	蛋白质
	肉蛋类	50	376	9.0	6.0	–	脂肪
油脂组	坚果类	15	90	4.0	7.0	2.0	脂肪
	油脂类	10	376	–	10.0	–	脂肪

计算食物交换份的份数

$$\text{食物交换份的份数} = \frac{\text{每日需要的总热量（千焦）}}{\text{90（千焦）}}$$

这样安排你的一日三餐

营养专家教你计算每日所需热量

糖尿病患者控制饮食有利于血糖的控制，但控制饮食并非饥饿疗法，而是要求合理地管理膳食种类和数量，使糖尿病患者既能保证正常体力和劳动力，又能最大限度地控制病情。因此，每位糖尿病患者都要计算出适合自身的总热量需求。

1. 计算标准体重

标准体重 = 身高（厘米）－ 105

您的标准体重 =_____ 厘米－ 105=_____ 公斤

2. 判断现有体重是消瘦还是肥胖

$$\text{BMI（身体质量指数）}=\frac{\text{您的现有体重（公斤）}}{\text{身高}^{2}\text{（米）}}$$

BMI 的评定标准表

BMI 值	等级	BMI 值	等级
19~24.9	正常值	25~29.9	肥胖
<19	体重偏轻	>40	肥胖 1 级
<18	消瘦	30~40	肥胖 2 级

3. 判断活动强度

活动强度一般分为四种情况

活动分类	具体活动
卧床休息	
轻体力劳动	以站着或少量走动为主的工作，如教师、售货员等
	以坐着为主的工作，如办公室工作
中等体力劳动	学生的日常活动等
重体力劳动	体育运动，非机械化的装卸、伐木、采矿、砸石等劳动

每日能量供给量（千焦 / 公斤）

体形	正常	消瘦	肥胖或超重
卧床休息	15~20	20~25	15
轻体力	30	35	20~25
中等体力	35	40	30
重体力	40	45~50	35
备注	1. 每日每公斤标准体重需要的热量（千焦） 2. 每日所需总热量 = 标准体重（公斤）× 每日每公斤标准体重需要的热量（千焦） 1 千卡 = 4.185 千焦		

举例

王女士身高 160 厘米，体重 65 公斤，今年 50 岁，是大学教师，
她每天所需要的能量：
计算标准体重：160 厘米 － 105=55 公斤。
判断体重水平：她的实际体重为 65 公斤，BMI 指数为 25.39，属于肥胖。
判断活动强度：属于轻体力劳动者。
查找每日需要的能量水平：肥胖和轻体力劳动，根据上表得知，她每日每公斤体重需要的能量是 84~105 千焦。
计算总热量：总热量 = 84~105 千焦 /（每公斤体重）× 理想体重 55 公斤 = 4598~5748 千焦。

营养专家教你科学吃一日三餐

1. 确定三餐总热量分配比例

早餐的量应少一些，因为人体的生理规律上午肝糖分解旺盛，若早餐量多，容易发生早餐后血糖过高。三餐的比例可为早餐 1/5、午餐 2/5、晚餐 2/5。如果有加餐，应从上一餐的总热量总数中减去加餐所产生的总热量。这样做能防止一次进食量过多而加重胰岛分泌的负担，出现餐后血糖过高，同时还能防止进食量过少，发生低血糖。

一般说来，加餐的最佳时间段为 9~10 点、15~16 点和 21~22 点。加餐的食物也要有选择，不能随意吃些零食和小吃，否则容易打乱饮食计划，增加饮食量，对控制血糖不利，所以糖尿病患者一旦制订了饮食计划，要严格执行，尽量不吃零食。

举例

在前面的例子中我们计算出了王女士每日需要的总热量为 4598~5748 千焦，如果按早餐 1/5、午餐 2/5、晚餐 2/5 的比例来分配三餐的热量，即
早餐的热量 =（4598~5748）千焦 ×1/5 = 920 ~ 1150 千焦
午餐的热量 =（4598~5748）千焦 ×2/5 = 1839 ~ 2299 千焦
晚餐的热量 =（4598~5748）千焦 ×2/5 = 1839 ~ 2299 千焦

2. 确定主食量

主食即富含碳水化合物的食物，如大米、面粉、玉米等，是全天食物中热量的主要来源。主食吃得少了或多了都会影响血糖的控制，建议糖尿病患者每天碳水化合物产热比不低于 50%。可根据个人每日所需要的热量来指导主食的进食量。

主食与热量对应表

每日所需要热量	每日建议主食量	每日所需要热量	每日建议主食量
5016 千焦	约为 150 克	7106 千焦	约为 275 克
5434 千焦	约为 175 克	7524 千焦	约为 300 克
5852 千焦	约为 200 克	7942 千焦	约为 310 克
6270 千焦	约为 225 克	8360 千焦	约为 325 克
6688 千焦	约为 250 克	8778 千焦	约为 350 克

3. 确定副食量

一般情况下，糖尿病患者每天的副食品种及用量大致如下：

副食种类	营养师推荐用量
蔬菜	500 克
瘦肉	100~150 克
蛋类	1 个鸡蛋（以 1 周 3~5 个为好）或 2 个鸡蛋清
豆类及其制品	50~100 克
奶及奶制品	250 克
水果	200 克（在病情允许的情况下食用）
油脂	不超过 20 克

等值谷薯类食物交换表

食物名称	重量（克）	食物名称	重量（克）
大米	25	绿豆 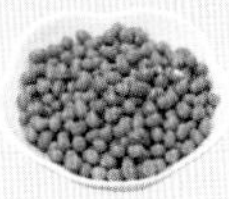	25
小米 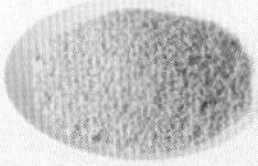	25	红豆 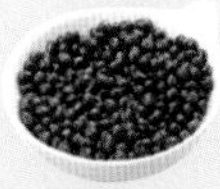	25
糯米 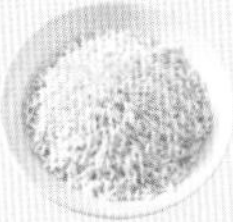	25	芸豆 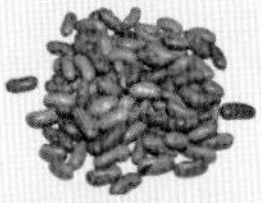	25
薏米 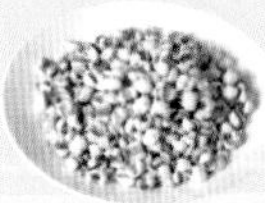	25	干豌豆 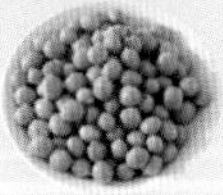	25
高粱米 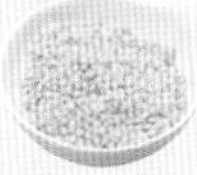	25	油条 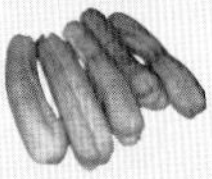	25
玉米渣 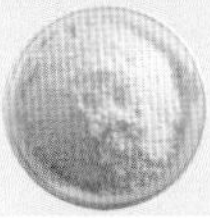	25	油饼 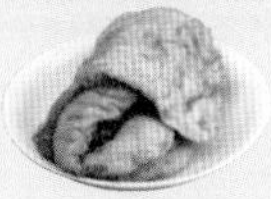	25
面粉 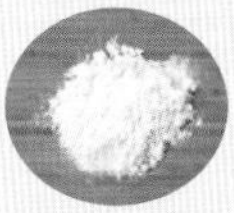	25	苏打饼干 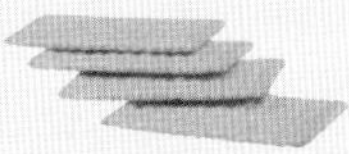	25
燕麦片 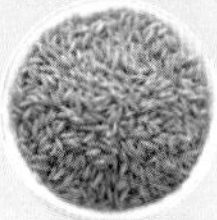	25	生面条 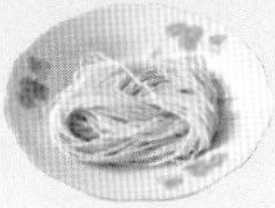	35

食物名称	重量（克）	食物名称	重量（克）
苦荞面	25	魔芋	35
各种挂面	25	烧饼	35
龙须面	25	烙饼	35
莜麦面	25	咸面包	35
荞麦面	25	窝头	35
通心粉	25	土豆	100
干粉条	25	湿粉条	150
干莲子	25	鲜玉米（中等大小，带棒心）	200

注：每一交换份谷薯类食品提供蛋白质2克，碳水化合物20克，热量376千焦。

等值蔬菜类食物交换表

食物名称	重量（克）	食物名称	重量（克）
大白菜 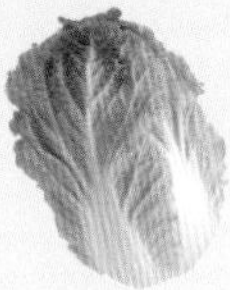	500	冬瓜 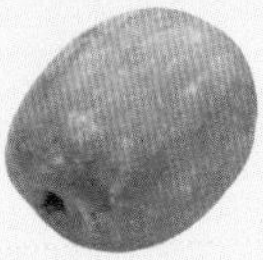	500
菠菜 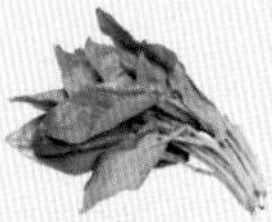	500	白萝卜 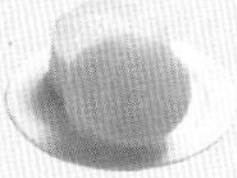	400
油菜 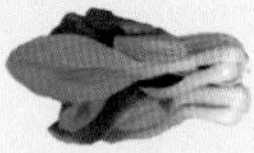	500	青椒 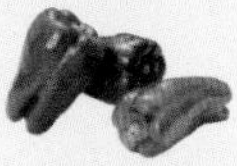	400
韭菜 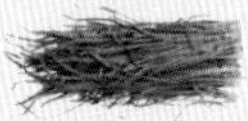	500	苦瓜 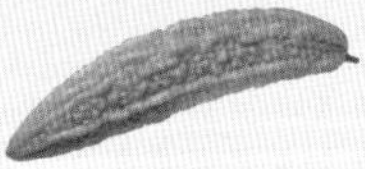	500
茴香 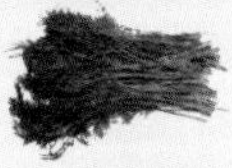	500	冬笋 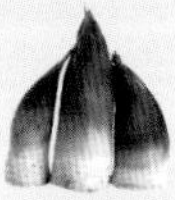	400
茼蒿 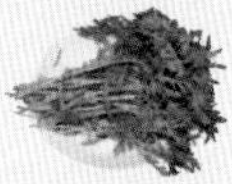	500	南瓜 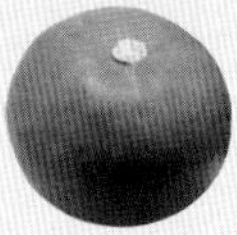	350
芹菜 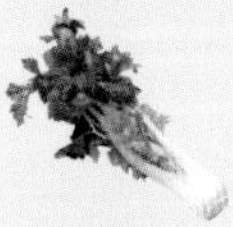	500	菜花 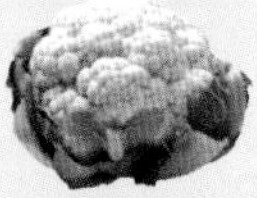	350
甘蓝 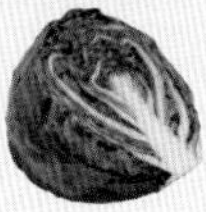	500	鲜豇豆 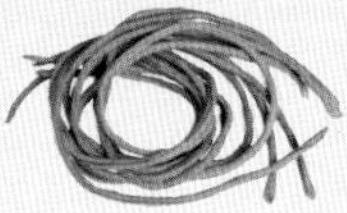	250

食物名称	重量（克）	食物名称	重量（克）
莴笋 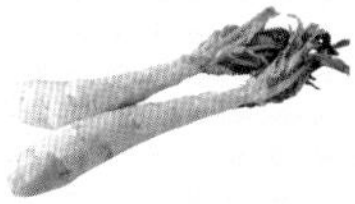	500	扁豆 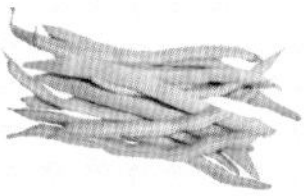	250
黄瓜 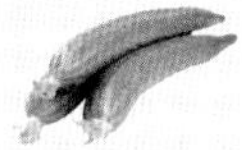	500	洋葱 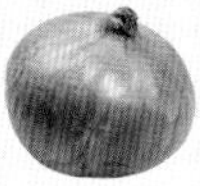	250
茄子 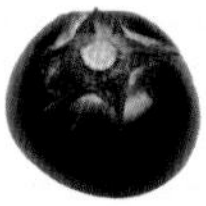	500	蒜薹 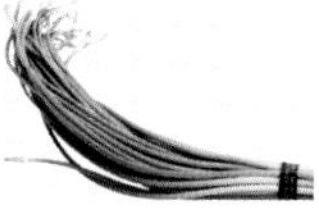	250
丝瓜 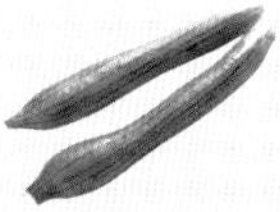	500	胡萝卜 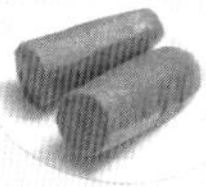	200
芥蓝 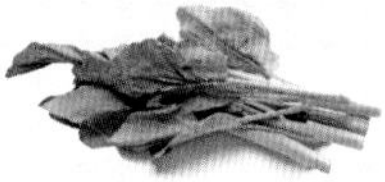	500	山药 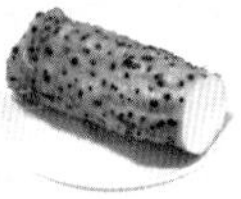	150
西葫芦 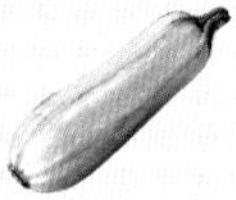	500	鲜蘑菇 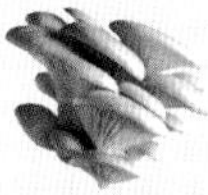	500
空心菜 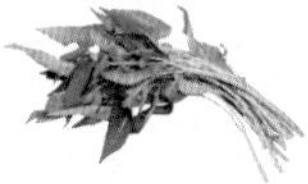	500	藕	150
绿豆芽 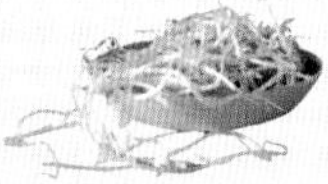	500	百合 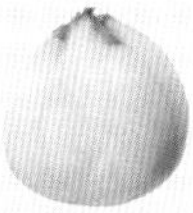	100
水发海带 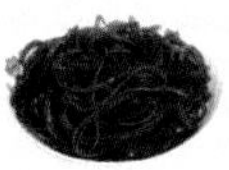	500	番茄 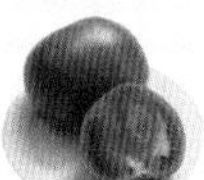	500

注：每一交换份蔬菜类食品提供蛋白质5克，碳水化合物17克，热量376千焦。

等值奶类食物交换表

食物名称	重量（克）	食物名称	重量（克）
奶粉	20	牛奶	160
脱脂牛奶	25	无糖酸奶	130
奶酪	25		

注：每一交换份奶类食品提供蛋白质 5 克，脂肪 5 克，碳水化合物 6 克，热量 376 千焦。

等值大豆类食物交换表

食物名称	重量（克）	食物名称	重量（克）
腐竹	20	豆腐干	50
黄豆	25	北豆腐	100
豆腐丝	50	豆浆（相当于 1 份加 8 倍的水磨浆）	200

注：每一交换份大豆类食品提供蛋白质 9 克，脂肪 4 克，热量 376 千焦。

等值水果类食物交换表

食物名称	重量（克）	食物名称	重量（克）
柿子 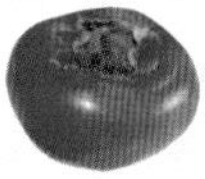	150	柚子（带皮） 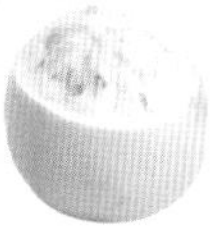	200
香蕉 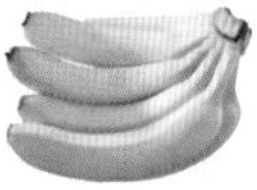	150	猕猴桃 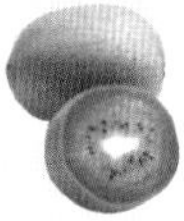	200
鲜荔枝（带皮） 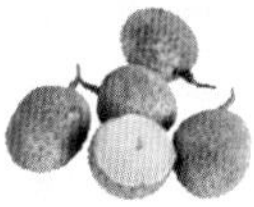	150	李子 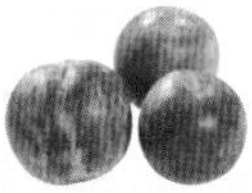	200
梨 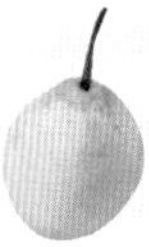	200	杏 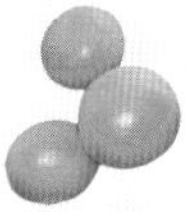	200
桃 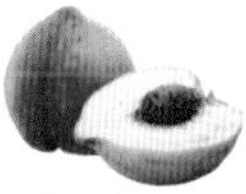	200	葡萄 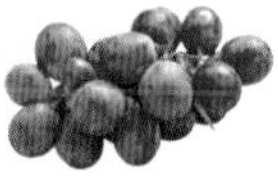	200
苹果 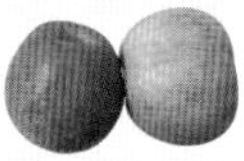	200	草莓 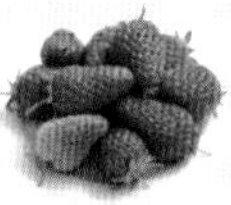	300
橘子 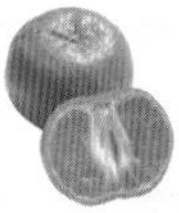	200	西瓜 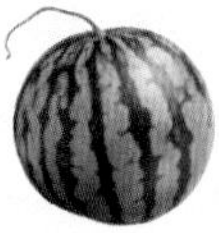	500
橙子 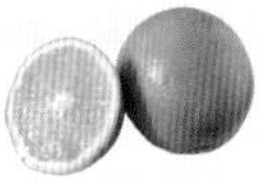	200		

注：每一交换份水果类食品提供蛋白质1克，碳水化合物21克，热量376千焦。

等值肉类食品交换表

食物名称	重量（克）	食物名称	重量（克）
肥瘦猪肉 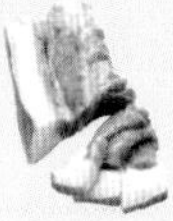	25	草鱼 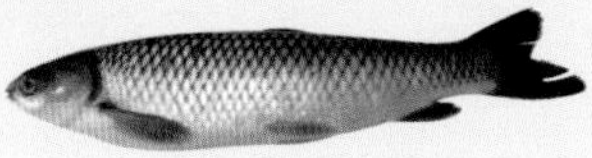	80
瘦猪肉 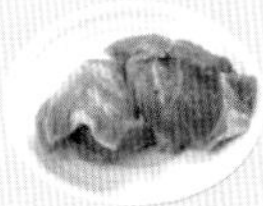	50	比目鱼 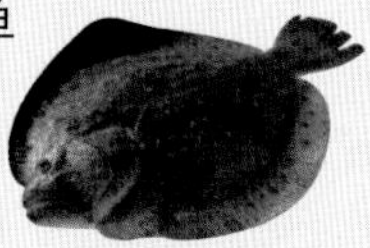	80
羊肉 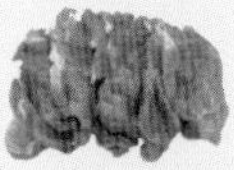	50	鲤鱼 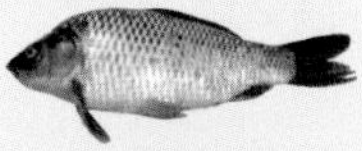	80
牛肉 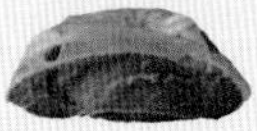	50	甲鱼 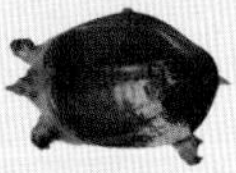	80
排骨（带骨） 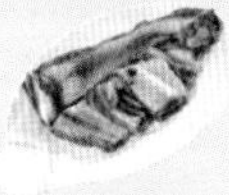	50	大黄鱼 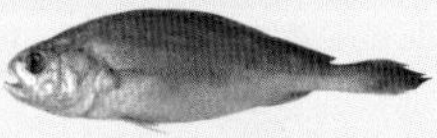	80
鸭肉 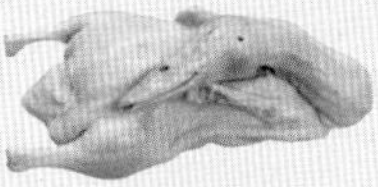	50	鳝鱼 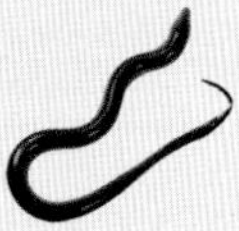	80
鹅肉 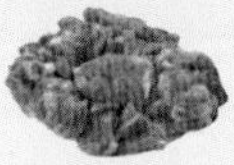	50	鲢鱼 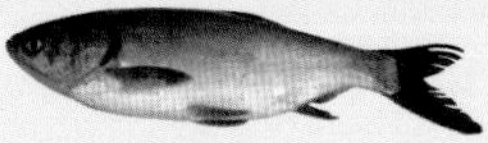	80
兔肉 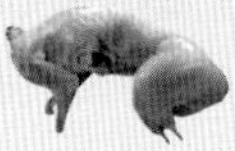	100	鲫鱼 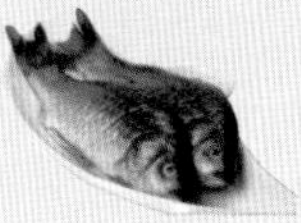	80

食物名称	重量（克）	食物名称	重量（克）
熟火腿	20	对虾	80
香肠	20	青虾	80
熟叉烧肉（无糖）	35	鲜贝	80
午餐肉	35	鸡蛋（大个带壳）	60
熟酱牛肉	35	鸡蛋清	80
蟹棒	100	鸭蛋	60
水发鱿鱼	100	松花蛋（大个带壳）	60
水发海参	350	鹌鹑蛋	80
带鱼	100		

注：每一交换份肉蛋类食品提供蛋白质9克，脂肪6克，热量376千焦。

等值油脂类食物交换表

食物名称	重量（克）	食物名称	重量（克）
花生油	10	花生米	25
香油（1汤匙）	10	猪油	10
玉米油	10	核桃	25
杏仁	25	黄油	10
豆油	10	西瓜子（带壳）	40
葵花子（带壳）	20		

注：每一交换份油脂类（包括坚果类）食品提供脂肪6克，热量376千焦。

第 4 章

吃对 吃好 有效降糖的 50 种食物

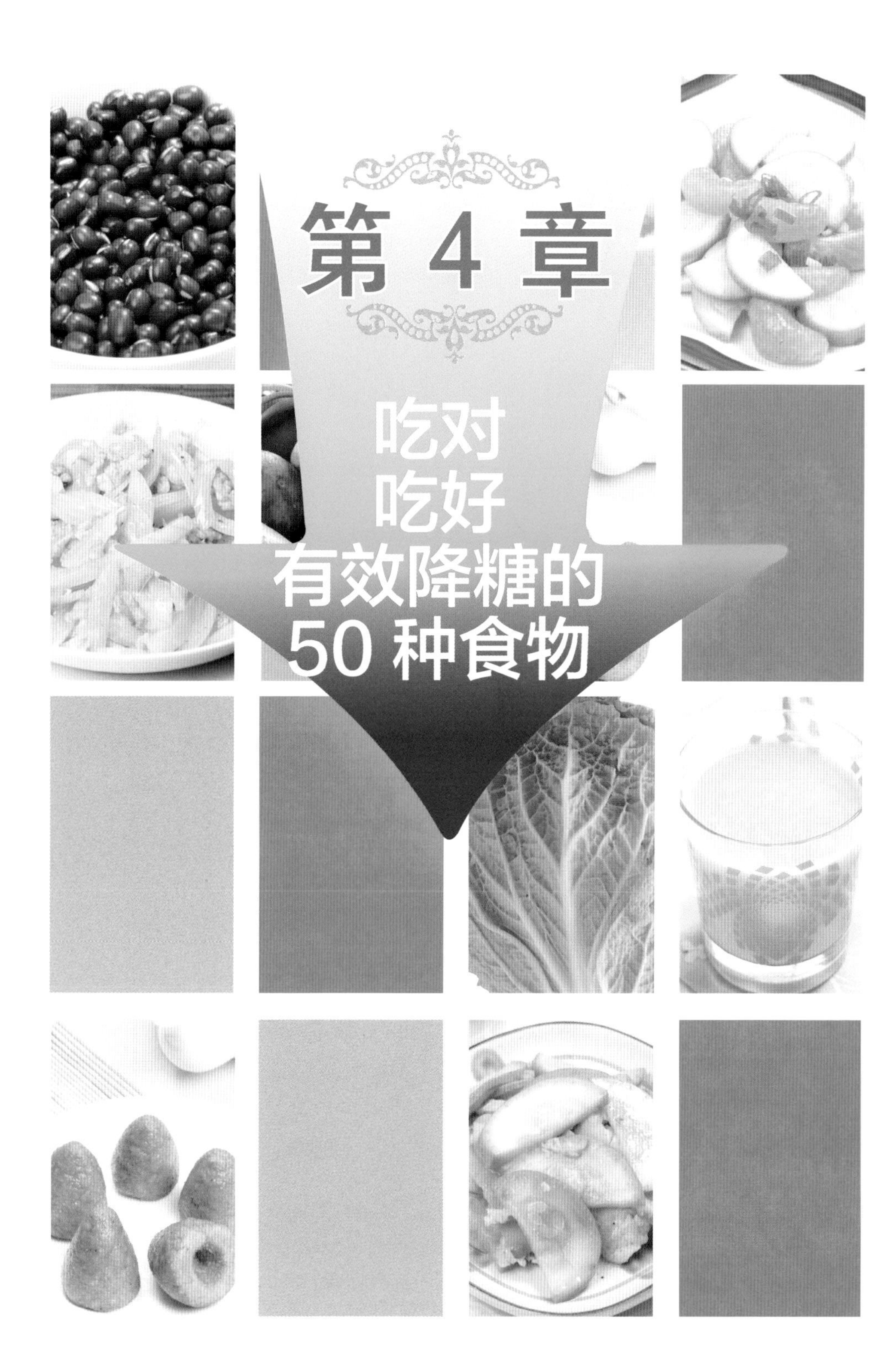

玉米

加强胰岛素的作用

最佳食用时间 早上

推荐摄入量 每日宜吃50～100克

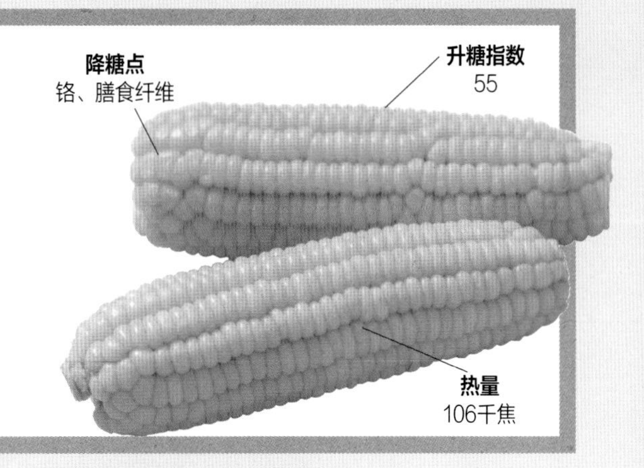

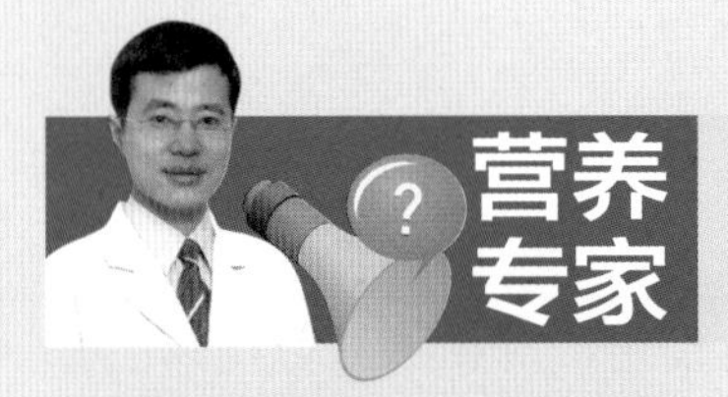

吃对打赢降糖战

百分百推荐理由

调节胰岛素分泌

玉米中的镁、铬、谷胱甘肽等能调节胰岛素分泌，有预防糖尿病的作用。

降低心肌、中风的发病率

玉米中的油酸、亚油酸可降低高血压患者发生心肌梗死、中风等疾病的风险。

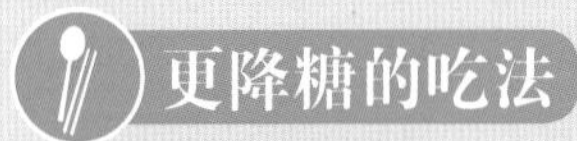

更降糖的吃法

在煮玉米糁粥时，可以加一点食用碱。食用碱会使玉米中含有的不易被人体吸收的结合型烟酸发生化学反应，转变为容易被人体吸收的游离性烟酸，对糖尿病患者有益。

宜吃？忌吃？马上告诉你

玉米胚尖中含有丰富的不饱和脂肪酸，因此食用时应把胚尖全部吃掉。

每 100 克可食部基本营养素	
营养成分	含量
蛋白质	4 克
脂肪	1.2 克
碳水化合物	22.8 克
膳食纤维（不溶性）	2.9 克
维生素 C	16 毫克

费尽心思巧搭配

豆类 + 玉米 = 补充色氨酸

玉米蛋白质中缺乏色氨酸，单一食用玉米易发生糙皮病，所以宜与富含色氨酸的豆类食品搭配食用。

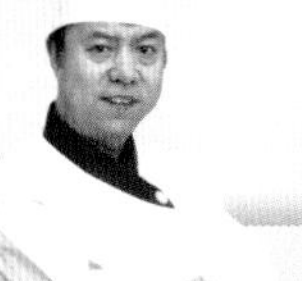
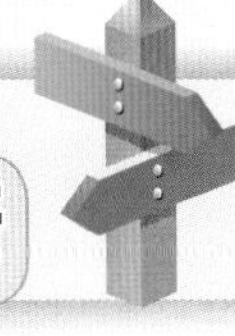
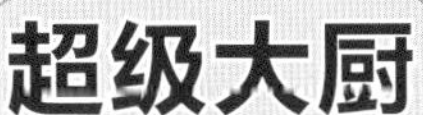

超级大厨 糖尿病吃货的逆袭

大厨支招

玉米焯烫减少脂肪摄入

玉米用沸水焯烫，可减少炒菜过程中的用油量，降低油脂摄入，有益糖尿病患者食用。

嫩玉米炒柿子椒

材料： 鲜玉米粒 200 克，青柿子椒、红柿子椒各 25 克。

调料： 葱花 5 克，盐和植物油各 3 克。

做法：

1. 玉米粒洗净，用沸水焯烫；青柿子椒、红柿子椒洗净，去蒂除子，切丁。
2. 锅置火上，倒入植物油烧至七成热，放葱花炒香，倒入嫩玉米粒翻炒均匀，淋入少许清水，烧至玉米粒熟透，放入青柿子椒、红柿子椒丁翻炒均匀，用盐调味即可。

热量：559千焦
蛋白质：4克
脂肪：4克
糖类：23克

大厨支招

蒸玉米面减少用油量

玉米含活性多糖，能抑制肝糖原的上升，玉米面通过蒸的方法做成窝窝头，减少了用油量，糖尿病患者常食有降糖的作用。

小窝窝头

材料： 玉米面（黄）150克，黄豆面100克。

调料： 泡打粉少许。

做法：

1. 将所有材料混合均匀，慢慢加入温水，边加边搅动，直至和成软硬适中的面团。
2. 取一小块面团，揉成小团，套在食指指尖上，用另一只手配合着将面团顺着手指推开，轻轻取下来，放入蒸锅里。
3. 大火烧开后继续蒸10分钟即可。

热量：3887千焦
蛋白质：45克
脂肪：23克
糖类：150克

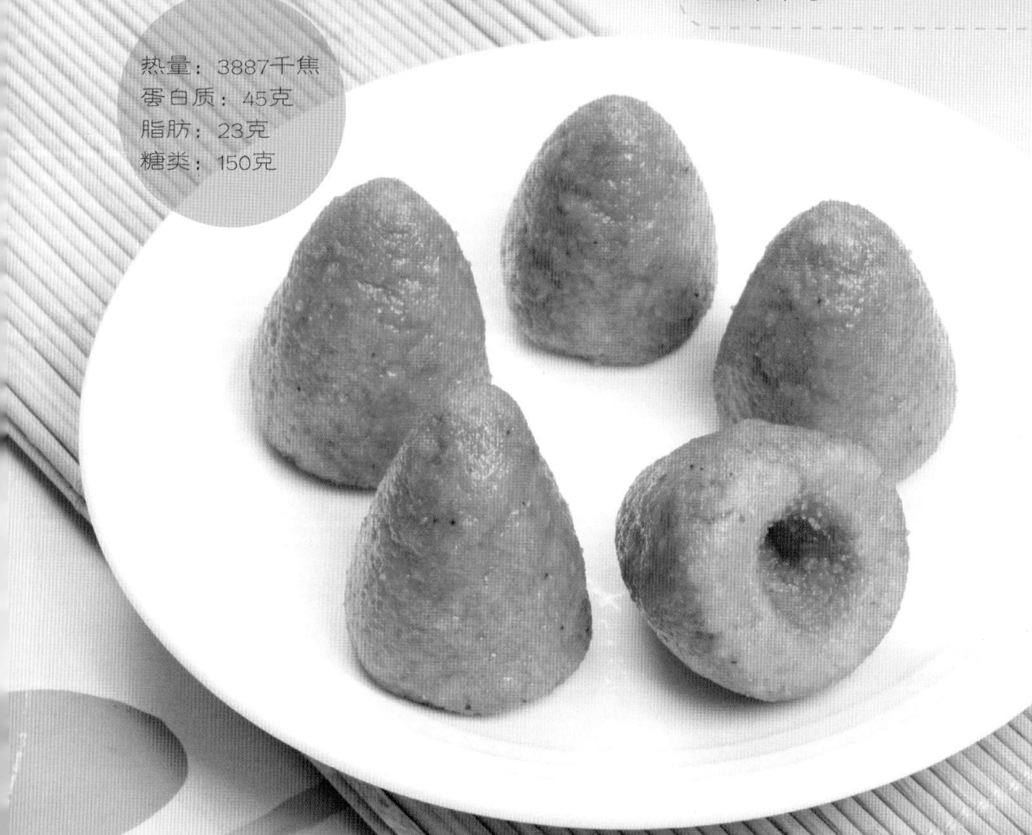

大厨支招

玉米榨成汁帮助稳定血糖

把玉米打成汁喝，保留了丰富的营养素，糖尿病患者常饮，有利于稳定血糖。

热量：205千焦
蛋白质：2克
脂肪：1克
糖类：11克

玉米汁

材料：鲜玉米 100 克。
调料：木糖醇适量。
做法：

1. 鲜玉米去皮，去根、须，洗净，放入锅中加适量清水煮熟，凉凉。
2. 凉后把煮熟的玉米粒掰下来，将玉米粒放入果汁机中，加适量饮用水搅打，打好后倒出，加入适量木糖醇调匀即可。

降糖点
维生素B1、钙、磷、镁
升糖指数
71
热量
1498千焦

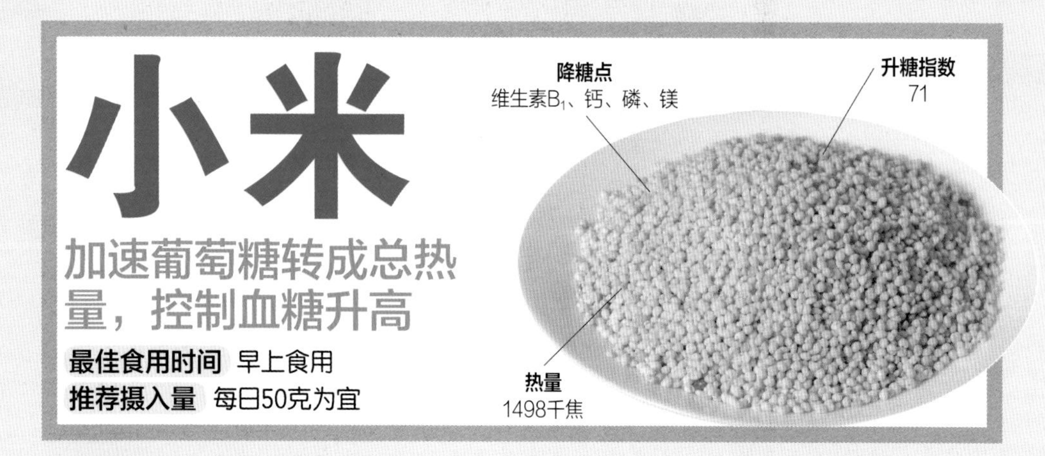

小米

加速葡萄糖转成总热量，控制血糖升高

最佳食用时间 早上食用

推荐摄入量 每日50克为宜

营养
专家

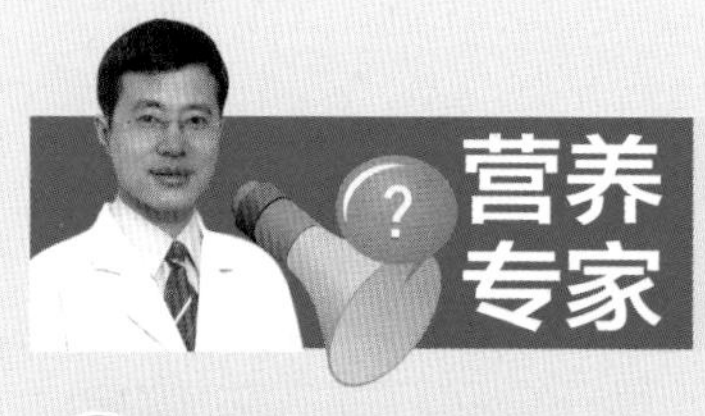

吃对打赢降糖战

百分百推荐理由

参与糖类与脂肪的代谢

小米中的维生素 B_1 可以参与糖类与脂肪的代谢，能够帮助葡萄糖转变成总热量，控制血糖升高。

辅助治疗药物引起的肠道反应

小米对糖尿病患者服药物引起的肠道反应有辅助治疗的作用。

更降糖的吃法

小米中赖氨酸太少，亮氨酸太多，而赖氨酸多存在于豆类和肉类中，所以小米和豆类或肉类同食，可以降低小米粥的升糖指数。

宜吃？忌吃？马上告诉你

小米含赖氨酸较少，应注意搭配豆类及肉类，以免缺乏其他营养。

每 100 克可食部基本营养素

营养成分	含量
蛋白质	9 克
脂肪	3.1 克
碳水化合物	75.1 克
膳食纤维（不溶性）	1.6 克
维生素 B_1	0.33 毫克
维生素 B_2	0.1 毫克
钙	41 毫克
磷	229 毫克

费尽心思巧搭配

✔ 黄豆 + 小米 = 保护皮肤，对眼睛有好处

小米中的类胡萝卜素在维生素 A 缺乏时，可转化成维生素 A，与黄豆中的异黄酮发生作用，可以保护皮肤，对眼睛有好处。

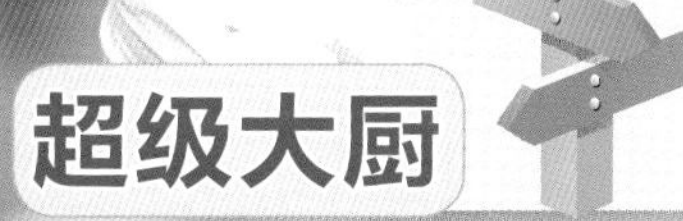

超级大厨　糖尿病吃货的逆袭

大厨支招

蒸小米面发糕减少油脂摄入

小米中的膳食纤维含量很高，具有辅助治疗糖尿病的功效，而且小米面发糕不用油，适合糖尿病患者食用。

小米面发糕

材料： 小米面 100 克，黄豆面 50 克。

调料： 酵母适量。

做法：

1. 将小米面、黄豆面和适量酵母，用温水和成较软的面团，饧发 20 分钟。
2. 将面团整形放在蒸屉上用大火将水烧开，转小火蒸半小时至熟，取出凉凉后，切成长方小块即可。

热量：2362 千焦
蛋白质：24 克
脂肪：11 克
糖类：97 克

大厨支招

食材巧搭配降糖效果佳

小米具有辅助治疗糖尿病的功效，加上能平稳血糖的黄豆一起食用，降糖效果更好。

杂粮馒头

材料： 小米面 100 克，黄豆面 50 克，面粉 50 克。

调料： 酵母 5 克。

做法：

1. 将酵母用接近 40℃的温水化开并调匀；小米面、黄豆面、面粉倒入容器中，慢慢地加酵母水和适量清水搅拌均匀，揉成表面光滑的面团，饧发 40 分钟。
2. 将饧发好的面团搓成粗条，切成大小均匀的面剂子，逐个团成圆形，制成馒头生坯，再次饧发至原来的两倍大，送入烧开的蒸锅中蒸 15~20 分钟即可。

热量：3081千焦
蛋白质：29克
脂肪：12克
糖类：133克

大厨支招

熬粥降糖营养素流失少 降糖效果好

小米中的维生素 B_1，可以帮助体内葡萄糖转变成总热量，控制血糖升高，加上通过熬煮的方法，营养素流失少，糖尿病患者常吃，降糖效果佳。

猪腰小米粥

材料： 小米 100 克，猪腰 50 克。

调料： 葱末、姜片各 5 克，盐 2 克。

做法：

1. 小米洗净；猪腰除筋去膜，洗净，切片，用盐抓匀后用水冲净，反复两次。
2. 锅置火上，倒入适量清水大火烧开，加小米与姜片煮沸后转小火熬煮至粥熟，加入猪腰片煮熟，再加葱末、盐调味即可。

热量：1685 千焦
蛋白质：16 克
脂肪：5 克
糖类：80 克

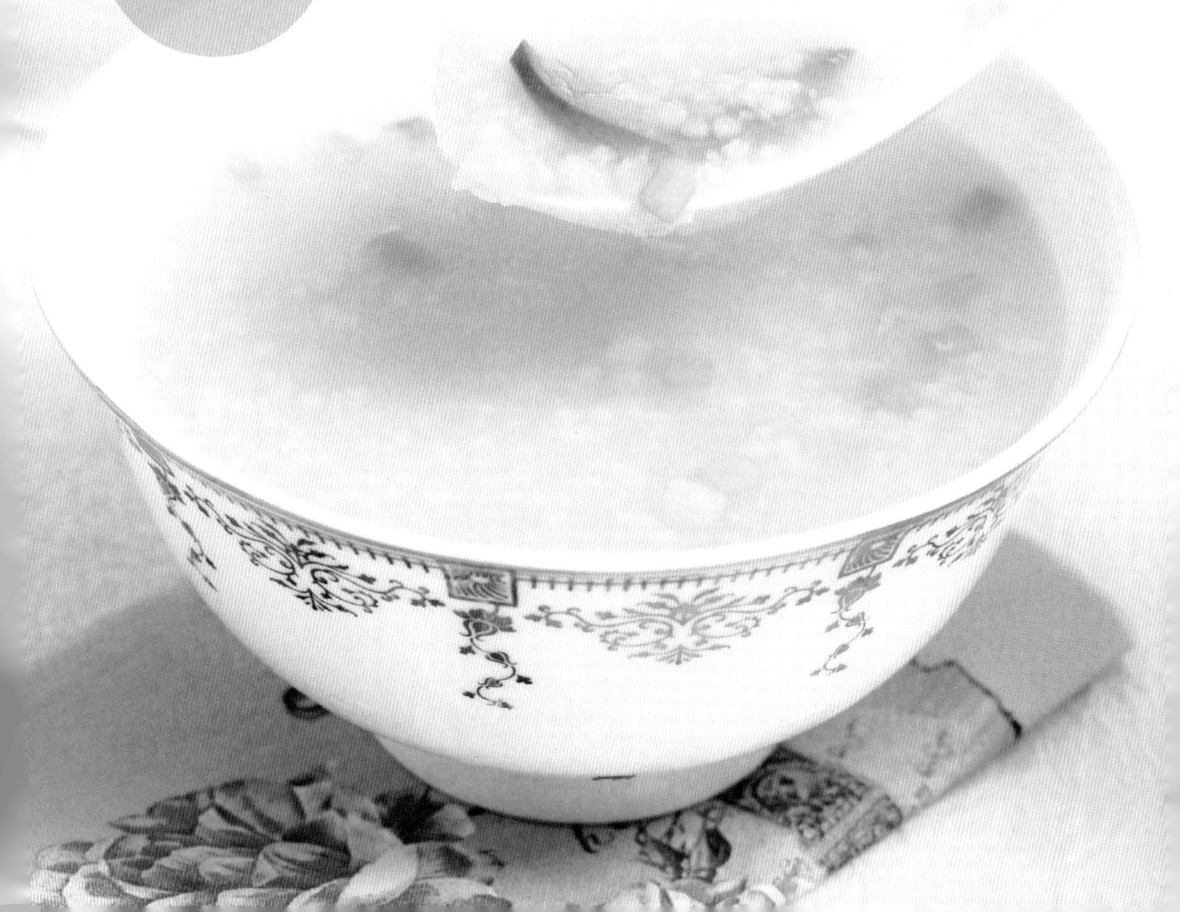

薏米

增强糖尿病患者的免疫力

最佳食用时间 夏秋季节食用

推荐摄入量 每日50~100克为宜

降糖点
硒、膳食纤维
升糖指数
53
热量
1494千焦

营养专家

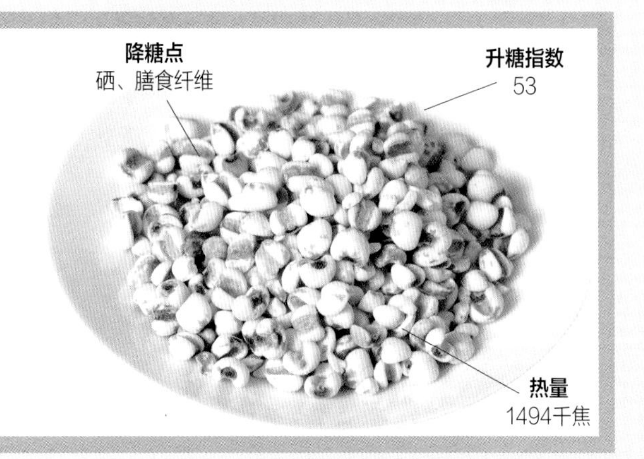

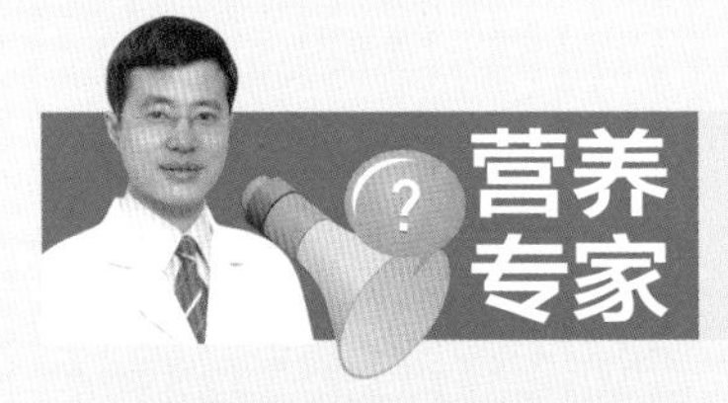

吃对打赢降糖战

百分百推荐理由

抑制自由基对胰岛β细胞膜的损害

薏米中含有的多糖有降糖作用，可抑制氧自由基对胰岛 β 细胞膜的损伤。此外，薏米中的膳食纤维也可延缓餐后血糖的上升速度。

降低胆固醇以及甘油三酯

薏米中的膳食纤维可降血液中的胆固醇及甘油三酯，进而降低血脂。

更降糖的吃法

薏米和白果一起煮粥，具有健脾除湿、清热排脓的作用，适用于糖尿病脾虚泄泻、痰喘咳嗽等症状。

宜吃？忌吃？马上告诉你

薏米有显著的防癌抗癌功效，特别适合癌症患者在放疗、化疗后食用。

每 100 克可食部基本营养素

营养成分	含量
蛋白质	12.8 克
脂肪	3.3 克
碳水化合物	71.1 克
膳食纤维（不溶性）	2 克
维生素 B_1	0.22 毫克
维生素 B_2	0.15 毫克
钙	42 毫克
铁	3.6 毫克
硒	3.07 毫克

费尽心思巧搭配

✔ 山药 + 薏米 = 抑制餐后血糖急剧上升

二者同食可以抑制餐后血糖急剧上升，同时也可以避免胰岛素分泌过剩，能使血糖得到较好调节。

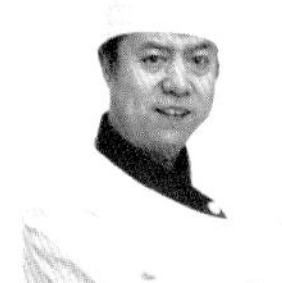

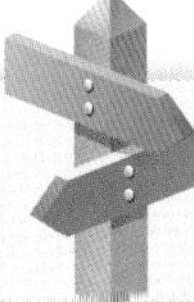

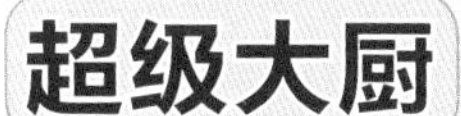

超级大厨　糖尿病吃货的逆袭

大厨支招

大火煮薏米粥降低糊化程度

将薏米提前泡软，放入水中，用大火煮熟即可，不要小火熬煮，可以降低糊化程度，适合糖尿病患者食用。

薏米山药粥

材料： 薏米、大米各 50 克，山药 25 克。

做法：

1. 将薏米和大米分别淘洗干净，薏米浸泡 4 小时，大米浸泡 30 分钟；山药洗净，去皮，切成丁。
2. 锅置火上，倒入适量清水，放入薏米煮软再加入山药丁、大米，大火煮至山药熟、米粒熟烂即可。

热量：1517千焦
蛋白质：11克
脂肪：2克
糖类：77克

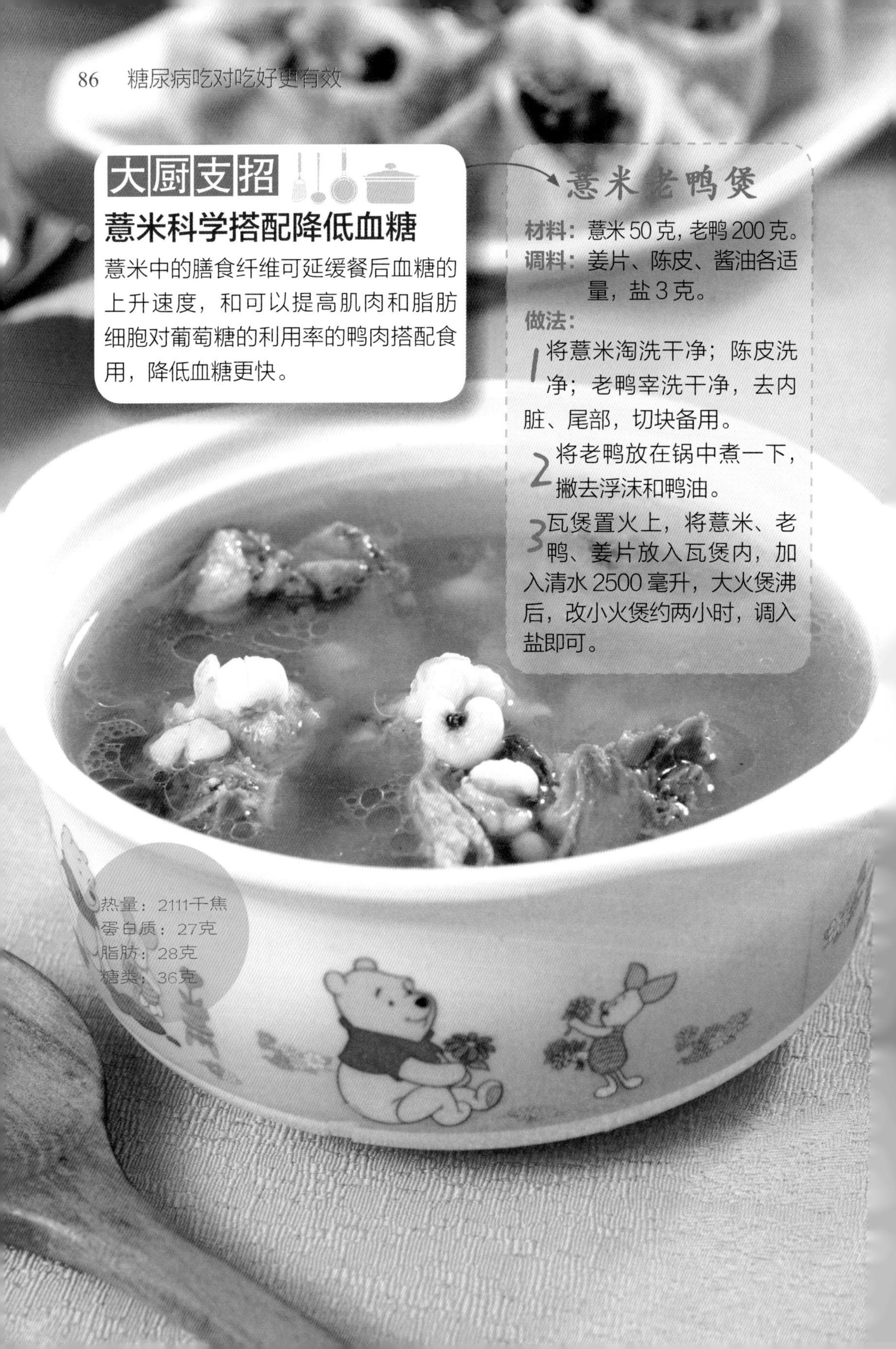

大厨支招

薏米科学搭配降低血糖

薏米中的膳食纤维可延缓餐后血糖的上升速度，和可以提高肌肉和脂肪细胞对葡萄糖的利用率的鸭肉搭配食用，降低血糖更快。

薏米老鸭煲

材料： 薏米50克，老鸭200克。

调料： 姜片、陈皮、酱油各适量，盐3克。

做法：

1. 将薏米淘洗干净；陈皮洗净；老鸭宰洗干净，去内脏、尾部，切块备用。
2. 将老鸭放在锅中煮一下，撇去浮沫和鸭油。
3. 瓦煲置火上，将薏米、老鸭、姜片放入瓦煲内，加入清水2500毫升，大火煲沸后，改小火煲约两小时，调入盐即可。

热量：2111千焦
蛋白质：27克
脂肪：28克
糖类：36克

大厨支招

薏米榨成汁降糖营养素流失少

将薏米打成汁，可以保全薏米中多种降低血糖的营养素，糖尿病患者经常食用，可以提高自身的抵抗力，降糖效果显著。

草莓薏米酸奶汁

材料： 鲜草莓 100 克，薏米 50 克，原味酸奶 200 毫升。

做法：

1. 薏米洗净，用清水浸泡两小时，然后放入锅中煮熟至软烂，捞出，凉凉；草莓洗净去蒂，切成小块。
2. 将薏米、草莓块、酸奶一起放入搅拌机中，搅拌均匀即可。

热量：1471千焦
蛋白质：12克
脂肪：7克
糖类：61克

燕麦

延缓餐后血糖上升速度

最佳食用时间 早上食用

推荐摄入量 每日40克为宜

降糖点
膳食纤维
升糖指数
55
热量
1534千焦

营养
专家

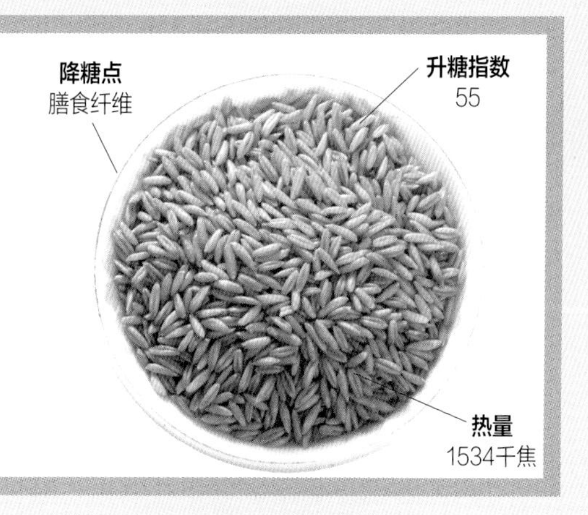

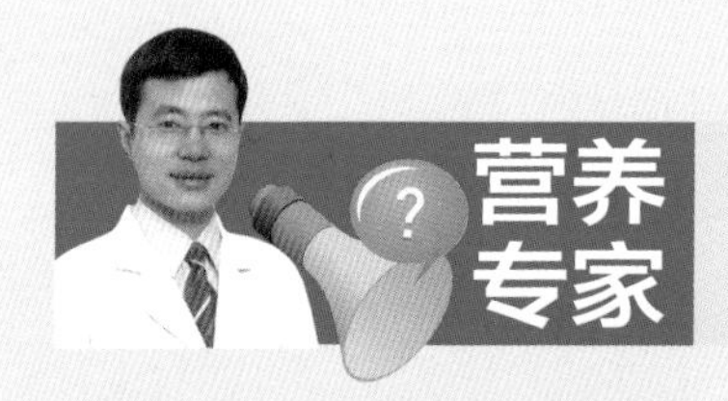

吃对打赢降糖战

百分百推荐理由

提高胰岛素受体的敏感性

燕麦中的水溶性膳食纤维不仅能提高胰岛素受体的敏感性，且能促进胃排空，使餐后血糖保持稳定。

预防动脉粥样硬化

燕麦中含不饱和脂肪酸和皂苷等，可降低血液中胆固醇与甘油三酯的含量，预防高血压、冠心病。

更降糖的吃法

焖米饭或蒸馒头时，加适量燕麦，既可使米饭或馒头筋道，又可增加膳食纤维，帮助稳定餐后的血糖。

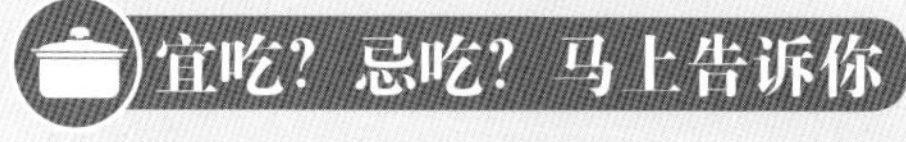

宜吃？忌吃？马上告诉你

燕麦一次食用不宜过多，否则易造成胃痉挛。

每 100 克可食部基本营养素	
营养成分	含量
蛋白质	15 克
脂肪	6.7 克
碳水化合物	66.9 克
膳食纤维（不溶性）	5.3 克
维生素 B_1	0.3 毫克
钙	186 毫克
铁	7 毫克
锌	2.59 毫克

费尽心思巧搭配

豆类 + 燕麦 = 抑制餐后血糖水平上升

两者搭配，蛋白质能互补，而且可降低胆固醇，还能抑制餐后血糖上升水平。

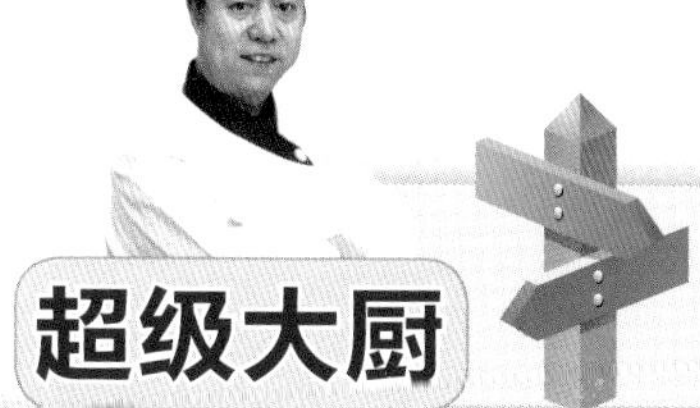

超级大厨

糖尿病吃货的逆袭

大厨支招

燕麦蒸米饭无油、无盐、无脂肪

燕麦可以延缓糖尿病患者餐后血糖的上升速度，而且蒸燕麦米饭无油、无盐、无脂肪，适合糖尿病患者食用。

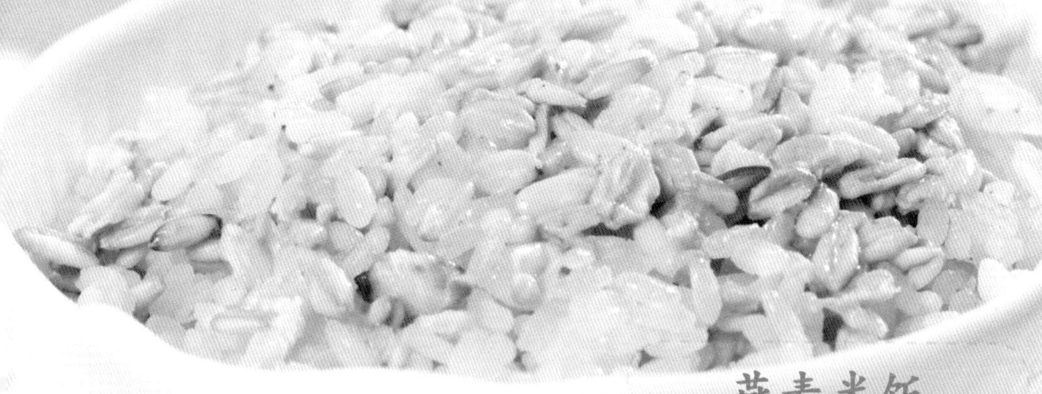

热量：2215千焦
蛋白质：15克
脂肪：4克
糖类：111克

燕麦米饭

材料：大 米100克，燕 麦50克。

做法：

1. 将燕麦淘洗干净，浸泡一夜；大米淘洗干净。
2. 将燕麦和大米放入电饭锅中，加入适量清水，按下煮饭键，待米饭熟再闷 10 分钟即可。

大厨支招

凉拌燕麦面油脂摄入少

燕麦富含膳食纤维，可改善葡萄糖耐量，延缓餐后血糖上升的速度。凉拌燕麦不用食用油，只用香油提味，口感也不错。

热量：1668千焦
蛋白质：16克
脂肪：9克
糖类：70克

凉拌燕麦面

材料： 燕麦面100克，黄瓜100克。

调料： 盐2克，香菜碎、蒜末各适量，香油2克。

做法：

1. 燕麦面加适量水和成光滑的面团，饧20分钟后擀成薄面片，将面片切成细丝后蘸干燕麦面抓匀、抖开即成手擀面。
2. 将燕麦手擀面煮熟，捞出过凉；黄瓜洗净，切成丝。
3. 将黄瓜丝放在煮好的燕麦面上，加入盐、香菜碎、蒜末、香油调味即可。

大厨支招

燕麦榨成米糊帮助降糖

燕麦富含膳食纤维，有降低血糖、血压的功效，将其打成米糊食用，降糖营养素流失少，降糖效果佳，更适合糖尿病患者食用。

玉米燕麦糊

材料： 燕麦片 50 克，鲜玉米 100 克。

做法：

1. 鲜玉米去皮、去须，搓成粒，洗净，备用。
2. 将燕麦片、鲜玉米粒倒入全自动豆浆机中，加水至上、下水位线之间，按下“米糊”键，煮至豆浆机提示米糊做好即可。

热量：970千焦
蛋白质：9克
脂肪：4克
糖类：44克

荞麦

加速胰岛素分泌

最佳食用时间 冬季食用

推荐摄入量 每日60克为宜

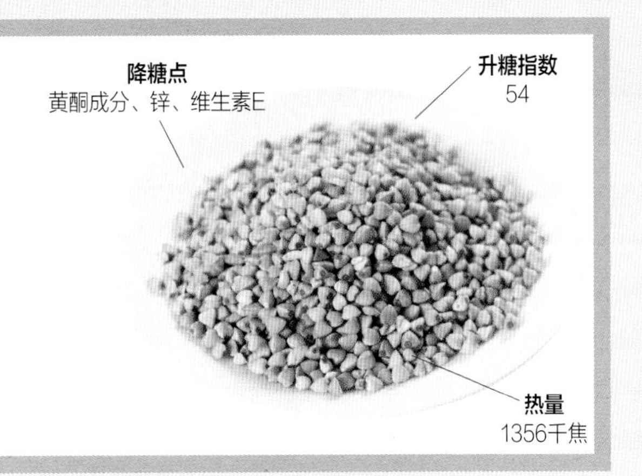

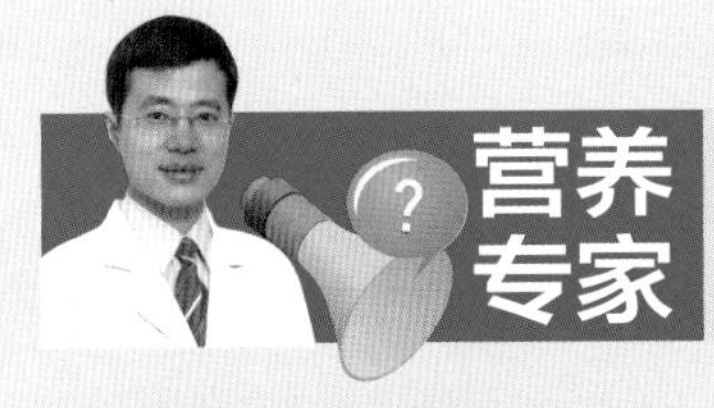

吃对打赢降糖战

百分百推荐理由

增强胰岛素的活性

荞麦中的铬能增强胰岛素的活性，是重要的血糖调节剂。此外，荞麦中含有的芦丁能促进胰岛素分泌，调节胰岛素活性，具有降糖作用。

增强血管壁的弹性

荞麦中含有丰富的芦丁，可以增强血管壁的弹性、韧度，具有保护血管的作用。

更降糖的吃法

荞麦面馒头与肉类、蛋类或蔬菜类食物一起食用，既营养又降血糖。

宜吃？忌吃？马上告诉你

荞麦一次食用不宜过多，否则易造成消化不良。

每 100 克可食部基本营养素	
营养成分	含量
蛋白质	9.3 克
脂肪	2.3 克
碳水化合物	73 克
膳食纤维（不溶性）	6.5 克
维生素 B_1	0.28 毫克

费尽心思巧搭配

✔ 牛奶 + 荞麦 = 营养互补

荞麦蛋白质中少精氨酸、酪氨酸，与牛奶同食，能够营养互补。

✔ 鸡蛋 + 荞麦 = 维持消化体系统正常

荞麦含烟酸，鸡蛋含色氨酸，同食可提高体内烟酸含量，有助于维持皮肤、消化和神经系统的健康。

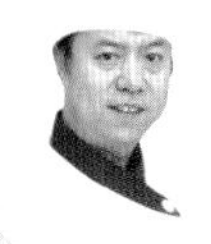

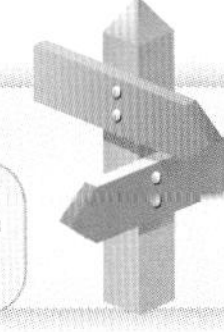

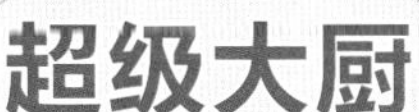

超级大厨　糖尿病吃货的逆袭

大厨支招

荞麦蒸着吃减少用油量

做这款菜的时候，可以用香油来提味，不用放植物油，这样就降低了油脂的摄入量，适合糖尿病患者食用。

荞麦蒸饺

材料：荞麦面 250 克，鸡蛋 60 克，韭菜 100 克，海虾仁 25 克。

调料：姜末、盐各适量，香油 2 克。

做法：

1 鸡蛋打散，加盐，煎成蛋饼，切碎；韭菜洗净，切末；海虾仁洗净，剁碎。

2 将鸡蛋、海虾仁、韭菜、姜末放入盆中，加盐、香油拌匀，调成馅。

3 荞麦面放入盆内，用温水和成软硬适中的面团，擀成饺子皮，包入馅料，收边捏紧，呈饺子形，码入笼屉。

4 锅中加水煮沸，放入笼屉，大火蒸 20 分钟即可。

热量：3921千焦
蛋白质：35克
脂肪：13克
糖类：188克

大厨支招

荞麦煎饼巧用油可控血糖

做这个煎饼过程中，可以用刷子在锅底刷一层薄薄的油，这样可以避免倒油的时候，多倒油，增加用油量，进而增加油脂的摄入，所以荞麦面煎饼无论从功效上还是做法上，都适合糖尿病患者食用。

荞麦面煎饼

材料： 荞麦面150克，鸡蛋60克，焯熟绿豆芽100克，熟瘦肉丝50克。

调料： 植物油3克，盐、小苏打各适量。

做法：

1 荞麦面中加入鸡蛋液、少许小苏打、盐，先和成硬面团，再分次加水，搅拌成糊状。

2 将平底锅烧热，用刷子在锅底刷一层薄薄的油，倒入适量面糊，提起锅来旋转，使面糊均匀地铺满锅底，待熟后即可出锅。

3 将熟瘦肉丝和焯熟绿豆芽加盐、酱油炒熟，卷入煎饼即可。

热量：2838千焦
蛋白质：33克
脂肪：14克
糖类：115克

大厨支招

荞麦巧搭配降糖又美味

荞麦和黄豆都具有良好的降糖作用，做成豆浆，适合糖尿病患者，但是口感不好，所以加上能够促进胰岛素的正常分泌、使血糖维持正常水平的山楂，一起食用，既可以改善这款豆浆的口感，又可以降低血糖。

荞麦山楂豆浆

材料： 黄豆 50 克，荞麦米 25 克，山楂 10 克。

做法：

1. 黄豆用清水浸泡 8~12 小时，洗净；荞麦米淘洗干净，用清水浸泡 2 小时；山楂洗净，去蒂，除子儿。
2. 将黄豆、荞麦米和山楂倒入全自动豆浆机中，加水至上、下水位线之间，按下“豆浆”键，煮至豆浆机提示豆浆做好，过滤后即可。

热量：1120千焦
蛋白质：20克
脂肪：9克
糖类：37克

黑米

降低小肠对糖类和脂肪的吸收

最佳食用时间 晚上食用

推荐摄入量 每日50克为宜

降糖点
膳食纤维
升糖指数
55
热量
1393千焦

营养专家

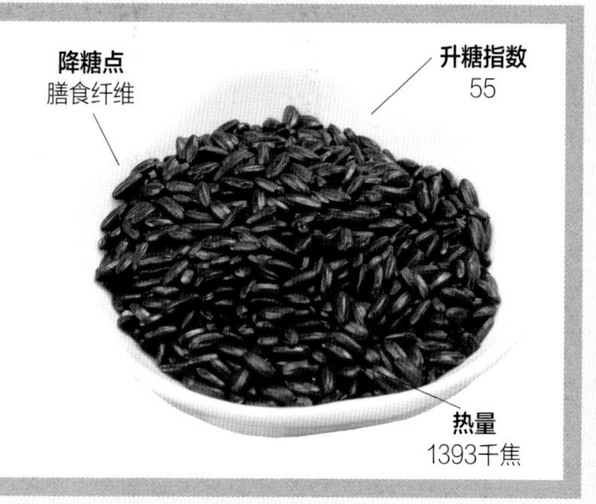

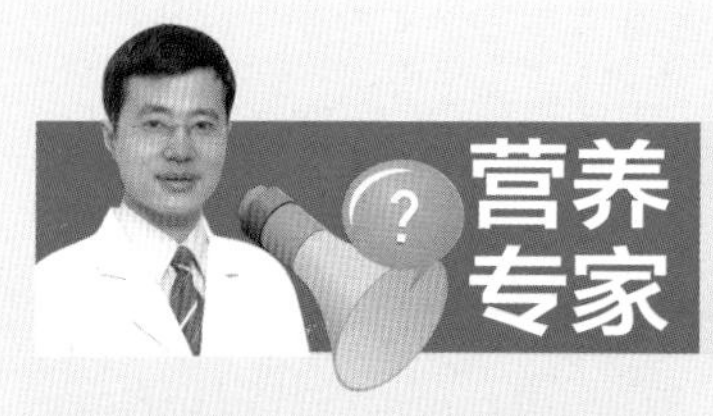

吃对打赢降糖战

百分百推荐理由

提高胰岛素的利用率

黑米中的膳食纤维，可提高胰岛素的利用率，延缓小肠对糖类与脂肪的吸收，控制餐后血糖的上升速度。

预防动脉硬化

黑米中富含黄酮类活性物质，能够预防动脉硬化。

更降糖的吃法

黑米和花生、豆类同煮粥，因豆类和花生中油脂含量较高，可促进黑米中水溶性维生素 E 更好地被吸收，有预防糖尿病并发症发生的作用。

宜吃？忌吃？马上告诉你

黑米中含有水溶性维生素，所以淘洗干净即可，不要次数过多。

每 100 克可食部基本营养素	
营养成分	含量
蛋白质	9.4 克
脂肪	2.5 克
碳水化合物	72.2 克
膳食纤维（不溶性）	3.9 克
维生素 B_1	0.33 毫克
锌	3.8 毫克
硒	3.2 微克

费尽心思巧搭配

✓ 大米 + 黑米 = 平稳血糖

二者一起食用，可防止餐后血糖急剧上升，平稳血糖。

✓ 燕麦 + 黑米 = 降胆固醇

二者一起食用，可以降低胆固醇，延缓衰老，美白肌肤。

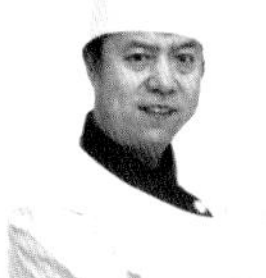
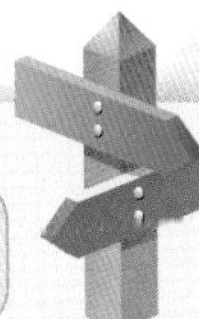
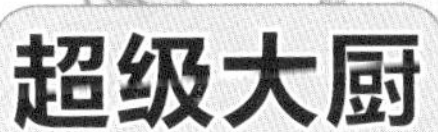

超级大厨　糖尿病吃货的逆袭

大厨支招

黑米面蒸馒头延缓血糖升高速度

如果只是黑米面做馒头，虽具有降糖效果，但是口感不是太好，所以加一些面粉，既能延缓血糖升高速度，又能保持口感美味。

黑米面馒头

材料：面粉 50 克，黑米面 25 克。

调料：酵母适量。

做法：

1 酵母用 35℃的温水化开并调匀；面粉和黑米面倒入盆中，慢慢地加酵母水和适量清水搅拌均匀，揉成光滑的面团。

2 将面团平均分成若干小面团，揉成团，制成馒头生坯，饧发 30 分钟，放入烧沸的蒸锅蒸 15~20 分钟即可。

热量：1066 千焦
蛋白质：8 克
脂肪：1 克
糖类：55 克

大厨支招

黑米做茶巧处理

做黑米茶的时候，浸泡过的黑米一定要控干水分，再炒，否则会把黑米炒煳，降低降糖的功效。

黑米茶

材料：黑米 100 克。

做法：

1 将黑米用清水淘洗几遍，控干水分。

2 将黑米用大火炒 5 分钟，然后转小火继续炒 15~20 分钟，炒至黑米开裂，露出白色的米心即可。

3 每次冲泡时取 20~40 克黑米，加 500 毫升开水，焖 10 分钟后即可饮用。

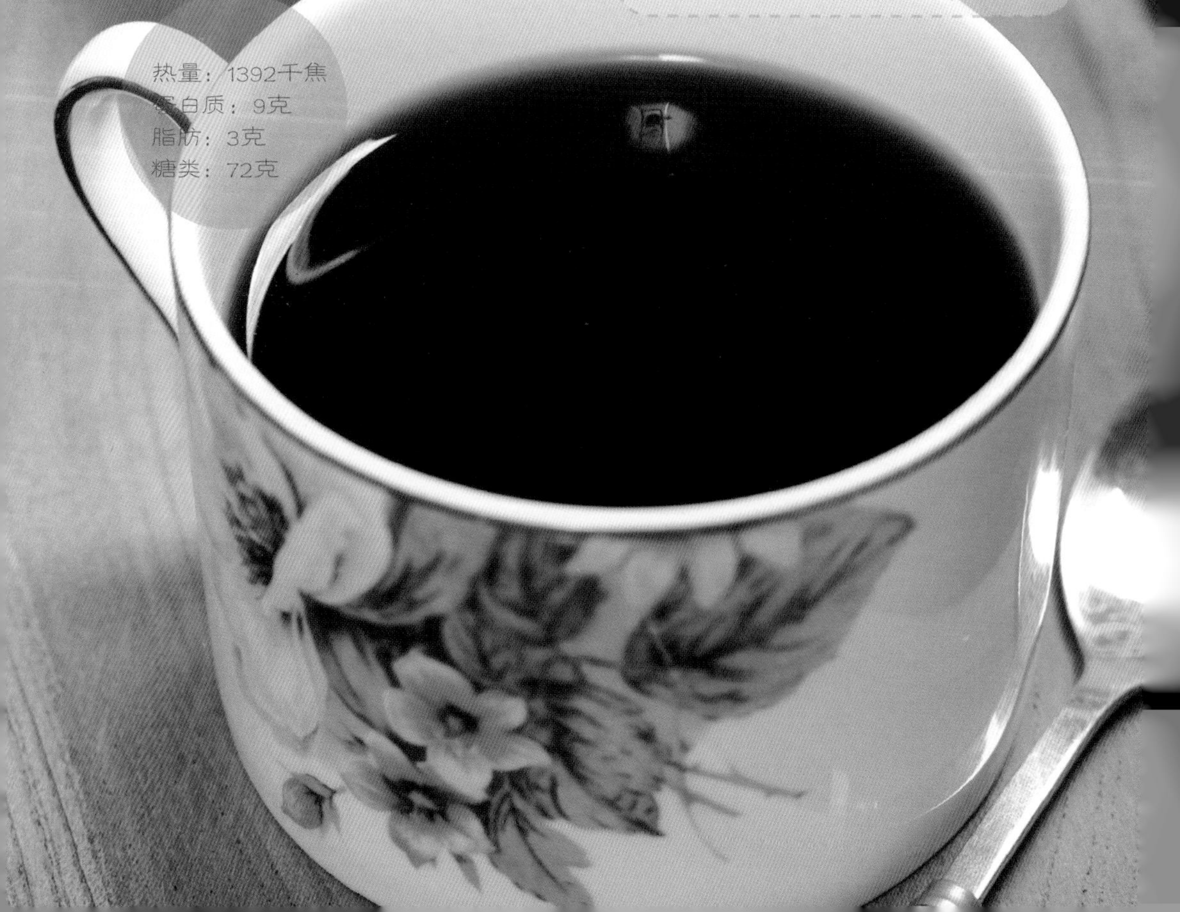

热量：1392千焦
蛋白质：9克
脂肪：3克
糖类：72克

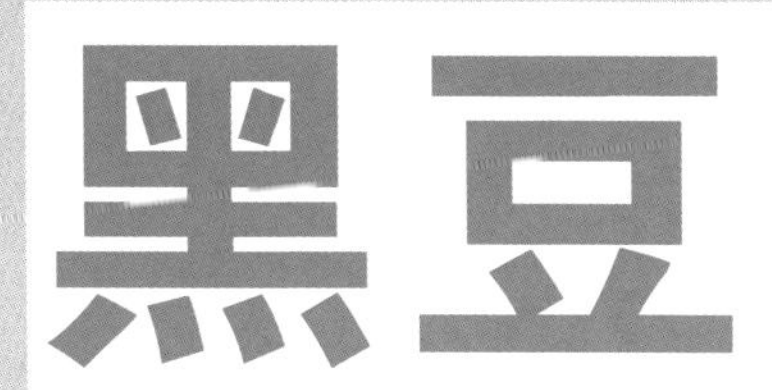

促进胰岛素分泌

最佳食用时间 全天食用

推荐摄入量 每日30克为宜

降糖点
铬
升糖指数
18
热量
1594千焦

营养
专家

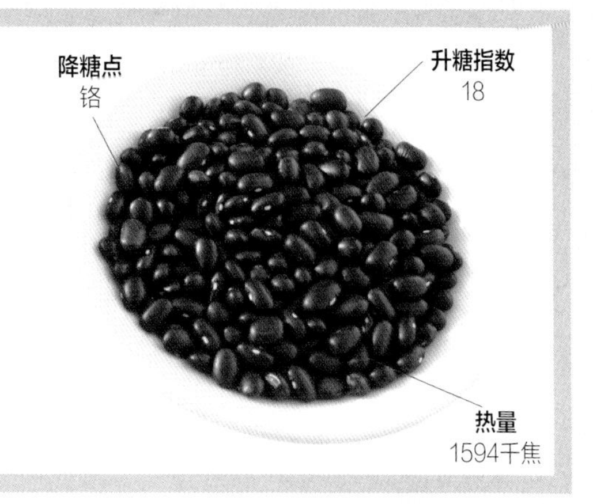

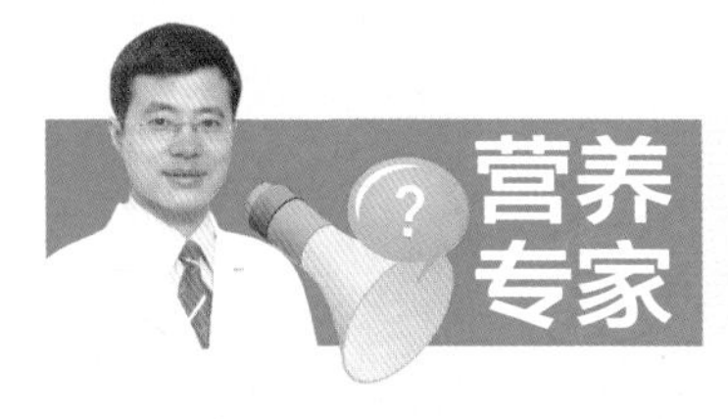

吃对打赢降糖战

百分百推荐理由

增强胰腺功能，促进胰岛素分泌

黑豆中含丰富的铬，能帮糖尿病患者提高对胰岛素的敏感性，促进胰岛素分泌，有助于糖尿病的治疗。

减少体内胆固醇的沉积

黑豆中的钾能维持体内细胞内外渗透压和酸碱平衡，有排除人体多余的钠、有效预防和降低高血压的作用。

更降糖的吃法

黑豆与花生、大豆、大米一起煮粥，有补脾养胃、养血安神的作用，对糖尿病脾虚乏力等有辅助治疗的作用。

宜吃？忌吃？马上告诉你

黑豆不适宜生吃，尤其是肠胃不好的人食用后会出现胀气现象。

每 100 克可食部基本营养素

营养成分	含量
蛋白质	36 克
脂肪	15.9 克
碳水化合物	33.6 克
膳食纤维（不溶性）	10.2 克
维生素 B_1	0.2 毫克
维生素 B_2	0.33 毫克
镁	243 毫克
锌	4.18 毫克
硒	6.79 微克

费尽心思巧搭配

维生素 C ＋黑豆 ＝帮助吸收锌和铁

黑豆中的植酸会妨碍身体吸收锌和铁，适宜搭配富含维生素 C 的食品。

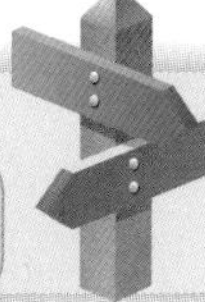

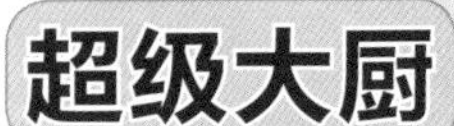

糖尿病吃货的逆袭

大厨支招

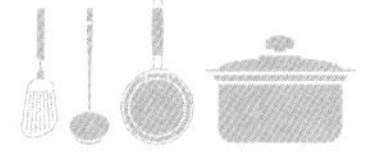

凉拌黑豆香油提香口感好

凉拌黑豆时，不用放植物油，可以用香油提香味，一样口感很好，而且能降低油脂的摄入，适合糖尿病患者食用。

凉拌黑豆

材料： 黑豆100克，芹菜50克，红椒25克。

调料： 盐3克，香油2克，八角、干辣椒、花椒、肉桂、陈皮各适量。

做法：

1. 黑豆洗净，用清水浸泡8小时；芹菜洗净，切成丁，放入沸水中焯一下；红椒去蒂洗净，切成丁。
2. 锅内放水，加入盐、八角、干辣椒、花椒、肉桂、陈皮煮开，然后放入黑豆，中火焖煮至熟，捞出，凉凉。
3. 将芹菜、红椒丁和黑豆拌匀，加盐、香油拌匀即可。

热量：1705千焦
蛋白质：37克
脂肪：18克
糖类：36克

大厨支招

黑豆水的巧用

浸泡黑豆的水应与黑豆一起放入豆浆机内，可以最大限度地保留其降糖营养素，降糖效果佳。

黑豆浆

材料： 干黑豆 100 克。

做法：

1. 干黑豆淘洗干净，用清水浸泡 6~12 小时。
2. 将黑豆放入豆浆机中，加入适量的水，按下制作豆浆的键。
3. 取碗，倒入煮熟的黑豆浆凉至温热，饮用即可。

热量：1593千焦
蛋白质：36克
脂肪：16克
糖类：34克

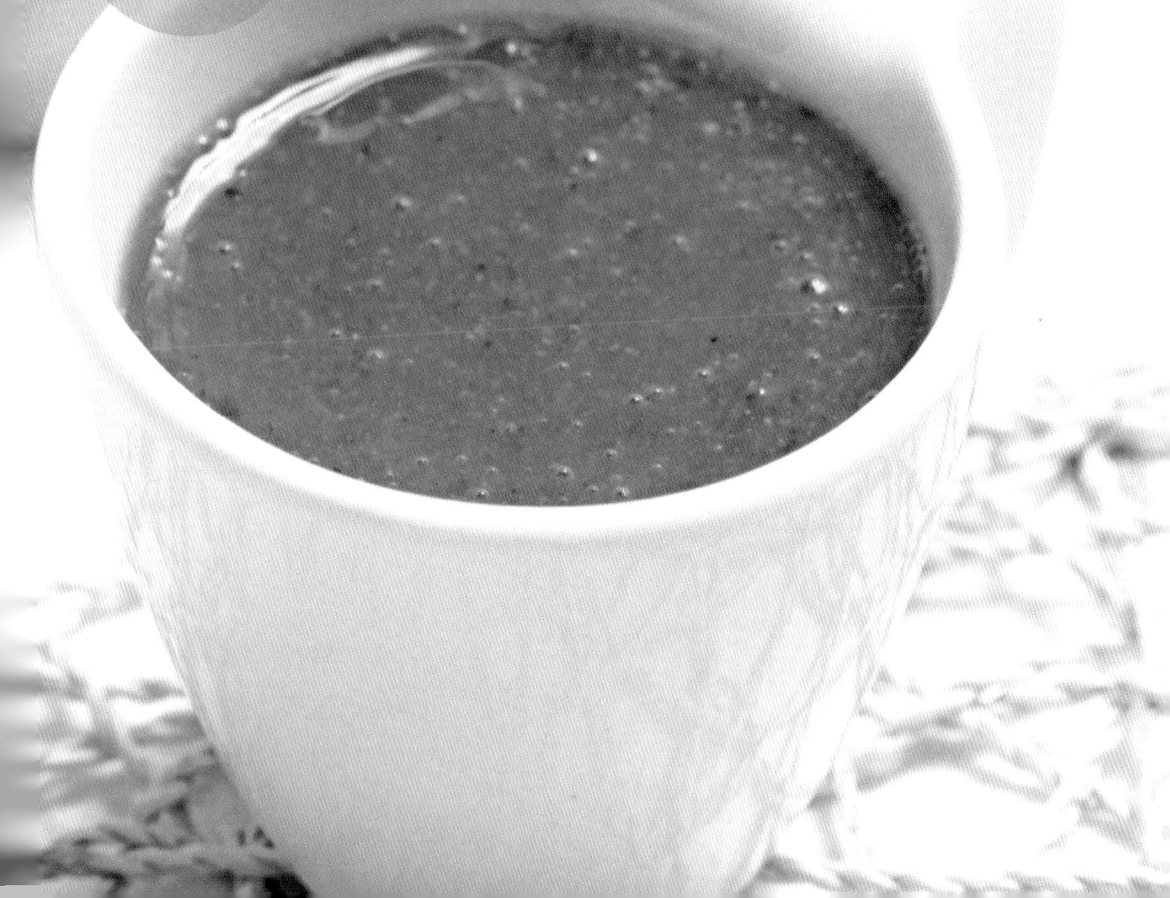

黄豆

平稳血糖效果显著

最佳食用时间 早、晚食用

推荐摄入量 每日约40克

降糖点
膳食纤维
升糖指数
18
热量
1502千焦

营养专家

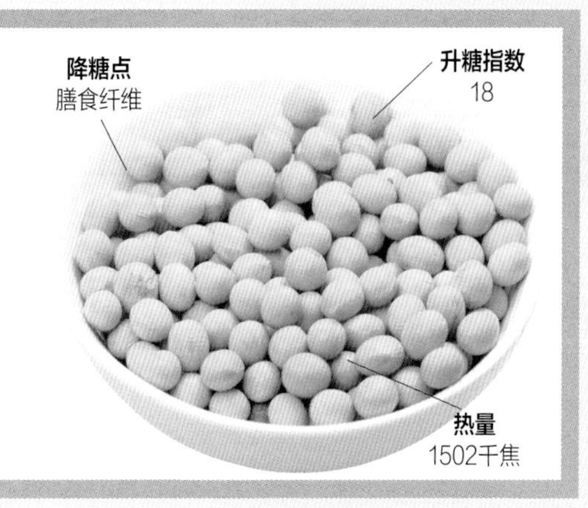

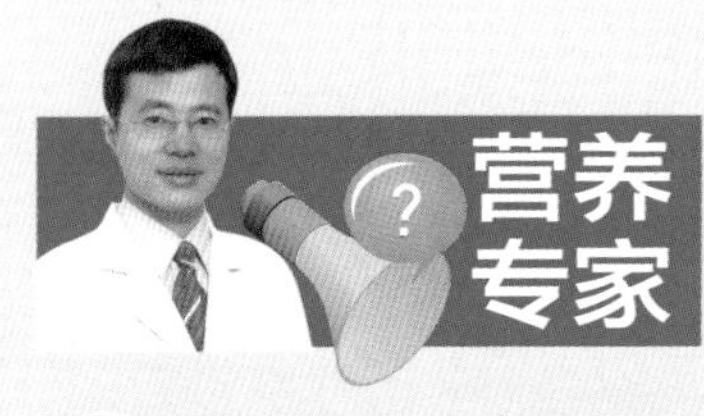

吃对打赢降糖战

百分百推荐理由

降低血糖、改善糖耐量

黄豆胚轴甲醇提取物具有显著的降低血糖、改善糖耐量的作用。

减少体内胆固醇的沉积

黄豆中所含皂苷的纤维质能吸收胆酸，减少体内胆固醇的沉积。

更降糖的吃法

糖尿病患者每日吃煮熟的大豆或豆浆，可以有效控制血糖。还可以吃些豆制品，如豆腐渣中含有丰富的膳食纤维和多糖，食用后对治疗糖尿病效果也很好。

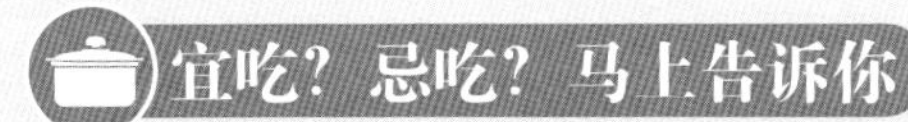

宜吃？忌吃？马上告诉你

黄豆含胰蛋白酶抑制剂，生食易发生胀肚、呕吐、发烧等中毒症状。

每 100 克可食部基本营养素	
营养成分	含量
蛋白质	35 克
脂肪	16 克
碳水化合物	34.2 克
膳食纤维（不溶性）	15.5 克
维生素 B_1	0.41 毫克
维生素 B_2	0.2 毫克
胡萝卜素	220 微克
钙	191 毫克
镁	199 毫克

费尽心思巧搭配

✔ 小麦 + 黄豆 = 提高蛋白质的营养价值

黄豆适合和小麦、玉米等谷类搭配食用，氨基酸可以互相补充，能提高蛋白质的营养价值。

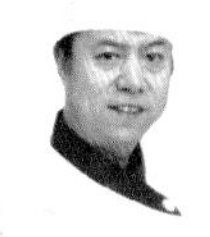

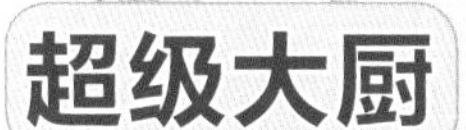

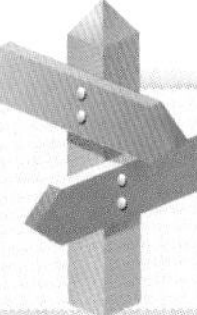

糖尿病吃货的逆袭

大厨支招

芥蓝沸水焯一下减少油脂摄入

将芥蓝用沸水焯一下，既可以减少炒菜时用油量，降低油脂的摄入量，又不影响口感，适合糖尿病患者食用。

芥蓝炒黄豆

材料： 芥蓝200克，黄豆50克。

调料： 植物油、葱花、蒜片、醋各3克，盐、鸡精各2克。

做法：

1. 将黄豆洗净，浸泡一晚，煮熟；芥蓝洗净，入沸水中焯一下，捞出切成小段。
2. 锅置火上，加入植物油烧至六成热，放入葱花、蒜片爆香，再将芥蓝、黄豆放入锅中炒熟，最后加入盐、鸡精、醋调味即可。

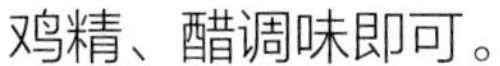

热量：987千焦
蛋白质：22克
脂肪：12克
糖类：21克

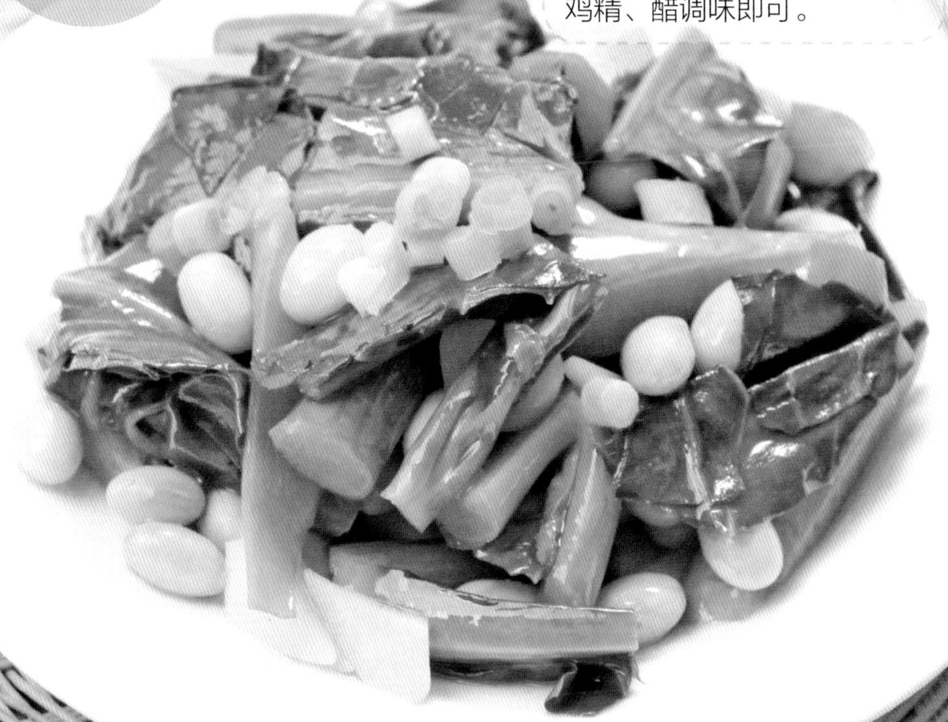

大厨支招

黄豆和猪蹄科学搭配控制血糖

1. 用沸水煮猪蹄的时候，要撇去上面的浮油和浮沫，这样，可以降低黄豆猪蹄汤的含油量，对糖尿病患者有利。
2. 黄豆平稳血糖效果显著，和科学处理的猪蹄搭配食用，控制血糖作用更佳。

热量：2057千焦
蛋白质：45克
脂肪：31克
糖类：17克

黄豆猪蹄汤

材料： 猪蹄200克，黄豆50克。
调料： 香葱、盐各3克，党参、米酒各适量。
做法：

1 先将黄豆提前浸泡3小时；猪蹄洗净，在砧板上从中间横剁成大小适中的块备用。

2 锅置火上，倒水烧沸后放入猪蹄，煮5分钟撇去浮沫和浮油。

3 另置一锅，放入猪蹄、泡好的黄豆、香葱、盐、党参、米酒，加入1200毫升清水，大火烧开后，改小火慢炖两小时即可。

大厨支招

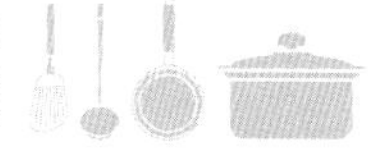

黄豆榨成汁食材比例要科学

做这款豆浆的时候，黄豆、枸杞和水的比例一定要合适，否则做出的豆浆口感不好，而且降糖效果也会打折扣，所以做豆浆时，水和食材的比例为 3 ∶ 1 时，降糖效果更好。

枸杞黄豆浆

材料：黄豆 50 克。

调料：枸杞子 10 克。

做法：

1 黄豆提前浸泡 8 小时；枸杞子洗净。

2 将浸泡好的黄豆、枸杞子放进豆浆机里，加入适量的水，按下“湿豆”的按钮，待煮熟后即可饮用。

热量：752千焦
蛋白质：18克
脂肪：8克
糖类：17克

红小豆

降低饭后葡萄糖的吸收

最佳食用时间 早、中、晚均可食用

推荐摄入量 每日30克为宜

降糖点
膳食纤维
升糖指数
18
热量
1293千焦

营养专家

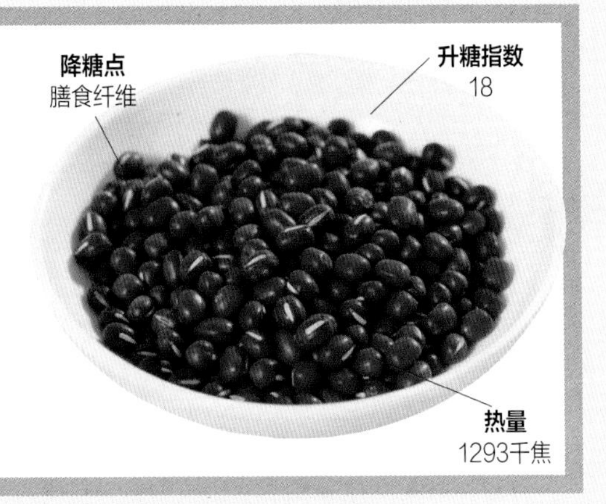

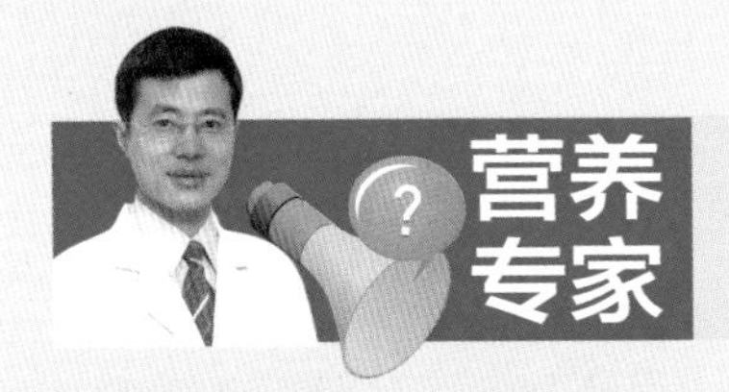

吃对打赢降糖战

百分百推荐理由

延缓餐后血液中葡萄糖的吸收

红小豆含糖量少，是糖尿病患者的理想食品。其所含的可溶性膳食纤维可延缓餐后血中葡萄糖的吸收，食用后血糖上升速度较慢。

减少体内胆固醇的沉积

红小豆可控制血压和胆固醇水平，预防高血压和血脂异常症。

更降糖的吃法

常吃红小豆及其制品，既可控制血糖，又可防糖尿病合并肥胖症等。

宜吃？忌吃？马上告诉你

中药中有一味红黑豆，也叫相思子，与红小豆外形相似，误食会引起中毒，因此在食用时切不可混淆。

每 100 克可食部基本营养素

营养成分	含量
蛋白质	20.2 克
脂肪	0.6 克
碳水化合物	63.4 克
膳食纤维（不溶性）	7.7 克
维生素 B_1	0.16 毫克
铁	7.4 毫克
镁	138 毫克
钾	860 毫克

费尽心思巧搭配

✔ 薏米 + 红小豆 = 辅助治疗肾炎水肿

红小豆和薏米都具有利水消肿的功效，两者搭配在一起吃，利水消肿的效果会更明显，用于辅助治疗肾炎水肿的效果很好。

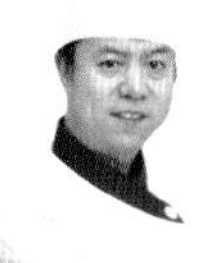

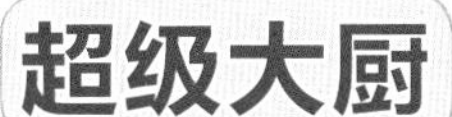

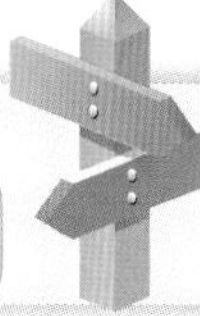

糖尿病吃货的逆袭

大厨支招

蒸红小豆饭时间要恰当

红小豆尽量用水浸泡至软，这样熟得更快。当电饭锅提示米饭蒸好后，就要把米饭盛出来，不要继续受热，这样可以降低米饭的糊化程度，适合糖尿病患者食用。

红小豆饭

材料： 大米 100 克，红小豆 50 克。

做法：

1. 大米淘洗干净；红小豆洗净，浸泡两三个小时。
2. 大米和浸泡好的红小豆倒入电饭锅中，加适量清水，盖上锅盖，按下“蒸饭”键，蒸至电饭锅提示米饭蒸好即可。

热量：2094千焦
蛋白质：18克
脂肪：1克
糖类：110克

大厨支招

做红小豆汤用紫菜提咸味

在做莲藕红小豆汤的时候，加入适应的紫菜，可以提高咸味，这样就可以不放盐，从而降低盐的摄入，适合糖尿病患者食用。

莲藕紫菜红小豆汤

材料： 莲藕150克，红小豆25克，紫菜（干）20克。

做法：

1. 莲藕去皮用清水洗净，切块备用；紫菜浸洗去净泥沙；红小豆洗净浸泡4小时。
2. 将红小豆、莲藕放入砂锅内，加入适量清水大火煮开，小火炖煮1.5小时，加紫菜调味煮熟即可。

热量：882千焦
蛋白质：13克
脂肪：1克
糖类：46克

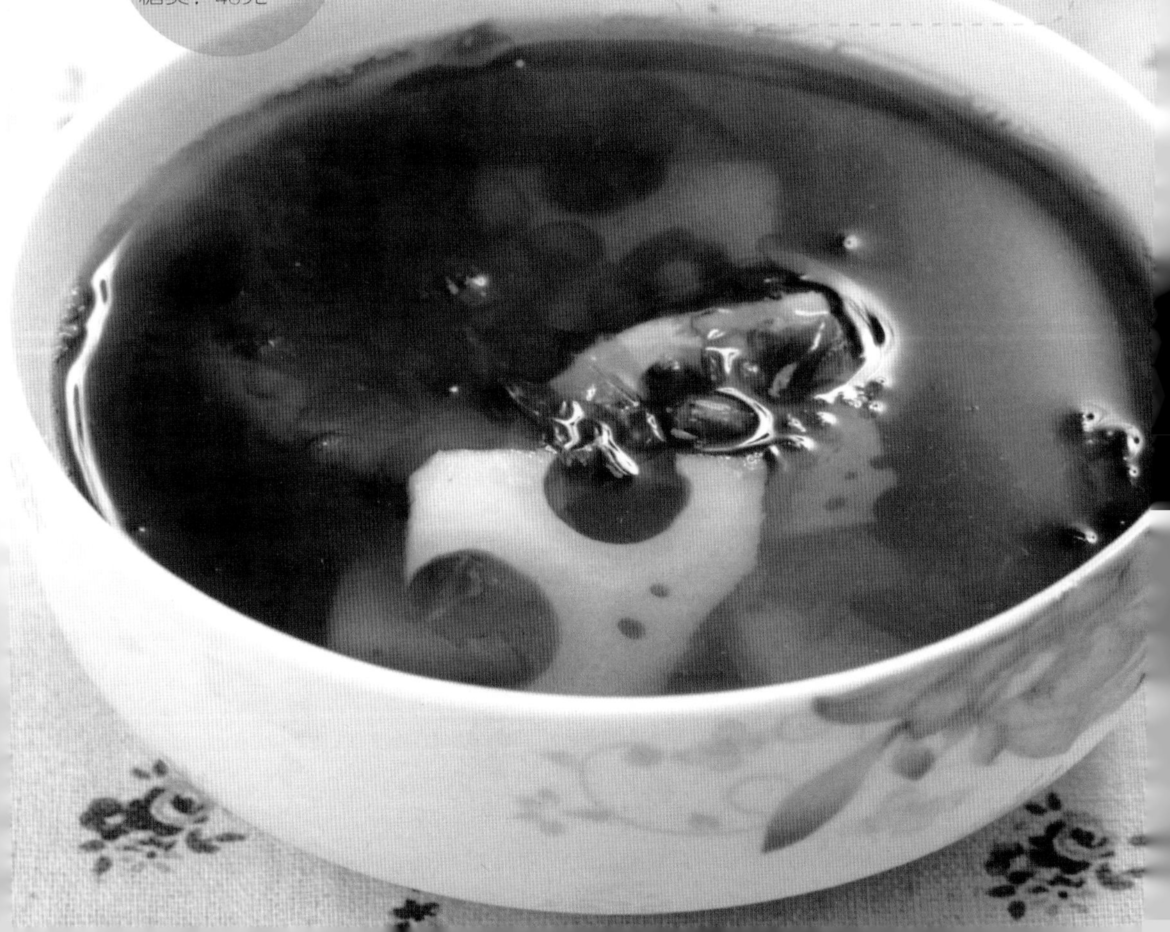

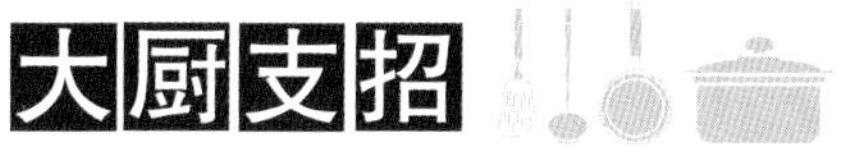

红小豆豆浆用木糖醇调味

做豆浆的时候，红小豆要浸泡充分，这样用豆浆机打出来的红小豆豆浆营养保留更完全，加入木糖醇调味，适合糖尿病患者食用。

红小豆豆浆

材料：红小豆 100 克。

调料：木糖醇适量。

做法：

1. 红小豆淘洗干净，用清水浸泡 4 ~ 6 小时。
2. 把浸泡好的红小豆倒入全自动豆浆机中，加水至上、下水位线之间，按下“豆浆”键，煮至豆浆机提示豆浆做好，加木糖醇调味后饮用即可。

热量：1292千焦
蛋白质：20克
脂肪：1克
糖类：63克

绿豆

具有降低空腹、餐后血糖的作用

最佳食用时间 夏天食用

推荐摄入量 每日40克为宜

降糖点
热量较低
升糖指数
27.2
热量
1322千焦

营养
专家

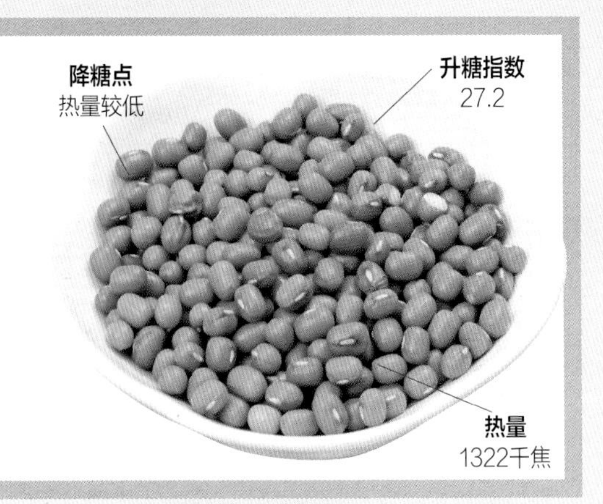

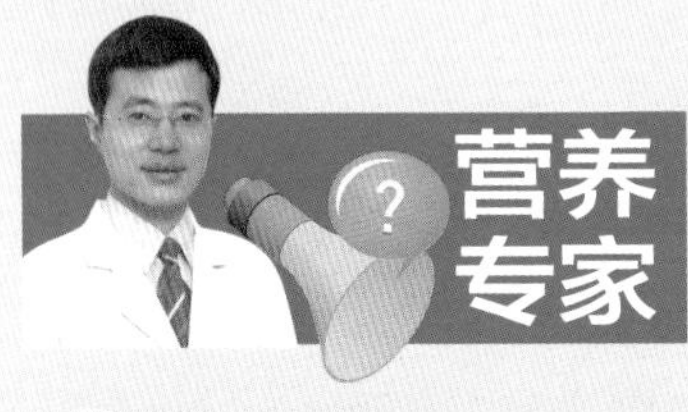

吃对打赢降糖战

百分百推荐理由

对糖尿病患者有辅助治疗的作用

绿豆提供的总热量值比其他谷物低，对糖尿病患者的空腹血糖、餐后血糖的降低都有一定辅助治疗作用。

对糖尿病合并肾病有一定的作用

绿豆有止渴降糖、消水肿、利小便的作用，对治疗糖尿病合并肾病有一定的作用。

更降糖的吃法

绿豆汤不仅具有清热、解毒的作用，而且可以降低血压和胆固醇。

宜吃？忌吃？马上告诉你

将绿豆洗净，放入保温瓶中用开水浸泡 3~4 小时，再下锅煮，就很容易在较短的时间内将绿豆煮烂。

每 100 克可食部基本营养素	
营养成分	含量
蛋白质	21.6 克
脂肪	0.8 克
碳水化合物	62 克
膳食纤维（不溶性）	6.4 克
维生素 B_1	0.25 毫克
维生素 B_2	0.11 毫克
硒	4.28 微克
钾	787 毫克

费尽心思巧搭配

✔ 大米 + 绿豆 = 补充微量元素和 B 族维生素

绿豆可以搭配大米煮粥，能补充更多的微量元素和 B 族维生素，还能增进食欲。

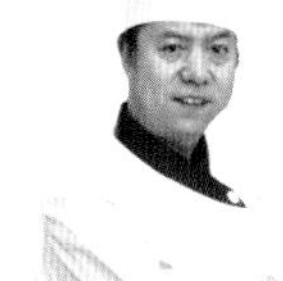

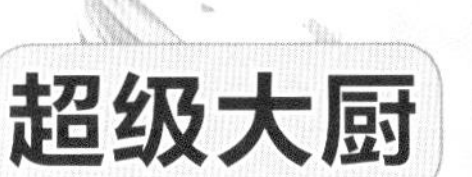

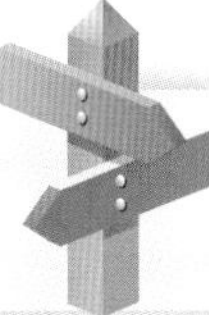

糖尿病吃货的逆袭

大厨支招

蒸绿豆玉米饭掌握好放入的顺序

用电饭锅蒸这款米饭的时候，一定要先放入泡好的玉米，然后放入大米和绿豆，这样蒸出来的米饭软硬适中。

绿豆玉米饭

材料： 绿豆、玉米（黄）、大米各 50 克。

做法：

1 绿豆、玉米、大米分别淘洗干净；大米浸泡 20 分钟；玉米浸泡 4 小时；绿豆浸泡一晚，用蒸锅蒸熟，待用。

2 用电饭锅做米饭，可先将浸泡好的玉米入锅煮开约 15 分钟后加入大米、绿豆做成米饭即可。

热量：2086千焦
蛋白质：19克
脂肪：3克
糖类：107克

大厨支招

煮绿豆时间适中降糖效果好

绿豆大火烧开，转中火煮熟开花即可，不可长时间熬煮，避免影响降糖效果。

苦瓜绿豆汤

材料：苦瓜100克，绿豆50克。

调料：陈皮少许。

做法：

1. 绿豆洗净，浸泡30分钟；苦瓜洗净，切块；陈皮洗净备用。
2. 锅置火上，加入适量清水，放入陈皮，煮沸后放入苦瓜、绿豆，炖约30分钟至绿豆熟即可。

热量：723千焦
蛋白质：12克
脂肪：1克
糖类：35克

大厨支招

绿豆巧搭配降糖效果倍增

绿豆能降低餐后血糖，加上能维持胰岛素正常分泌的牛奶一起食用，降糖效果更佳。

绿豆牛奶冰

材料： 绿豆 100 克，牛奶 150 毫升，冰块 100 克。

做法：

1. 绿豆淘洗干净，用清水浸泡 4 小时。
2. 锅置火上，放入绿豆及适量清水，大火烧沸后转小火煮至绿豆熟软且汤汁黏稠，自然冷却。
3. 冰块用刨冰机打成冰屑，放入透明的玻璃杯中。
4. 取适量绿豆放在杯中的冰屑上，淋入牛奶即可。

热量：1660千焦
蛋白质：26克
脂肪：6克
糖类：67克

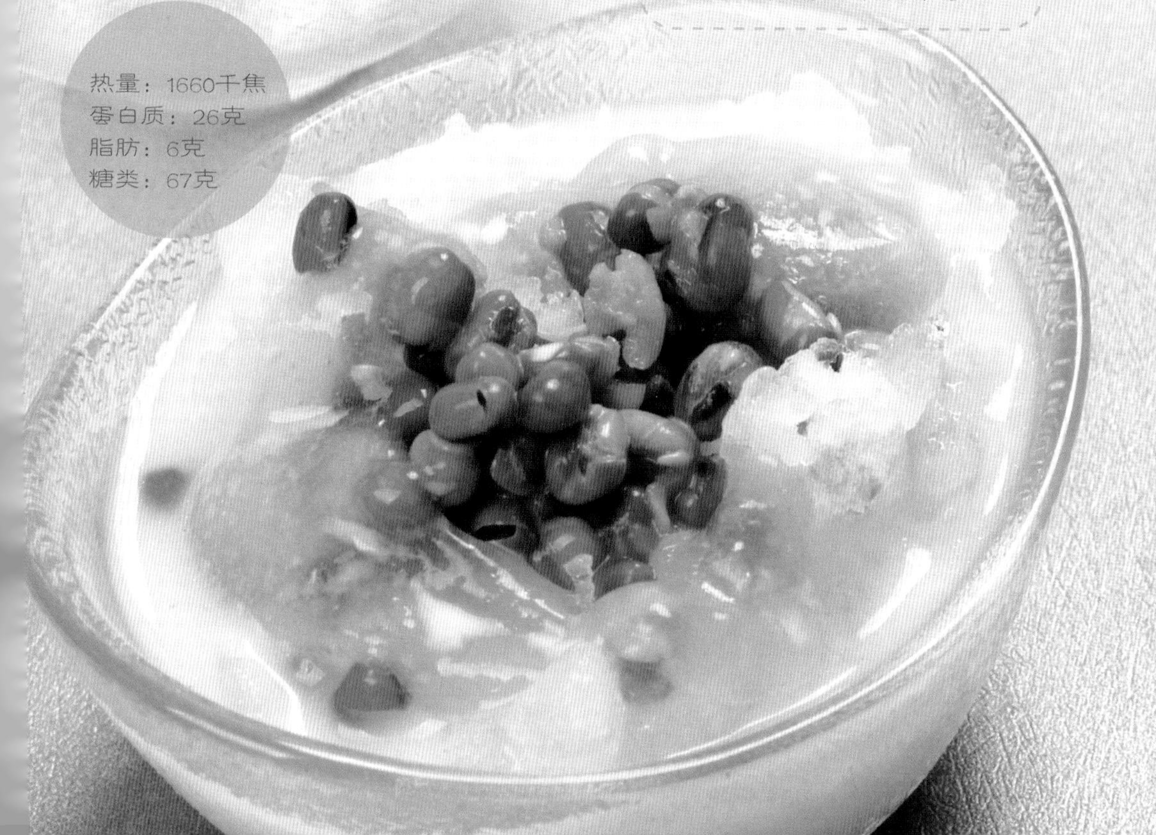

蔬菜类

白菜

提高胰岛素的利用率

降糖点
低热量
升糖指数
55
热量
71千焦

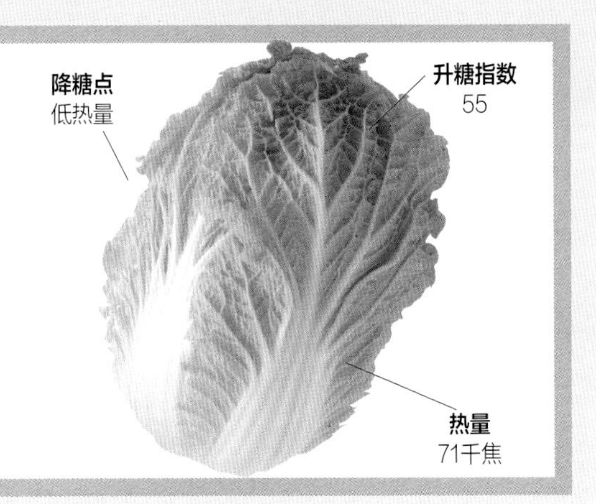

最佳食用时间 早、中、晚均可食用

推荐摄入量 每日100克为宜

营养
专家

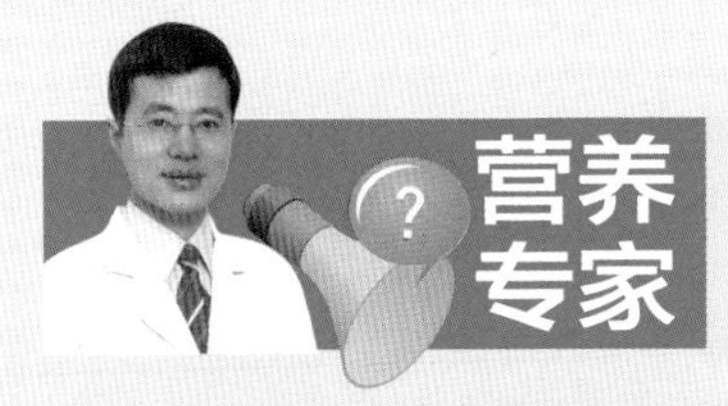

吃对打赢降糖战

百分百推荐理由

提高胰岛素的利用率

白菜中含有的膳食纤维，不仅能促进胃肠蠕动，还可提高胰岛素受体的敏感性，控制餐后血糖的上升速度。

减轻心脏负担

白菜中含钠量很少，不会使机体保存多余水分，可以减轻心脏负担。

更降糖的吃法

大白菜与肉类或豆腐、海米等同食，既可使营养素互补，降糖作用充分发挥，也可提高菜品的营养价值。

宜吃？忌吃？马上告诉你

不要吃隔夜的熟白菜，否则会产生亚硝酸盐，在人体内会转化为致癌物质亚硝胺。

每 100 克可食部基本营养素	
营养成分	含量
蛋白质	1.5 克
脂肪	0.1 克
碳水化合物	3.2 克
膳食纤维（不溶性）	0.8 克
维生素 B_1	0.04 毫克

费尽心思巧搭配

豆腐 + 大白菜 = 助钙吸收

大白菜和豆腐是最好的搭档，能取长补短。豆腐中钙与磷的比值很低，而大白菜中的钙与磷比值却很高，能帮助钙的吸收。

奶酪 + 大白菜 = 防骨质疏松

二者都含有丰富的钙和磷，搭配食用，有助于形成磷酸钙，可预防骨质疏松与肌肉抽筋等症状。

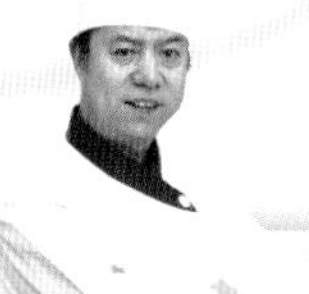

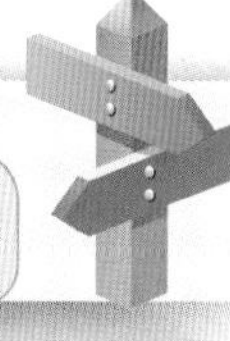

超级大厨　糖尿病吃货的逆袭

大厨支招

白菜焯烫，减少用油量

将白菜用沸水焯烫一下，可以减少翻炒时的用油量，进而降低油脂的摄入，又可以充分发挥白菜提高胰岛素的作用，所以这款菜非常适合糖尿病患者食用。

豆腐干炒白菜

材料：白菜 150 克，豆腐干 50 克，水发木耳 25 克。

调料：葱花、蒜末各适量，盐、鸡精各 2 克，植物油 3 克。

做法：

1. 白菜择洗干净，切片，用沸水焯烫一下，备用；豆腐干洗净，切丁；木耳择洗干净，撕成小朵。
2. 锅置火上，倒入植物油烧至七成热，加葱花炒香，放入豆腐干丁和木耳翻炒均匀。
3. 倒入白菜片烧熟，用蒜末、盐和鸡精调味即可。

热量：518千焦
蛋白质：10克
脂肪：5克
糖类：11克

大厨支招

凉拌白菜用生抽降低用盐量

用生抽拌菜，减少用盐量，可以起到降低血糖的作用。

白菜心拌海蜇

材料： 白菜心200克，海蜇皮100克。

调料： 蒜泥、盐、鸡精、生抽各适量，香油2克。

做法：

1 海蜇皮放冷水中浸泡3小时，洗净，切细丝；白菜心择洗干净，切成细丝。

2 海蜇丝和白菜丝一同放入盘中，加蒜泥、盐、鸡精、生抽、香油拌匀即可。

热量：389千焦
蛋白质：8克
脂肪：3克
糖类：11克

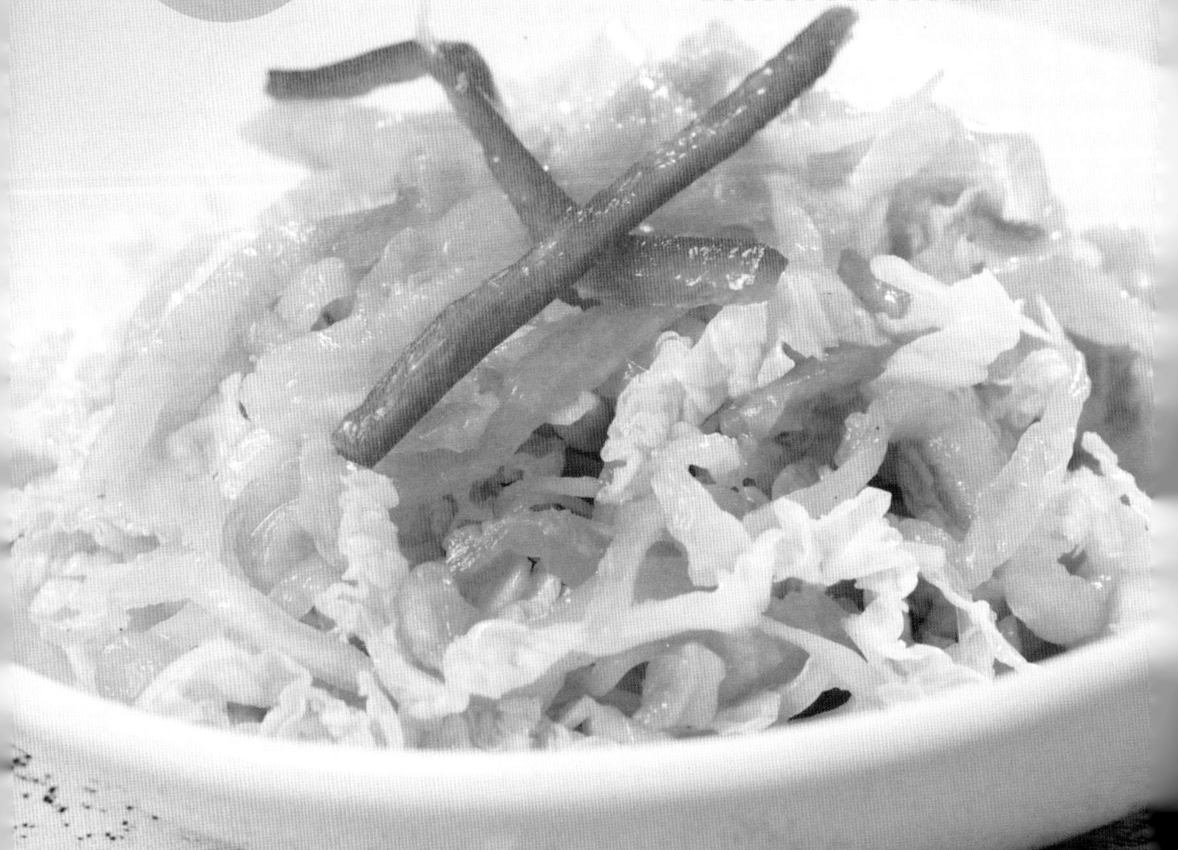

大厨支招

白菜炖着吃降糖营养素保存完整

白菜炖汤喝，可以更完整地保留降糖营养素，降糖作用显著。

白菜豆腐

材料： 白菜 200 克，北豆腐 100 克。

调料： 植物油、葱花各 3 克，盐 2 克，醋 10 克。

做法：

1 将北豆腐冲洗干净，切成小块；白菜洗净，切成片状，备用。

2 锅置火上，倒入植物油烧至六成热，放入葱花爆香，加入豆腐翻炒片刻，再放入白菜，翻炒均匀，加入适量水，小火炖 15 分钟，最后加入盐、醋调味即可。

热量：648千焦
蛋白质：15克
脂肪：8克
糖类：8克

生菜

延缓餐后血糖升高

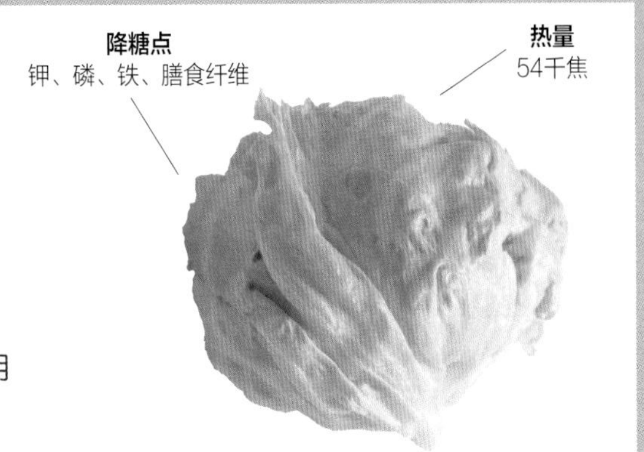

最佳食用时间 早、中、晚均可食用

推荐摄入量 每日80克为宜

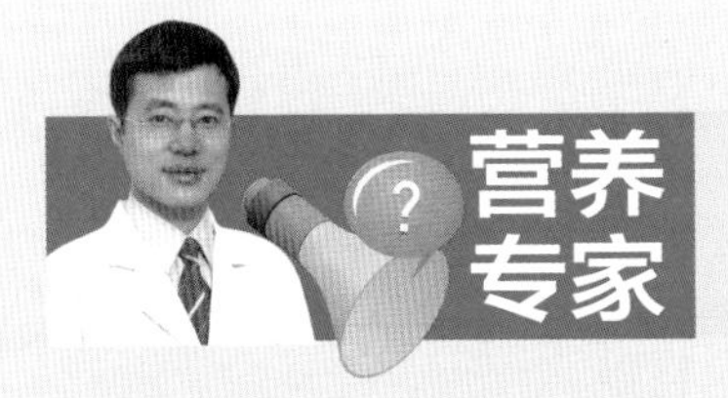

吃对打赢降糖战

百分百推荐理由

降血糖、减缓餐后血糖升高

生菜富含钾、钙、铁等矿物质，可降血糖、减缓餐后血糖升高。

有助肥胖型糖尿病患者减轻体重

生菜中含有的膳食纤维和维生素C，有消除多余脂肪的作用，有助肥胖型糖尿病患者减轻体重。此外，生菜中含有的莴苣素，具有降胆固醇的功效。

更降糖的吃法

因为大蒜富含硒，炒生菜时搭配大蒜，可以使降糖作用发挥到最大程度，更有利于稳定病情。

宜吃？忌吃？马上告诉你

生菜生食可最大限度吸收其营养成分。

每 100 克可食部基本营养素	
营养成分	含量
蛋白质	1.3 克
脂肪	0.3 克
碳水化合物	2 克
膳食纤维（不溶性）	0.7 克
维生素 C	13 毫克

费尽心思巧搭配

豆腐 + 生菜 = 适合糖尿病患者食用

生菜与豆腐同食，是一款高蛋白、低脂肪、低胆固醇、低糖、多维生素的菜肴，适合糖尿病患者食用。

海带 + 生菜 = 促进铁的吸收

海带富含丰富的铁元素，与生菜中的维生素C一起食用，可以促进糖尿病患者对铁的吸收和利用。

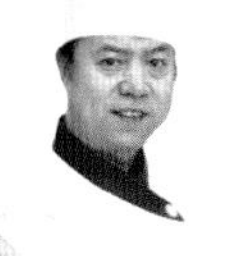

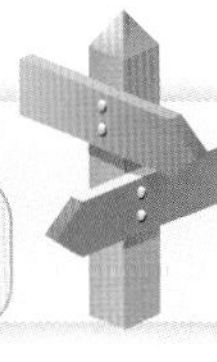

超级大厨

糖尿病吃货的逆袭

大厨支招

凉拌生菜用香油提香

凉拌生菜，可以不用植物油，只用香油提香即可，这样降低了油脂的摄入，又不影响口感，适合糖尿病患者食用。

凉拌生菜

材料： 圆生菜 200 克。

调料： 葱 5 克，盐、鸡精、香油各 2 克。

做法：

1 将生菜洗净，沥干水分。

2 将洗好的生菜放入大碗中，再加入盐、鸡精、葱花、香油拌匀即可。

热量：176千焦
蛋白质：2克
脂肪：3克
糖类：4克

大厨支招

圆生菜焯烫延缓餐后血糖升高

将圆生菜用沸水焯烫一下，可以减少翻炒时的用油量，降低油脂的摄入，有利于延缓餐后血糖升高，所以这样做圆生菜适合糖尿病患者食用。

白灼生菜

材料：圆生菜200克。

调料：植物油3克，葱丝、姜丝、生抽、料酒各5克，醋10克，盐、鸡精各2克。

做法：

1 将圆生菜叶子一片片剥下，洗净，沸水中加少许盐，将生菜焯一下。

2 将焯好的生菜放入盘中，然后把葱丝、姜丝摆在圆生菜上。

3 锅置火上，倒入植物油烧至六成热，加入生抽、料酒、醋、盐、鸡精烧开，然后浇到圆生菜上即可。

热量：213千焦
蛋白质：2克
脂肪：4克
糖类：4克

大厨支招

生菜科学搭配

做生菜汁的时候，没有什么口感，可以放些橘子和葡萄柚，这样口感酸甜，含糖量又不高，是一款非常适合糖尿病患者喝的饮料。

橘柚生菜汁

材料： 橘子 100 克，葡萄柚 100 克，生菜 100 克。

做法：

1. 葡萄柚去皮、去子儿，切小块；橘子去皮、去子儿，切小块；生菜洗净，切小块。
2. 将上述食材放入果汁机中，加入适量饮用水搅打均匀即可。

热量：334千焦
蛋白质：2克
脂肪：1克
糖类：18克

菠菜

保持血糖稳定

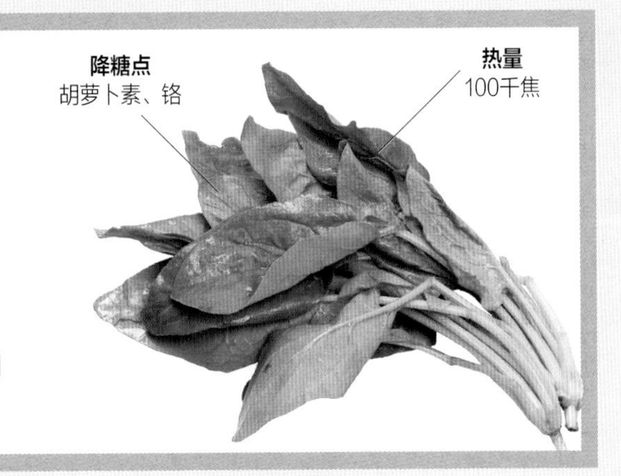

最佳食用时间 早、中、晚均可食用

推荐摄入量 每日80~100克为宜

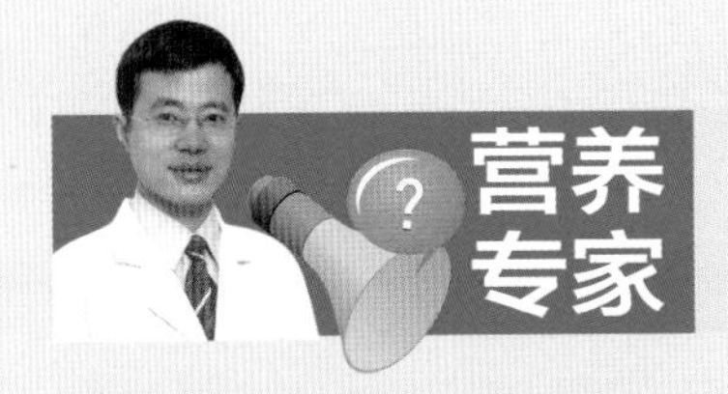

吃对打赢降糖战

百分百推荐理由

刺激胰腺分泌，保持血糖稳定

菠菜中含有的菠菜皂苷A、皂苷B，能刺激胰腺分泌，保持血糖稳定。

对糖尿病视网膜病变有辅助疗效

菠菜中的类胡萝卜素，可以减轻太阳光对视网膜造成的损害，对糖尿病视网膜病变有辅助疗效。

更降糖的吃法

菠菜因含大量草酸而影响人体对钙的吸收，所以烹调前应先焯水，减少草酸的含量，这样糖尿病患者多吃菠菜，可以降低发生骨质疏松症。

宜吃？忌吃？马上告诉你

菠菜性较寒凉，煮熟后，性变得较为平和，肠胃虚弱的人亦可食用。

每100克可食部基本营养素

营养成分	含量
蛋白质	2.6克
脂肪	0.3克
碳水化合物	4.5克
膳食纤维（不溶性）	1.7克
胡萝卜素	2920微克
维生素C	32毫克

费尽心思巧搭配

✔ 大蒜＋菠菜＝消除疲劳

菠菜富含维生素B_1，大蒜含大蒜素，两者同食，可消除疲劳，保护皮肤，集中注意力。

✔ 鸡蛋＋菠菜＝促进人体钙与磷的平衡

菠菜中钙含量高于磷，鸡蛋中磷含量高于钙，两者同食，营养互补。

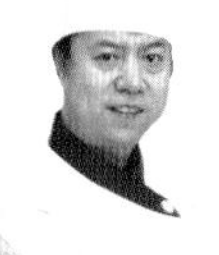
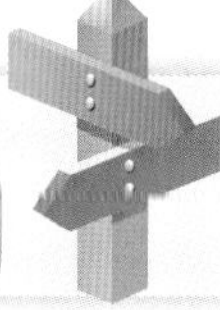
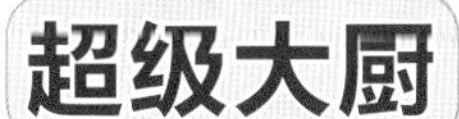

超级大厨　糖尿病吃货的逆袭

大厨支招

菠菜和大蒜搭配有利于降糖

菠菜和具有防止胰岛素 B 细胞被氧化破坏，保持其功能正常，降低血糖的大蒜一起食用，有助于稳定血糖。

蒜蓉菠菜

材料：菠菜 300 克，大蒜 20 克。

调料：盐 2 克，鸡精适量。

做法：

1. 菠菜择洗干净；大蒜去皮，洗净，剁成末。
2. 把菠菜放入加有盐的沸水中焯烫，捞出，沥干。
3. 锅置火上，放油烧热，下蒜蓉煸香。
4. 再放入菠菜，加盐、鸡精炒至入味即可。

热量：1513千焦
蛋白质：18克
脂肪：25克
糖类：23克

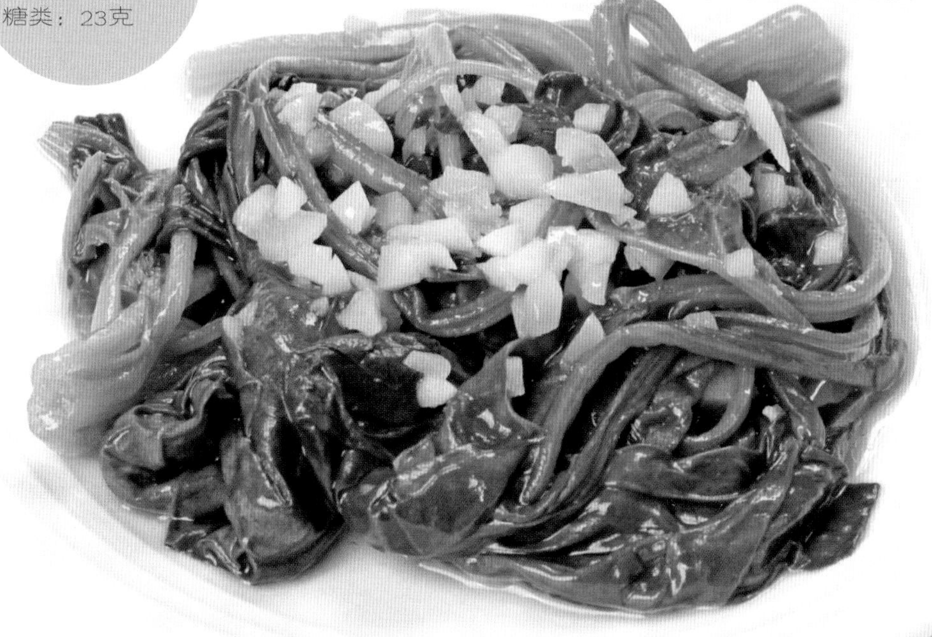

大厨支招

菠菜巧搭配稳定血糖作用显著

菠菜具有稳定血糖的作用，和可增加肝脏及肌肉中糖原含量的芝麻一起食用，能有效降低血糖，稳定血糖的作用更显著。

姜汁菠菜塔

材料： 菠菜250克，芝麻10克。

调料： 姜泥5克，醋10克，盐、鸡精各2克。

做法：

1. 将菠菜洗净，在沸水中焯烫一下，切段，捞出沥干。
2. 将菠菜放入大碗中，放姜泥、盐、鸡精、醋拌匀，装入一个直筒的杯子中，然后倒扣入盘中，再用姜泥和芝麻装饰即可。

热量：439千焦
蛋白质：8克
脂肪：5克
糖类：13克

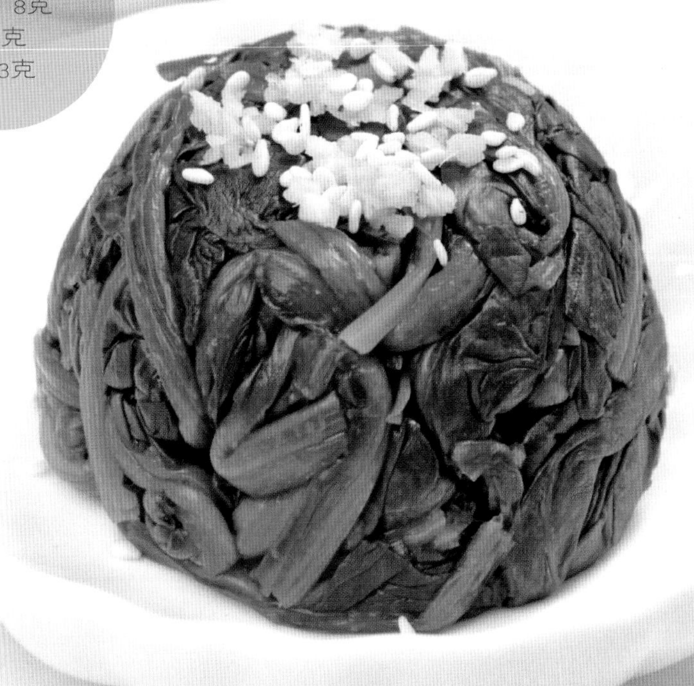

大厨支招

菠菜焯烫降低油脂摄入

将菠菜用沸水焯烫一下，再炒，可以减少用油量，进而减少油脂的摄入，适合糖尿病患者食用。

菠菜炒鸡蛋

材料： 菠菜200克，鸡蛋60克。

调料： 姜片、蒜片、植物油各3克，盐2克。

做法：

1. 菠菜洗净，焯水，沥干水分，切小段；将鸡蛋打散，加少许盐和生油拌匀。
2. 锅置火上，加入10毫升清水，待水沸后倒入鸡蛋液，将鸡蛋炒熟。
3. 另起锅，加入植物油烧至六成热，将姜片和蒜片爆香，放入菠菜炒软，加入盐调味，最后放入炒好的鸡蛋翻炒均匀即可。

热量：610千焦
蛋白质：12克
脂肪：8克
糖类：10克

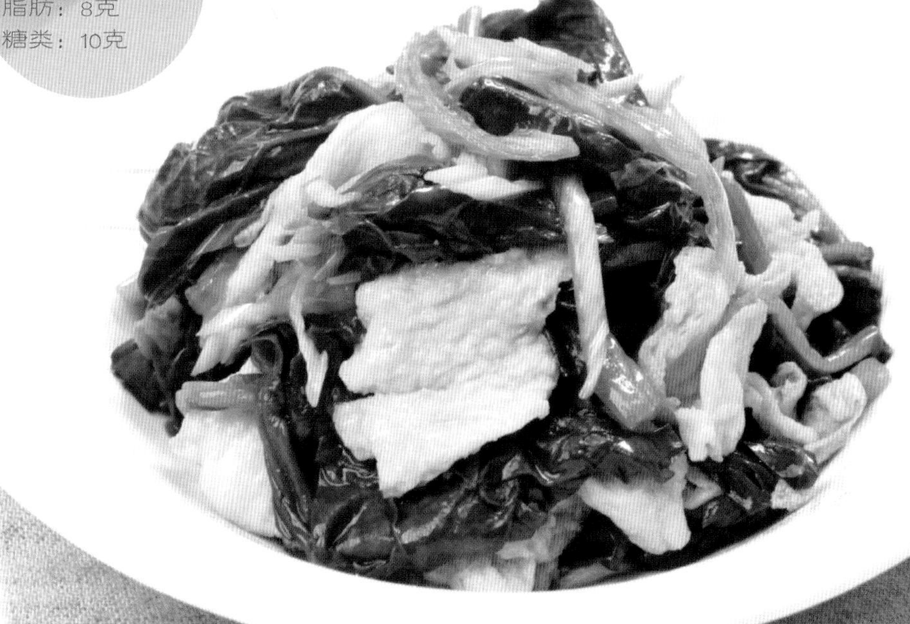

苋菜

预防糖尿病并发心脑血管疾病

最佳食用时间 晚上食用

推荐摄入量 每日80~100克为宜

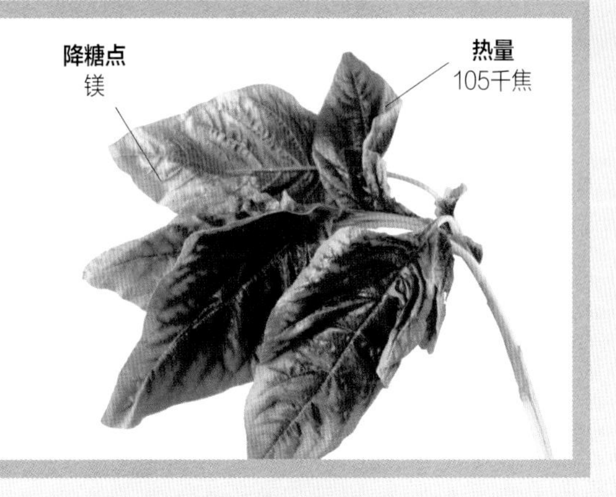

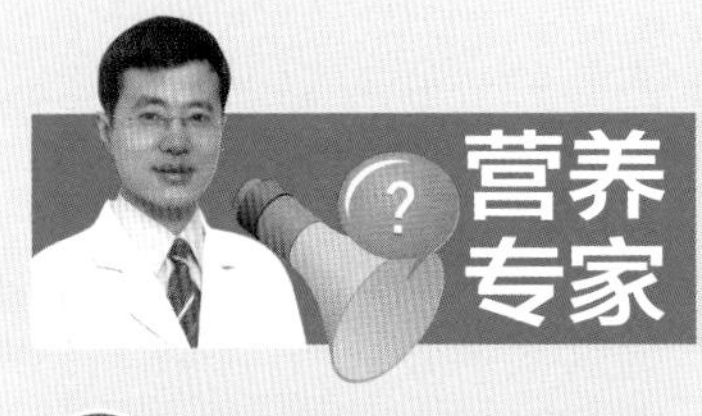

吃对打赢降糖战

百分百推荐理由

改善糖耐量

苋菜中的镁能改善糖耐量，从而减少胰岛素的用量，对维持血糖稳定起着重要作用。

减少糖尿病并发症和降低死亡率

苋菜中含有的钙元素，可维持正常的心肌活动，防止肌肉痉挛，还能预防糖尿病骨质疏松。其中的镁，可减少糖尿病并发症和降低死亡率。

更降糖的吃法

用香油炒苋菜，是糖尿病并发便秘患者的最佳食疗菜肴。

宜吃？忌吃？马上告诉你

过敏体质的人吃苋菜后经日光照射可能患植物日光性皮炎，须注意。

每 100 克可食部基本营养素	
营养成分	含量
蛋白质	2.8 克
脂肪	0.3 克
碳水化合物	5 克
膳食纤维（不溶性）	2.2 克
钙	187 毫克
镁	119 毫克

费尽心思巧搭配

鸡蛋 + 苋菜 = 提高免疫

苋菜宜与鸡蛋搭配食用，能够提供全面的营养，有利于增强人体免疫力。

大米 + 苋菜 = 宜脾胃体

二者熬粥，具有清热止痢的功效，尤其适合年老体虚者，常吃可以易脾胃、强身体。

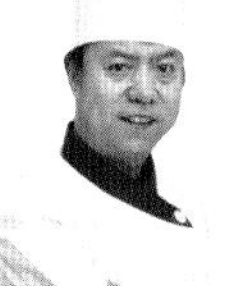

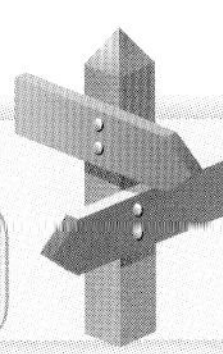

超级大厨 糖尿病吃货的逆袭

大厨支招

苋菜合理搭配稳定血糖作用显著

苋菜能够改善糖耐量，从而减少胰岛素的用量，对维持血糖稳定起着重要作用，和能促进糖分解代谢、降低血糖和尿糖的大蒜一起食用，稳定血糖作用显著。

蒜香苋菜

材料： 苋 菜100克， 蒜 瓣10克。

调料： 葱花、盐各适量，植物油3克。

做法：

1. 苋菜择洗干净；蒜瓣去皮，洗净，切末。
2. 炒锅置火上，倒入适量植物油，待油烧至七成热，加葱花炒香，放入苋菜翻炒至熟，用盐、蒜末调味即可。

热量：234千焦
蛋白质：3克
脂肪：3克
糖类：6克

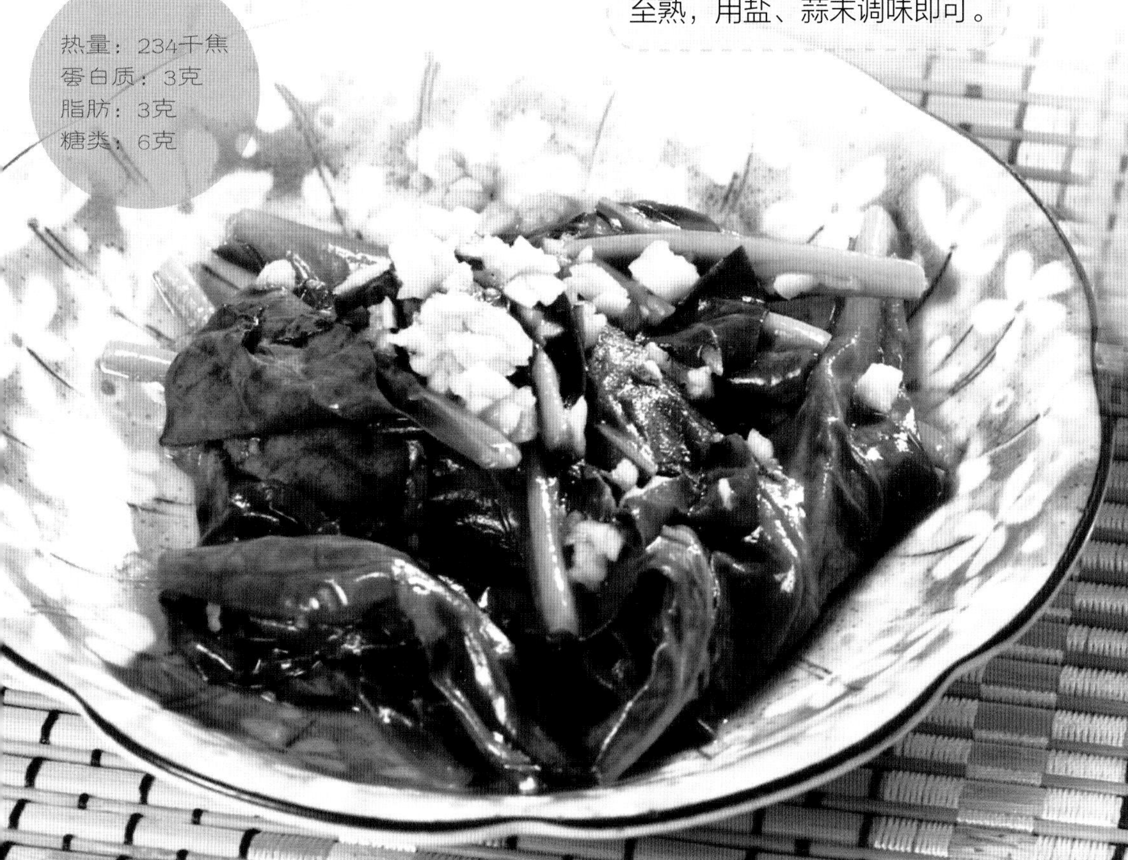

大厨支招

苋菜煮粥降糖元素流失少

将苋菜、小银鱼和大米一起熬粥，保留了食材的营养，能更好地发挥食材稳定血糖的作用。

苋菜银鱼粥

材料： 大米150克，小银鱼50克，苋菜25克。

调料： 盐、料酒各3克。

做法：

1. 苋菜洗净，放入沸水锅中烫透。将苋菜捞出，立即放入凉开水中过凉。沥干苋菜中的水分，切成小段。
2. 小银鱼用清水略焯，洗净。
3. 大米洗净，放入锅中，熬煮成粥。
4. 往锅中放苋菜、小银鱼煮熟，加盐、料酒搅匀，出锅即可。

热量：2408千焦
蛋白质：20克
脂肪：3克
糖类：118克

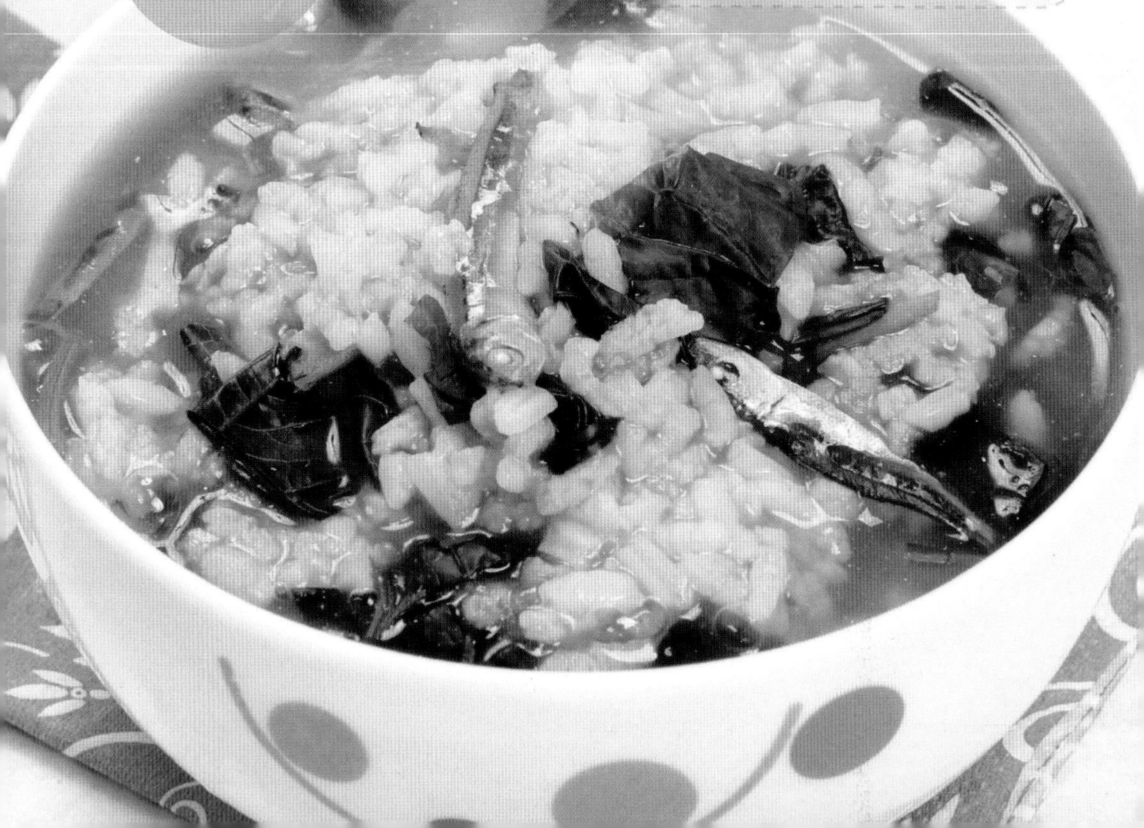

大厨支招

苋菜熬汤稳定血糖作用明显

苋菜熬汤，降糖营养元素不易流失，特别是其中含有的镁，稳定血糖的效果非常明显。

皮蛋苋菜汤

材料： 苋　菜100 克，　皮　蛋50 克。

调料： 葱花、盐各适量，植物油 3 克。

做法：

1. 苋菜择洗干净；皮蛋洗净，去皮，切丁。
2. 锅置火上，倒入植物油烧至七成热，加葱花炒香。
3. 注入适量清水烧沸，放入苋菜煮熟，倒入皮蛋丁搅匀，用盐调味即可。

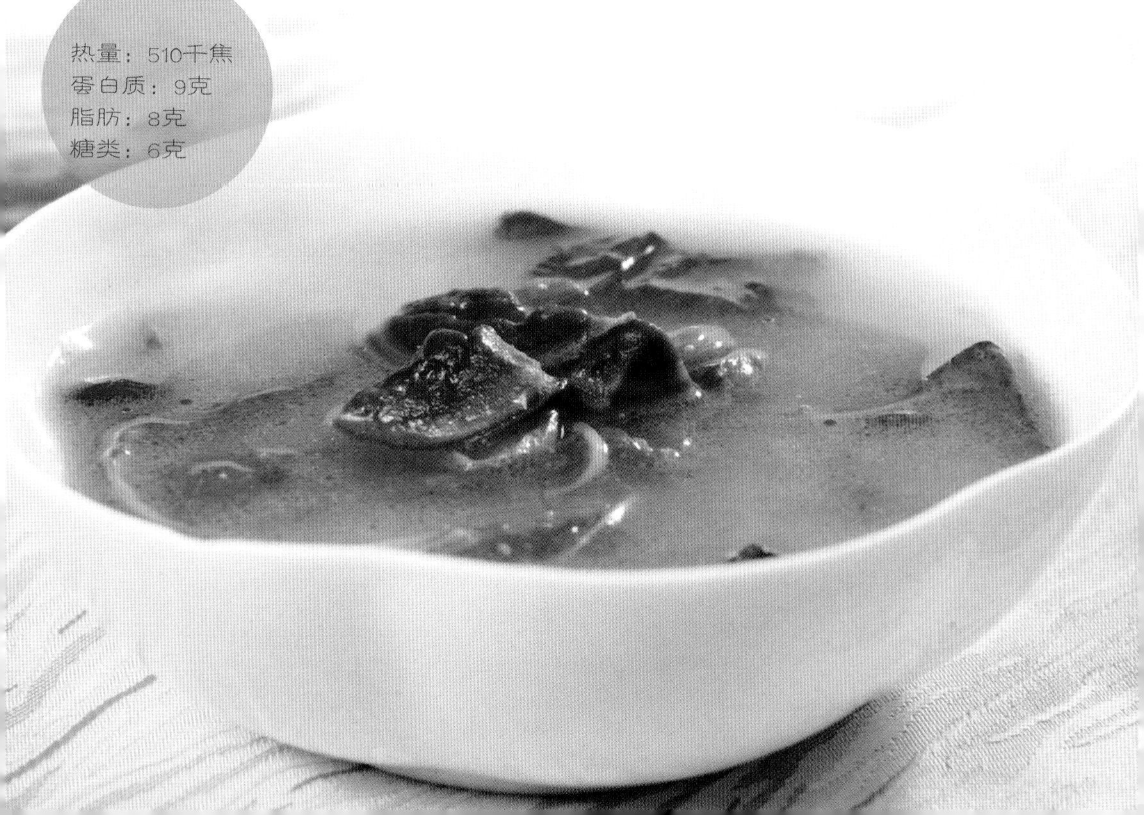

热量：510千焦
蛋白质：9克
脂肪：8克
糖类：6克

芹菜

降低胰岛素的用量

最佳食用时间 晚上食用

推荐摄入量 每日50克为宜

降糖点
膳食纤维、黄酮类物质
热量
59千焦

营养专家

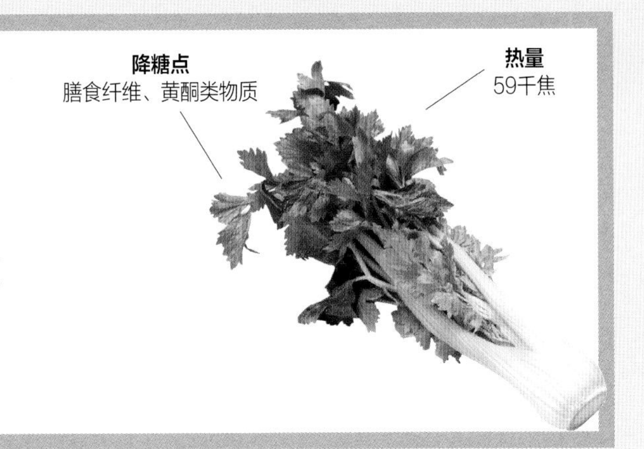

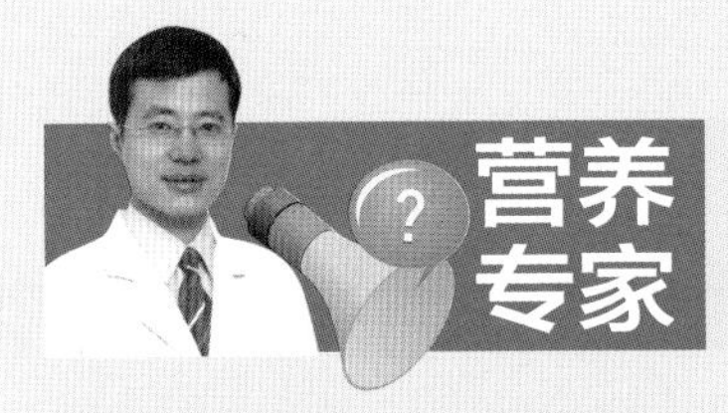

吃对打赢降糖战

百分百推荐理由

改善糖代谢，使血糖下降

芹菜中含有的膳食纤维，能够改善糖代谢，使血糖下降，从而减少胰岛素的用量。其所含的芹菜碱、甘露醇等活性成分，经常食用也可降低血糖。

降低血压

芹菜中的芹菜素有降压作用。

更降糖的吃法

取鲜芹菜榨汁，煮沸后服用，一日3次，连服3个月，降糖效果明显。

宜吃？忌吃？马上告诉你

芹菜叶中所含的胡萝卜素和维生素C比茎多，因此不要把能吃的嫩叶扔掉。

每100克可食部基本营养素	
营养成分	含量
蛋白质	0.8克
脂肪	0.1克
碳水化合物	3.9克
膳食纤维（不溶性）	1.4克
镁	10毫克

费尽心思巧搭配

✔ 牛肉 + 芹菜 = 保证人体酸碱平衡

芹菜和牛肉同食，除营养互补，保证人体酸碱平衡外，由于芹菜含膳食纤维，还不会增加人的体重。

✔ 番茄 + 芹菜 = 降压

芹菜含有丰富的膳食纤维，有明显的降压作用；番茄可健胃消食，对高血压、高脂血症患者尤为适用。

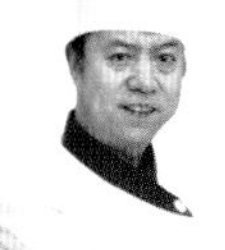

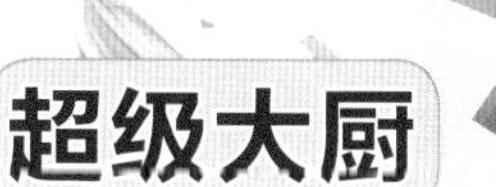

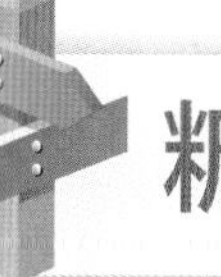

糖尿病吃货的逆袭

大厨支招

芹菜打汁喝降糖作用显著

芹菜打汁能更好的保存降糖营养素，糖尿病患者常食有利于稳定血糖。

芹菜汁

材料： 芹菜 150 克。

做法：

1 芹菜洗净，切小段。

2 将芹菜倒入全自动豆浆机中，加入适量凉饮用水，按下“果蔬汁”键，待豆浆机提示果蔬汁做好后倒入杯中即可。

热量：58千焦
蛋白质：0.79克
脂肪：0.1克
糖类：3.86克

大厨支招

凉拌芹菜香油提香降糖好

这款菜用沸水将主要食材焯烫一下，可以减少用油量，关键是采用香油来提香，既可以满足口感，还能起到降糖的作用。

什锦芹菜

材料：芹菜200克，胡萝卜100克，干香菇5克，冬笋50克。

调料：姜末5克，盐2克，香油2克。

做法：

1. 将芹菜择洗干净，入沸水焯熟，过凉，捞出沥干，切斜段，撒少许盐拌匀；干香菇泡发，去蒂，洗净，切丝；冬笋去壳，削去老硬部分，洗净切丝；胡萝卜洗净，切丝；将胡萝卜丝、香菇丝、冬笋丝分别放入沸水中焯透，捞出沥干。
2. 将芹菜段、胡萝卜丝、香菇丝、冬笋丝放入盘中，加入姜末、盐、香油拌匀即可。

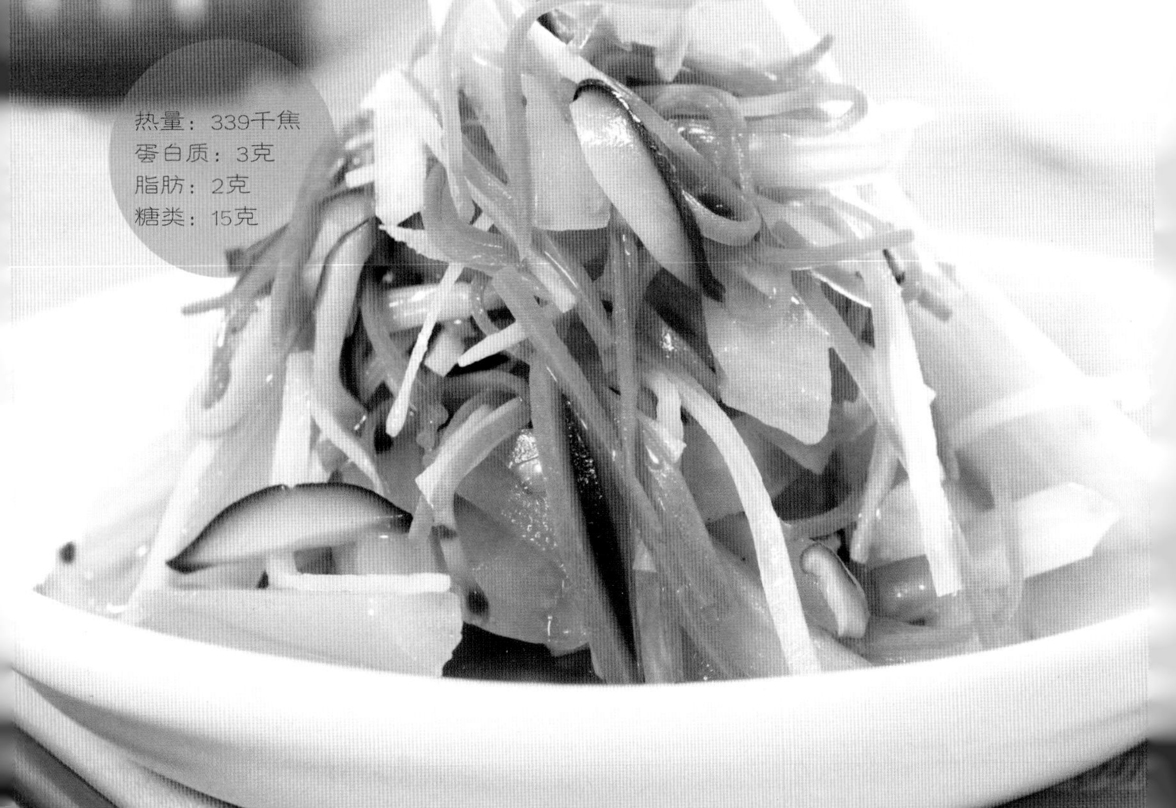

热量：339千焦
蛋白质：3克
脂肪：2克
糖类：15克

大厨支招

芹菜焯烫稳定血糖

将芹菜用沸水焯烫一下，可以减少用油量，降低身体对油脂的摄入，适合糖尿病患者食用。

红椒炒芹菜

材料： 芹菜 200 克，红柿子椒 50 克。

调料： 葱花适量，盐、鸡精各 2 克，植物油 3 克。

做法：

1. 芹菜择洗干净，切段，入沸水中焯透，捞出；红柿子椒洗净，去蒂，除子儿，切丝。
2. 锅置火上，倒入适量植物油，待油温烧至七成热，加葱花炒出香味。
3. 放入芹菜段和红柿子椒丝翻炒两分钟，用盐和鸡精调味即可。

热量：230千焦
蛋白质：1克
脂肪：3克
糖类：7克

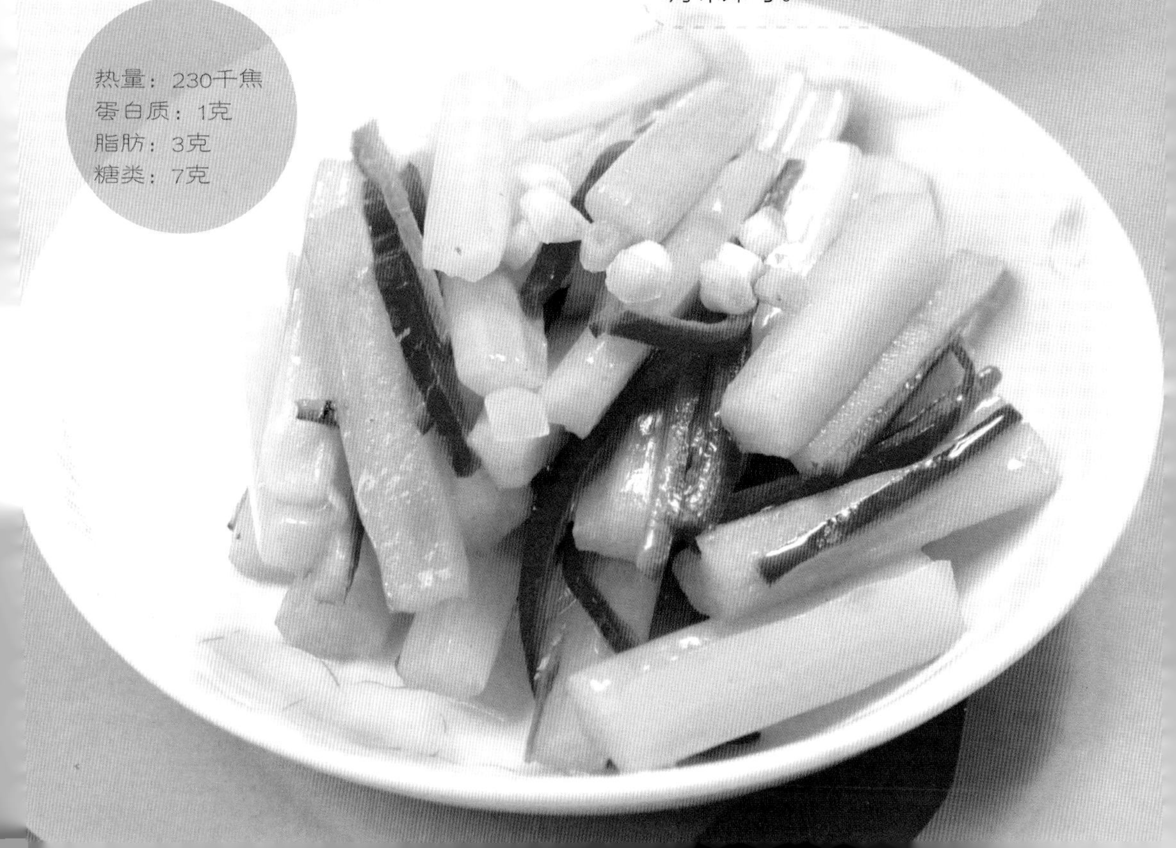

豌豆苗

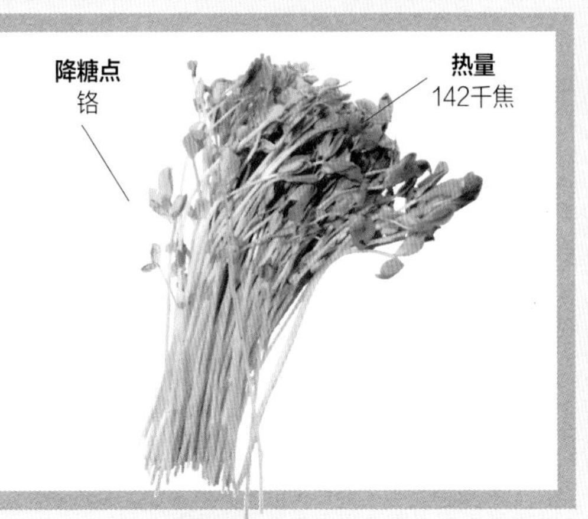

补充糖尿病患者因代谢紊乱而失去的蛋白质

最佳食用时间 春季食用

推荐摄入量 每日50克为宜

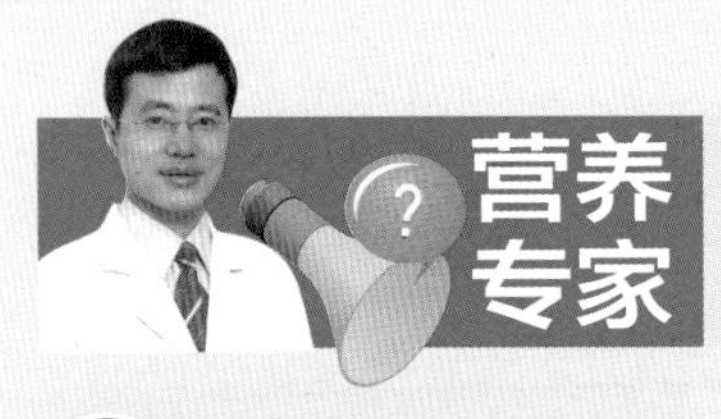

吃对打赢降糖战

百分百推荐理由

维持胰岛素的正常功能

豌豆苗含铬元素较多，有利于糖和脂肪的代谢，维持胰岛素的正常功能。另外，其所含蛋白质能补充糖尿病患者因代谢紊乱而失去的蛋白质。

预防心血管疾病

豌豆苗所含的维生素和膳食纤维，可预防心血管疾病，促进肠胃蠕动，帮助消化，防止便秘。

更降糖的吃法

香菇炒豌豆苗具有辅助降糖的作用，适合糖尿病患者食用。

宜吃？忌吃？马上告诉你

豌豆苗颜色嫩绿，具有豌豆的清香味，适合烹制汤菜。

每 100 克可食部基本营养素	
营养成分	含量
蛋白质	4.8 克
脂肪	0.8 克
碳水化合物	2.6 克
膳食纤维（不溶性）	1.9 克
维生素 B_1	0.11 毫克
磷	60 毫克
锌	0.42 毫克

费尽心思巧搭配

猪肉 + 豌豆苗 = 利尿止泻

豌豆苗和猪肉同食，有利尿、止泻、消肿、止痛和助消化等作用。

鸡蛋 + 豌豆苗 = 补充蛋白质

二者搭配可以帮助补充糖尿病患者因代谢紊乱而失去的蛋白质。

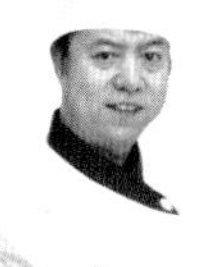

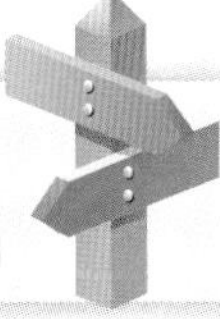

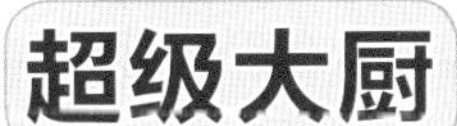

超级大厨　糖尿病吃货的逆袭

大厨支招

豌豆苗焯烫降糖效果良好

将豌豆苗用沸水焯烫一下，可以减少用油量，只需要放少量香油就可以起到提香的效果，而且降糖效果良好。

豆腐丝拌豌豆苗

材料： 豌豆苗 200 克，豆腐丝 50 克。

调料： 蒜末 5 克，盐、鸡精、香油各 2 克。

做法：

1. 将豆腐丝洗净，放入沸水中焯透；豌豆苗择洗干净，放入沸水中焯熟。
2. 将豆腐丝和豌豆苗放入盘中，再加入盐、鸡精、蒜末和香油拌匀即可。

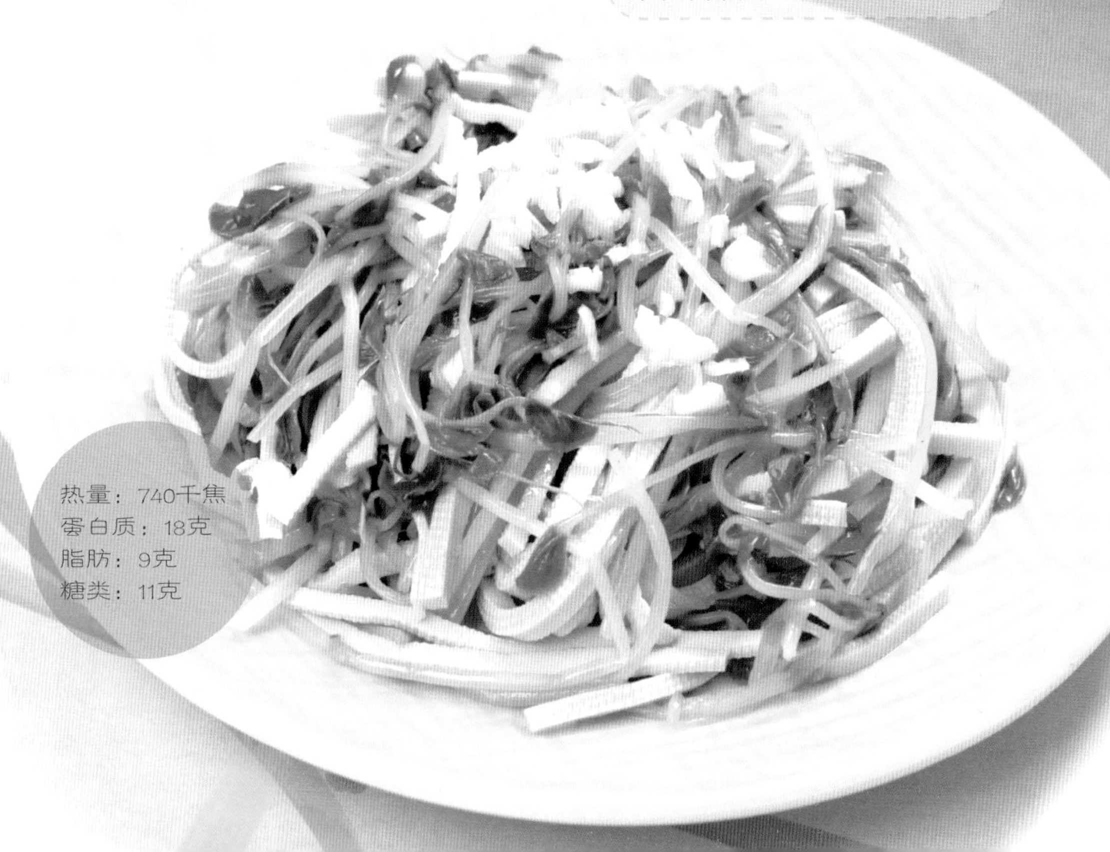

热量：740千焦
蛋白质：18克
脂肪：9克
糖类：11克

大厨支招

豌豆苗合理搭配控血糖

豌豆苗含铬元素较多，有利于糖和脂肪的代谢，维持胰岛素的正常功能，与增强肌肉和脂肪对葡萄糖利用的鸡肉一起食用，具有很好控制血糖的作用。

豌豆苗炒鸡片

材料：豌豆苗200克，鸡脯肉100克，鸡蛋60克。

调料：盐、味精、料酒、鲜汤各适量，植物油3克。

做法：

1. 豌豆苗摘尖，洗净，沸水焯烫，备用；鸡脯肉洗净，切片，用料酒、鸡蛋清拌匀，挂浆；味精、盐、料酒、鲜汤制成调味汁待用。
2. 锅内倒油烧热，倒入鸡片，滑熟，捞出沥油待用。
3. 锅留底油烧热，倒入豌豆苗翻炒片刻，再倒入鸡片炒匀，淋入调味汁即可。

热量：1233千焦
蛋白质：33克
脂肪：14克
糖类：12克

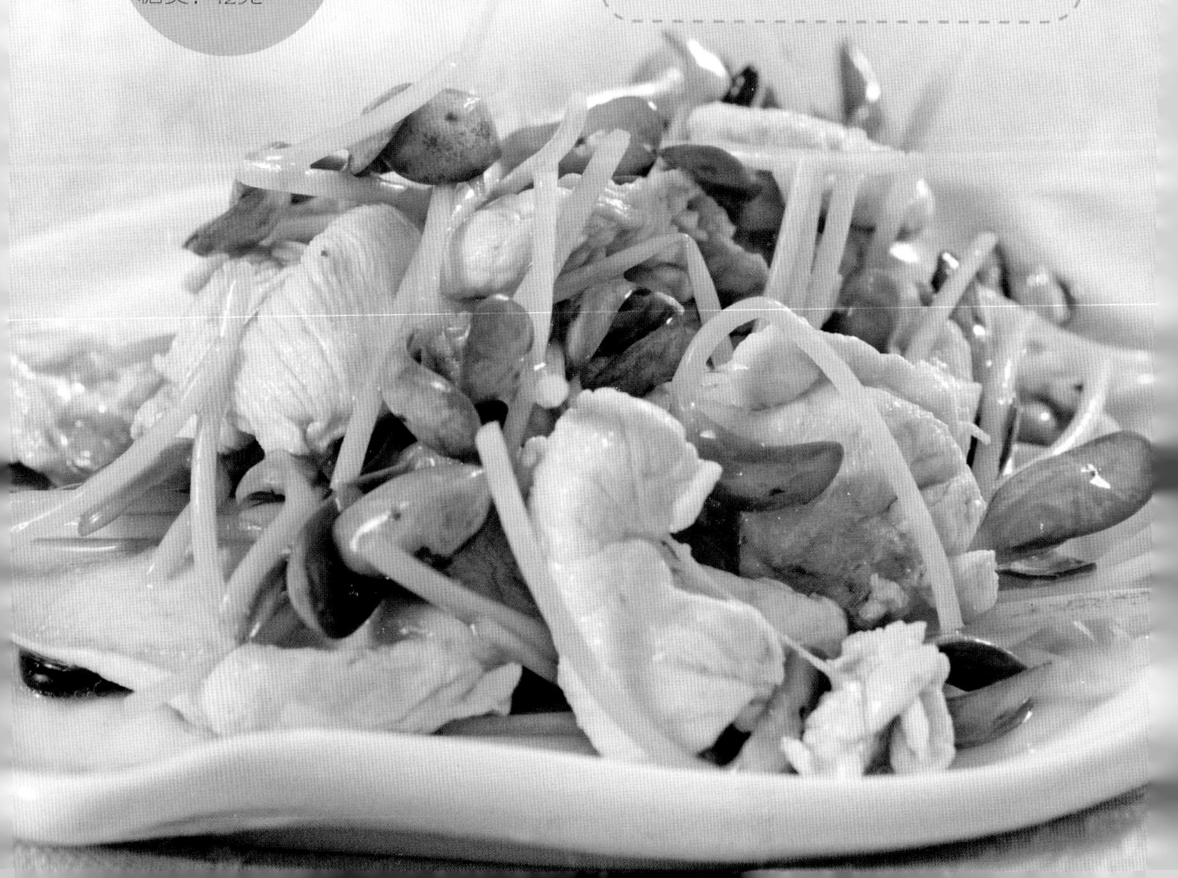

大厨支招

豌豆苗做汤香油提香

做这款汤，不用植物油，用葱花可以提口感，用香油提香，这样既可以满足口感的需要，又减少植物油的用量，非常适合糖尿病患者食用。

豌豆苗蛋汤

材料： 豌豆苗 100 克，鸡蛋 60 克。

调料： 葱花适量，盐、香油各 2 克。

做法：

1. 豌豆苗择洗干净，用沸水焯烫一下，备用；鸡蛋洗净，磕入碗内，搅成蛋液。
2. 锅置火上，加适量清水烧沸，放入豌豆苗、葱花搅拌均匀。
3. 待锅内的汤汁再次沸腾，淋入蛋液搅成蛋花，用盐和香油调味即可。

热量：517 千焦
蛋白质：11 克
脂肪：7 克
糖类：5 克

西蓝花

保护胰岛 β 细胞

最佳食用时间 秋天食用

推荐摄入量 每日适宜吃70克

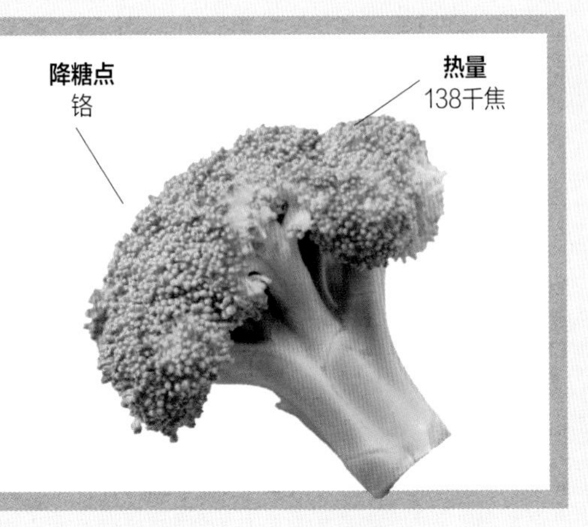

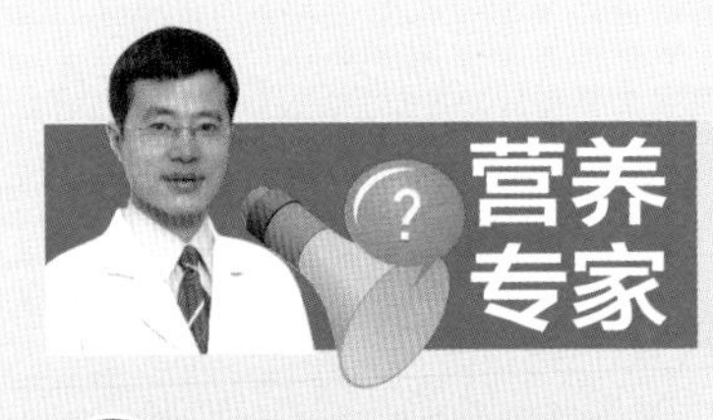

吃对打赢降糖战

百分百推荐理由

适用于预防和控制 Ⅱ 型糖尿病

西蓝花中含有的微量元素铬，可以保护胰岛 β 细胞，减少胰岛素的需要量，可以使糖尿病患者症状减轻，尤其适用于预防和控制 Ⅱ 型糖尿病。

对高血压和心脏病有辅助治疗作用

西蓝花中含有的类黄酮物质，对高血压和心脏病有一定的辅助治疗作用。

更降糖的吃法

把西蓝花和菜花一起炒，热量较低，是糖尿病患者的理想菜肴。

宜吃？忌吃？马上告诉你

将西蓝花茎梗粗厚的外皮削去，里面的嫩茎可以做凉拌菜。

每 100 克可食部基本营养素

营养成分	含量
蛋白质	4.1 克
脂肪	0.6 克
碳水化合物	4.3 克
膳食纤维（不溶性）	1.6 克
维生素 C	51 毫克

费尽心思巧搭配

香菇 + 西蓝花 = 降脂降压

西蓝花含维生素 C，可促进组织对葡萄糖的利用；香菇可降低胆固醇，两者共用有降脂、降压作用。

番茄 + 西蓝花 = 抗癌

番茄含有番茄红素，是天然防癌症的重要营养素；西蓝花中的硫黄则有助于消除体内能导致肿瘤的毒素。二者搭配具有很强的抗癌作用。

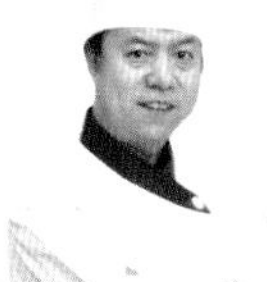

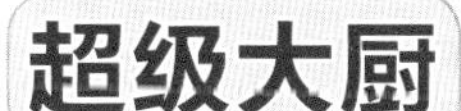

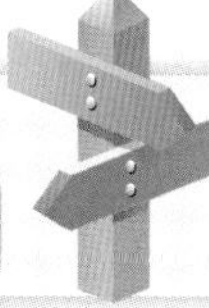

糖尿病吃货的逆袭

大厨支招

西蓝花合理搭配降糖好

能保护胰岛素 β 细胞的西蓝花和能加速胰岛素合成和分泌的洋葱一起食用，降糖效果更好。

西蓝花瘦肉汤

材料：西蓝花、猪瘦肉各 100 克，胡萝卜 50 克，洋葱 25 克。

调料：葱花、姜末、盐、鸡精、胡椒粉各适量。

做法：

1 西蓝花洗净，掰成小朵；胡萝卜洗净切菱形片；猪肉切块；洋葱切片。

2 锅内倒入清水烧热，放入猪肉块烫透，捞出沥干备用。

3 砂锅内放入适量清水，放入猪肉、姜末大火煮沸，转小火煲 40 分钟，加入胡萝卜、洋葱、西蓝花煮熟后，再加入盐、胡椒粉、鸡精、葱花即可。

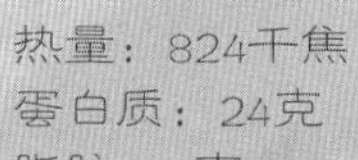

热量：824千焦
蛋白质：24克
脂肪：7克
糖类：11克

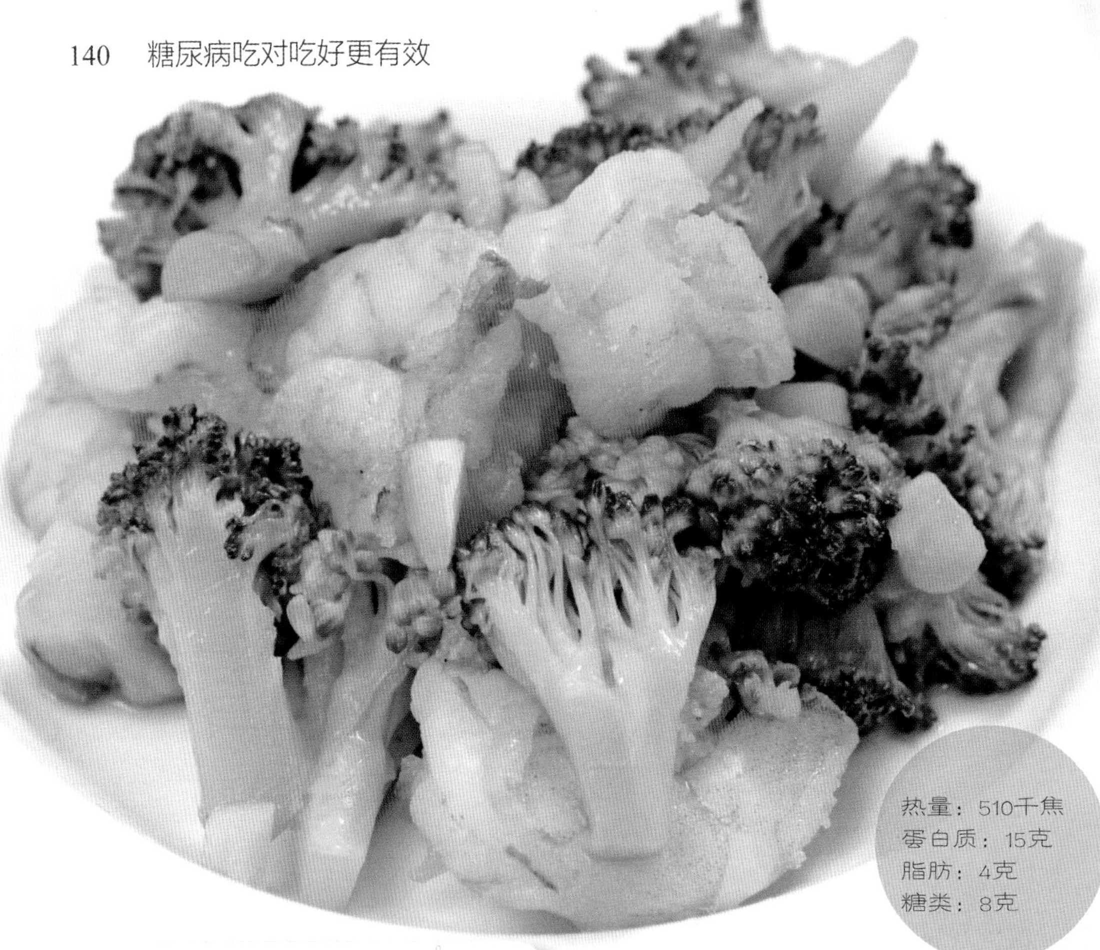

热量：510千焦
蛋白质：15克
脂肪：4克
糖类：8克

大厨支招

西蓝花焯烫降低用油量

做这个菜的时候，西蓝花可以用沸水焯烫一下，可以减少用油量，还有就是可以直接用美极鲜酱油调味，不用放盐，这样既减少了用油量，还减少了用盐量，非常适合糖尿病患者食用。

虾仁炒西蓝花

材料： 海虾 100 克，西蓝花 200 克。

调料： 料酒、植物油各 3 克，美极鲜酱油、蒜末各 5 克。

做法：

1. 西蓝花去柄，掰小朵，洗净，用沸水焯烫；海虾去虾线，洗净，入沸水焯烫，过凉，沥水。
2. 锅置火上，倒油烧热，放入蒜末爆香，加入虾仁翻炒。
3. 烹入料酒，倒入西蓝花大火爆炒，加入美极鲜酱油调味即可。

大厨支招

西蓝花科学搭配降糖显著

可将西蓝花和能促进糖分解代谢、降低血糖和尿糖的大蒜一起食用，如果糖尿病患者常食，降糖效果明显。

蒜蓉西蓝花

材料： 西蓝花 100 克，大蒜 25 克。

调料： 植物油 3 克，盐 2 克。

做法：

1. 西蓝花洗净，掰成小朵，然后用沸水焯烫一下，捞出备用。
2. 蒜去皮，洗净，剁为蒜蓉。
3. 锅置火上，放油烧热，放入蒜蓉爆香，放入西蓝花略炒，加盐调味，放少许水，炒至变软即可。

热量：681千焦
蛋白质：15克
脂肪：5克
糖类：20克

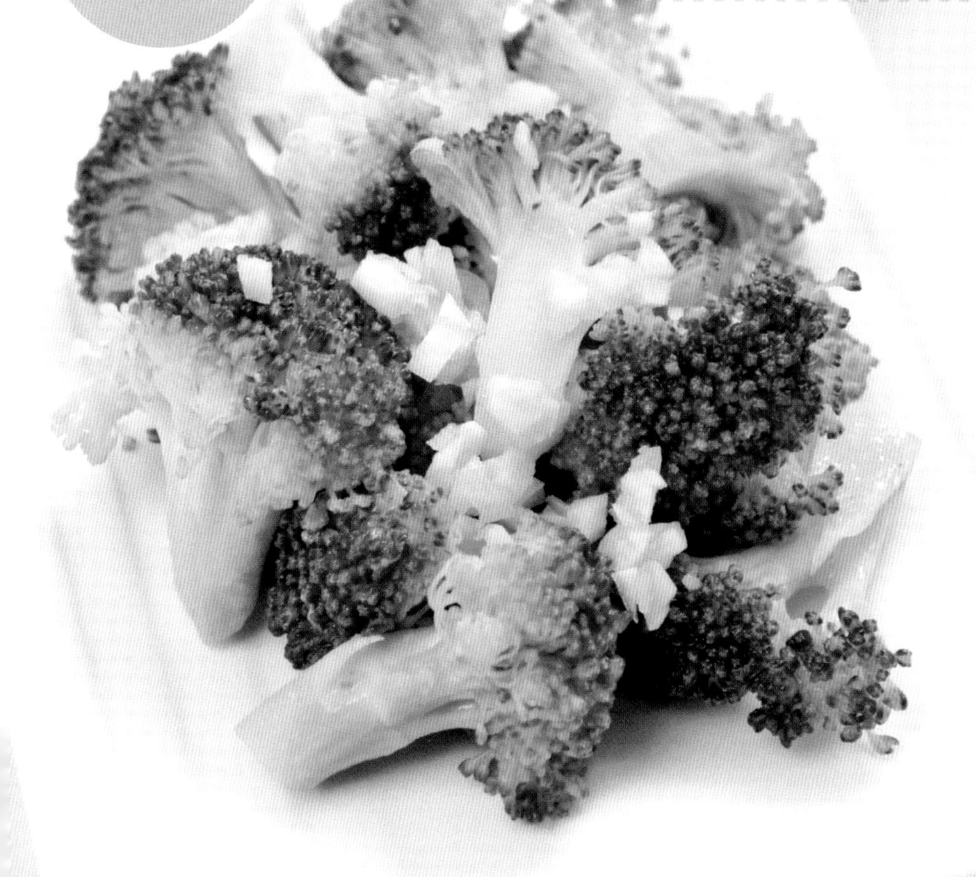

西葫芦

促进胰岛素的分泌

最佳食用时间 一年四季皆可食用

推荐摄入量 每日80克为宜

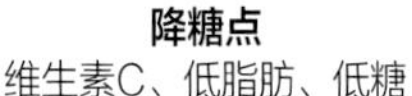

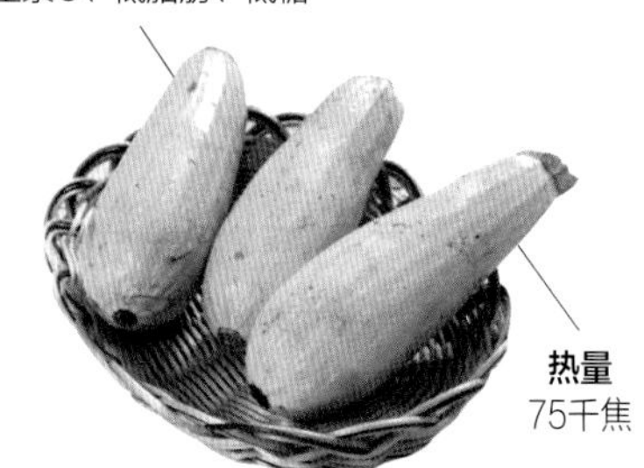

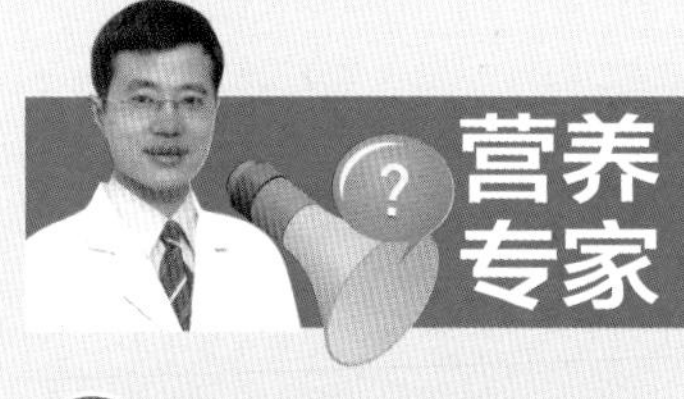

吃对打赢降糖战

百分百推荐理由

促进胰岛细胞分泌胰岛素

西葫芦中含有瓜氨酸、腺嘌呤、天冬氨酸、葫芦巴碱等物质，具有促进胰岛细胞分泌胰岛素的作用，能够有效地控制血糖。

降低血脂，防高血压和动脉硬化

西葫芦中含有的膳食纤维，能够促使胆固醇转化为胆酸，降低血脂，预防高血压和动脉硬化。

更降糖的吃法

把西葫芦和韭菜炒在一起吃，可以降糖、降脂，还可以清热解毒、利水消肿、祛风解表，增强食欲。

宜吃？忌吃？马上告诉你

种子变硬的西葫芦不宜食用。

每 100 克可食部基本营养素	
营养成分	含量
蛋白质	0.8 克
脂肪	0.2 克
碳水化合物	3.8 克
膳食纤维（不溶性）	0.6 克
钙	15 毫克
维生素 C	6 毫克

费尽心思巧搭配

✔ 鸡蛋 + 西葫芦 = 营养更全面

西葫芦和鸡蛋同食，可以补充鸡蛋中缺乏的维生素 C，营养更全面。

✔ 虾仁 + 西葫芦 = 促进胰岛素分泌

二者同食，可促进人体胰岛素的分泌，适合妊娠期糖尿病孕妈妈食用。

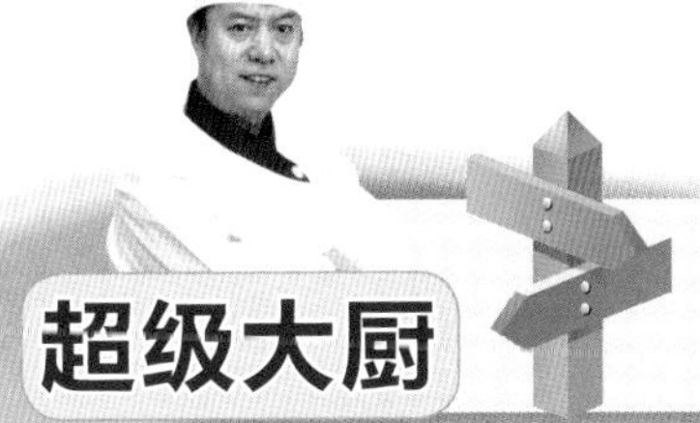

超级大厨　糖尿病吃货的逆袭

大厨支招

做西葫芦选对放盐时间

做这道菜的时候，最后放盐，可以减少炒菜过程中食材对盐的吸收，有利于降低人体对盐的吸收，所以这样放盐做这道菜更适合糖尿病患者食用。

西葫芦炒鸡蛋

材料： 西葫芦 150 克，鸡蛋 120 克。

调料： 盐 2 克，葱花、植物油各 3 克。

做法：

1. 西葫芦洗净，切成片状；鸡蛋打散加少许盐搅匀。
2. 锅置火上，倒入适量清水，烧沸倒入蛋液，炒至熟，盛入碗中。
3. 另起锅，倒入植物油烧至六成热，放入葱花爆香，下入西葫芦炒至八成熟，放入炒好的鸡蛋，最后加入盐调味即可。

热量：832 千焦
蛋白质：15 克
脂肪：13 克
糖类：7 克

大厨支招

炒西葫芦控制好油温

做这道菜的时候，锅中植物油不用烧太热，否则会增加油脂散发可能导致血糖升高的物质，只要烧至六成热就行，这是更适合糖尿病患者采用的烹饪方法。

韭菜炒西葫芦

材料：西葫芦 150 克，韭菜 100 克。

调料：葱花适量，盐、鸡精各 2 克，植物油 3 克。

做法：

1. 西葫芦洗净，去蒂，切条；韭菜择洗干净，切段。
2. 锅置火上，倒入适量植物油烧至六成热，加葱花炒香，放入西葫芦条炒至八成熟，加入韭菜段炒至熟，最后用盐和鸡精调味即可。

热量：293千焦
蛋白质：3克
脂肪：4克
糖类：8克

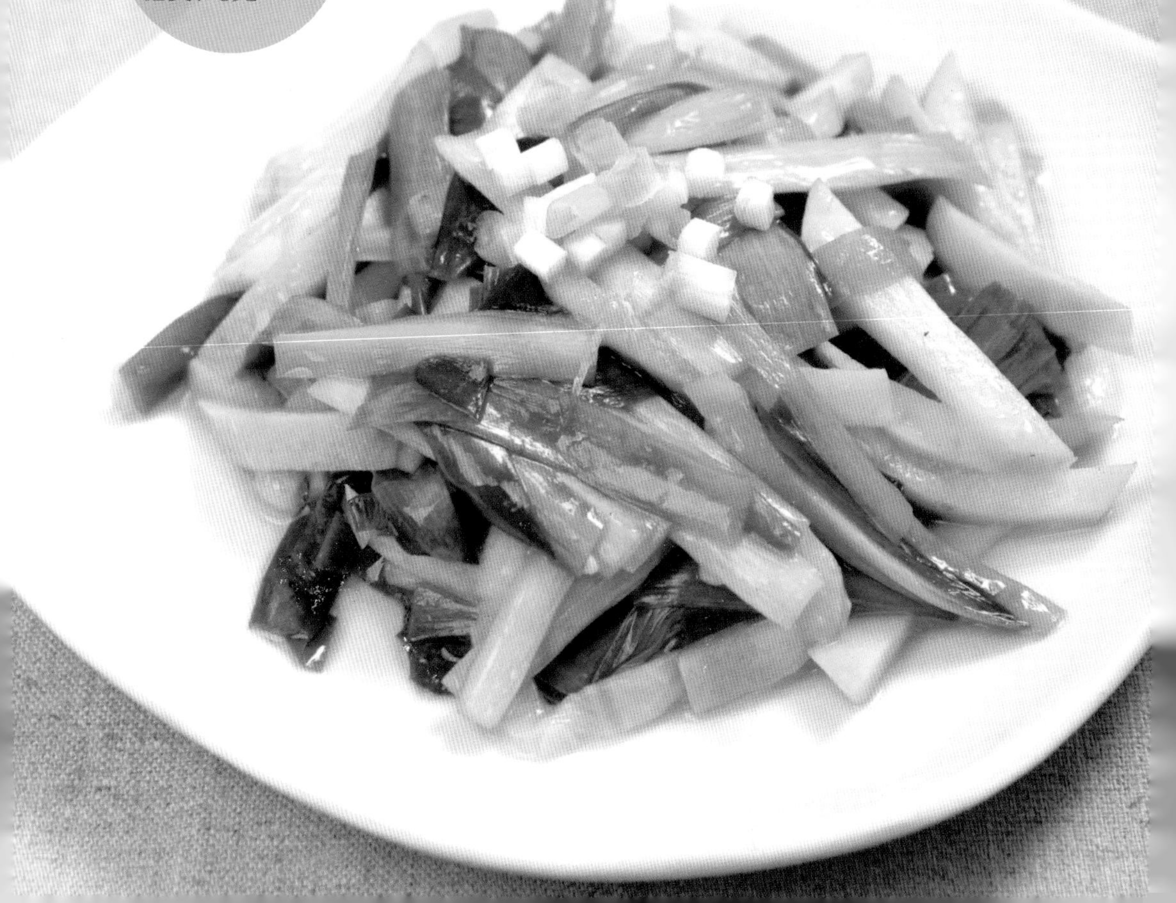

大厨支招

西葫芦做成粥控制好放入时间

做这款粥的时候，放西葫芦的时间要掌握好，太早放西葫芦，会降低西葫芦的降糖作用，太晚放西葫芦，降糖作用又发挥不出来，所以糖尿病患者烹饪这款粥的时候，放西葫芦时间很重要，煮10分钟即可。

西葫芦粥

材料： 西葫芦50克，大米100克。

调料： 盐适量。

做法：

1. 将大米淘洗干净，浸泡；西葫芦洗净，去蒂，切丝，待用。
2. 锅置火上，倒入适量清水煮沸，放入大米用大火煮沸，转小火煮30分钟。
3. 放入西葫芦丝继续熬煮10分钟，加入适量盐即可。

热量：1476千焦
蛋白质：8克
脂肪：1克
糖类：79克

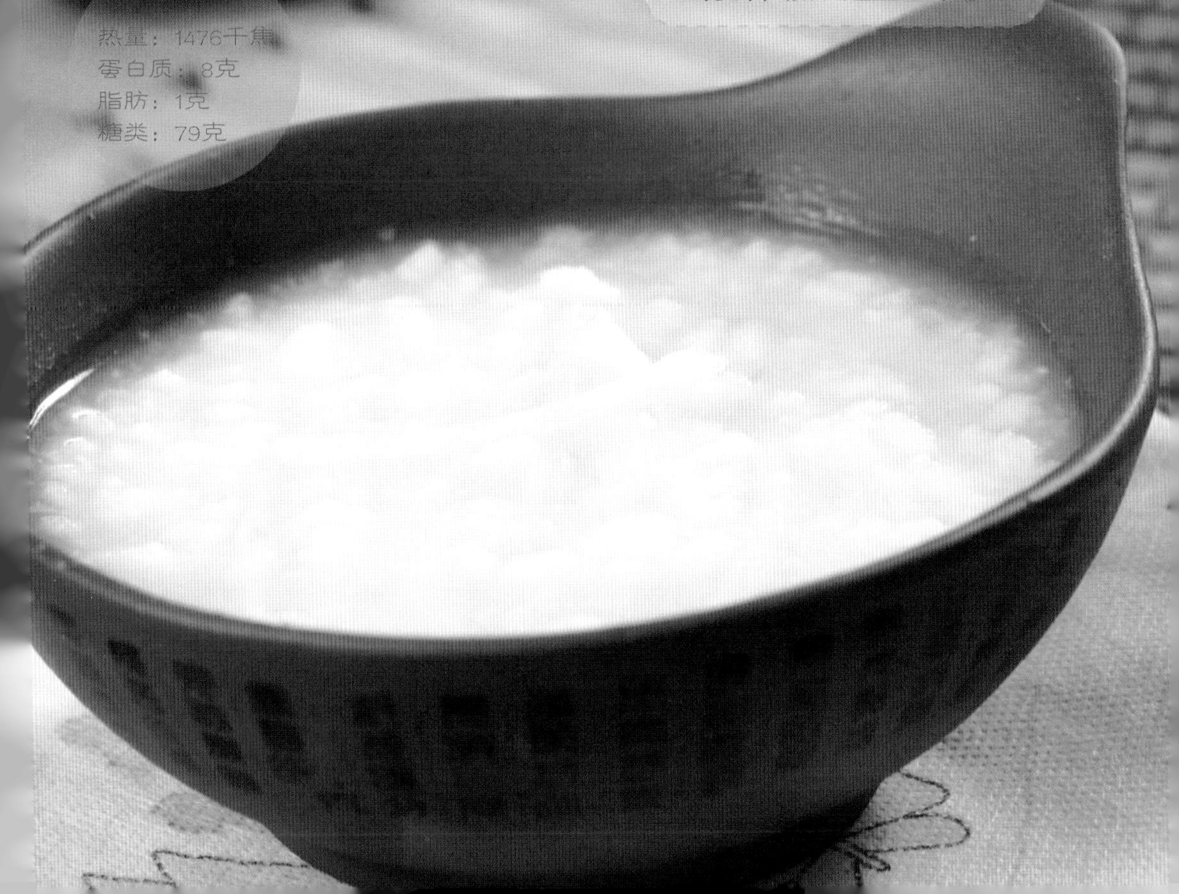

洋葱

加速胰岛素的合成和分泌

最佳食用时间 一年四季皆可食用

推荐摄入量 每日20~50克为宜

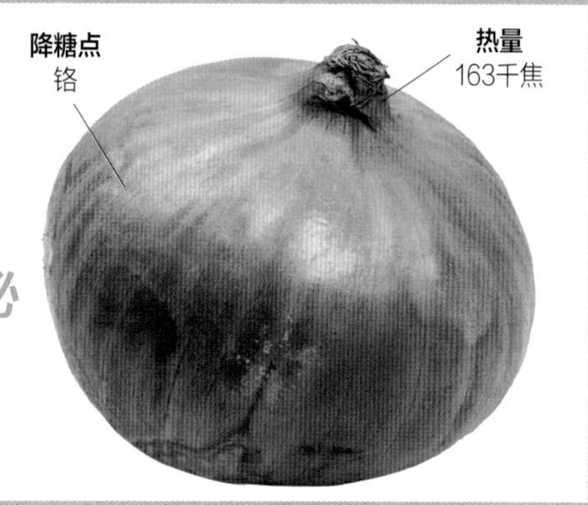

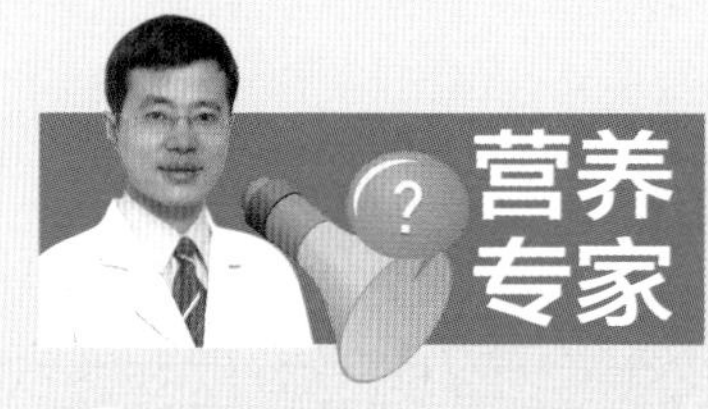

吃对打赢降糖战

百分百推荐理由

刺激胰岛素的合成和分泌

洋葱所含有的烯基二硫化合物可刺激胰岛素的合成及分泌，具有降低血糖的功效。

扩张血管、降低血液黏度

洋葱是唯一含前列腺素A的蔬菜，能扩张血管、降低血液黏度，因而有降血压、预防血栓形成的作用。

更降糖的吃法

每日吃25~50克的洋葱，具有较好控制血糖和利尿的作用。

宜吃？忌吃？马上告诉你

不可过量食用洋葱，因其易产生挥发性气体，过量食用会胀气和排气过多。

每100克可食部基本营养素	
营养成分	含量
蛋白质	1.1克
脂肪	0.2克
碳水化合物	9克
膳食纤维（不溶性）	0.9克

费尽心思巧搭配

✔ 猪肉 + 洋葱 = 提供营养

洋葱中含有的活性成分和猪肉中的蛋白质相结合，能产生令人愉悦的气味，且可为人体提供丰富的营养成分。

✔ 鸡蛋 + 洋葱 = 提高维生素C和维生素E的吸收率

洋葱中的维生素C，易被氧化；鸡蛋中维生素E可有效防止维生素C的氧化。二者同食，可提高人体对维生素C和维生素E的吸收率。

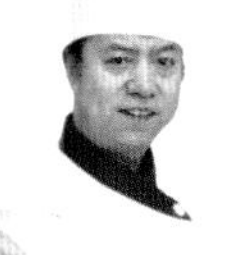

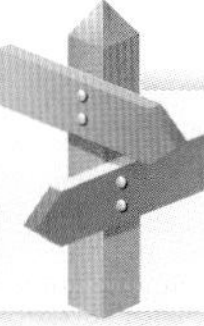

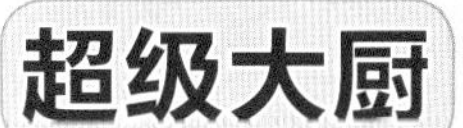

超级大厨　糖尿病吃货的逆袭

大厨支招

炒洋葱控制好油温

洋葱可以加速胰岛素的合成和分泌，所以适合糖尿病患者食用。炒菜时油温不宜太高，否则会释放有害物质，食用后对身体不好。

炒洋葱

材料： 洋葱 300 克。

调料： 面粉 20 克，姜丝、葱丝各 5 克，盐 4 克，植物油 3 克，鸡精适量。

做法：

1. 洋葱去老皮，洗净，切片。
2. 将洋葱均匀地蘸上面粉。
3. 锅置火上，放油烧至六成热，爆香姜丝、葱花，放入洋葱片翻炒至熟，加盐和鸡精调味即可。

热量：552千焦
蛋白质：3克
脂肪：4克
糖类：24克

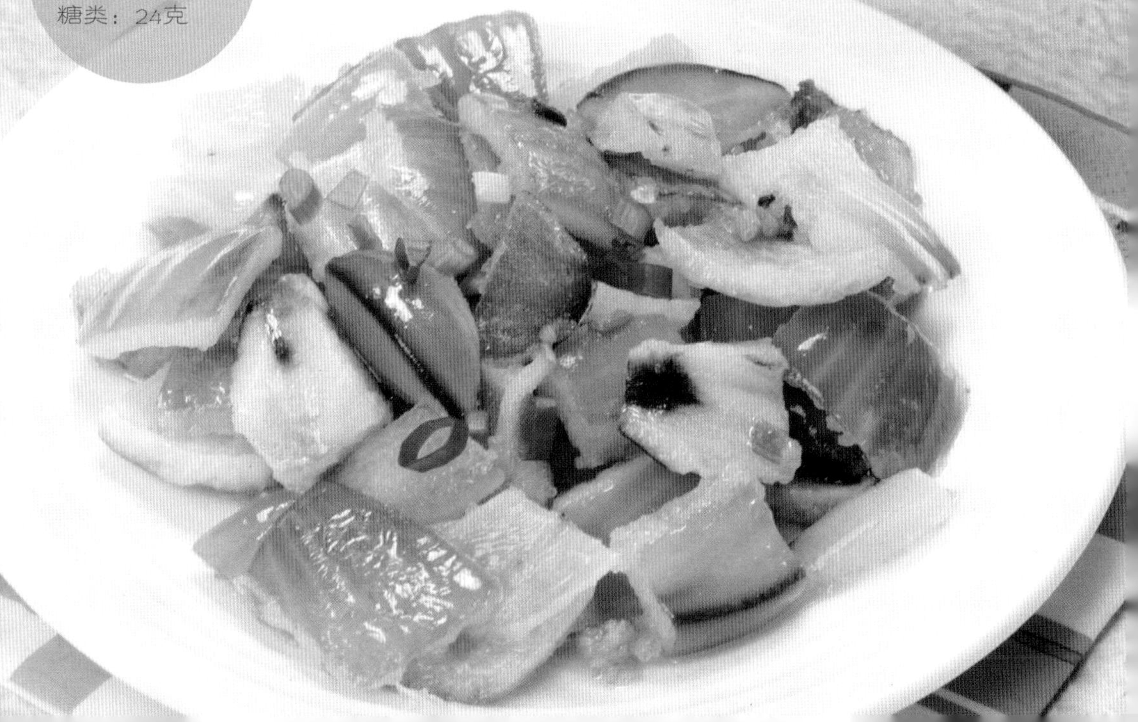

大厨支招

洋葱焯烫降低油脂摄入

用沸水将洋葱焯烫一下，可以减少炒菜时的用油量，这样就能降低油脂的摄入，对糖尿病患者很有益处。

洋葱炒鸡蛋

材料： 洋葱 200 克，鸡蛋 120 克。

调料： 盐 2 克，姜片、鸡精各适量，植物油 3 克。

做法：

1. 洋葱去皮洗净，切丝，用沸水焯烫一下备用。
2. 鸡蛋加点盐打散，锅中放油烧热，倒入蛋液，炒散成蛋花待用。
3. 锅中倒入底油，油热后加姜片爆香，倒入洋葱丝翻炒，加盐和鸡精再翻炒几下，加盖焖两分钟，倒入蛋花略翻炒即可。

热量：1041千焦
蛋白质：16克
脂肪：13克
糖类：19克

大厨支招

洋葱蒸着吃降糖营养素保留全

这道菜通过蒸的方法制作，用香油进行提香，减少了用油量，降低了油脂的摄入，而且营养价值保留更加完整，非常适合糖尿病患者食用。

洋葱蒸蛋

材料： 鸡蛋 120 克，洋葱 50 克。

调料： 盐、酱油各适量，香油 2 克。

做法：

1. 鸡蛋磕入碗中，顺着一个方向打散，加少许盐和适量清水再搅拌几下。
2. 洋葱洗净，切成碎末状，放入蛋液中隔水蒸 5 分钟左右。
3. 淋上一点植物油与酱油即可。

热量：786 千焦
蛋白质：15 克
脂肪：11 克
糖类：7 克

香菇

加速肝糖原合成，减缓糖尿病的症状

最佳食用时间 一年四季皆可食用

推荐摄入量 每日4朵为宜

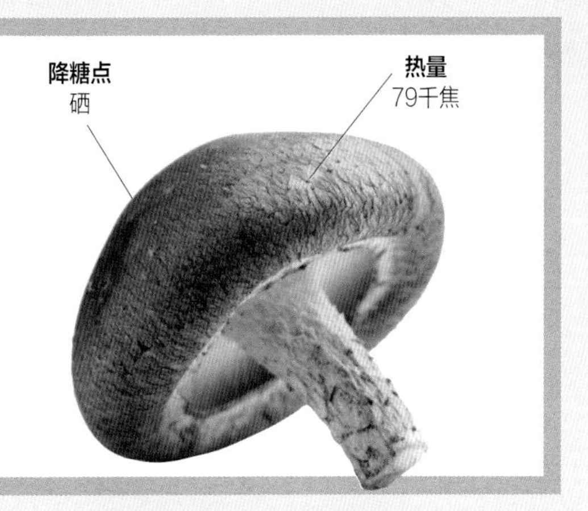

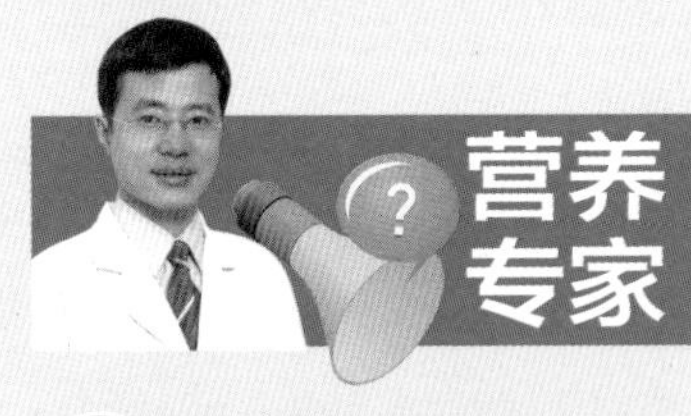

吃对打赢降糖战

百分百推荐理由

减轻糖尿病症状

香菇中含有的香菇多糖，能调节糖代谢，改善糖耐量，促进肝糖原合成，减少肝糖原分解，减轻糖尿病症状。

有效控制高血压病情的发展

香菇富含钾元素，糖尿病合并高血压的患者如常食用，不仅能很好地降低血糖，还能控制病情的发展。

更降糖的吃法

香菇汤可辅助糖尿病性冠心病患者的治疗，对阴阳两虚患者，有滋补阴阳的作用，每日1次，疗程无要求。

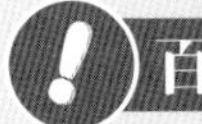

宜吃？忌吃？马上告诉你

购买香菇时不要挑特别大的，因为这样的香菇多是用激素催肥的。

每100克可食部基本营养素

营养成分	含量
蛋白质	2.2克
脂肪	0.3克
碳水化合物	5.2克
膳食纤维（不溶性）	3.3克
维生素C	1毫克

费尽心思巧搭配

✔ 油菜＋香菇＝营养更全面

油菜含膳食纤维和维生素，但缺蛋白质；而香菇含蛋白质且矿物质含量丰富，两者同食，营养更全面。

✔ 黄瓜＋香菇＝控制血糖

香菇是高钾食物，能降低血糖；黄瓜含果胶，能抑制糖类物质在肠道的吸收，对控制血糖和保健血管有效。二者同食，有控制血糖的作用。

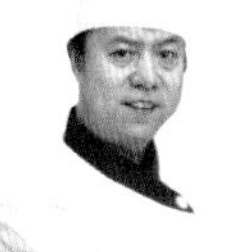
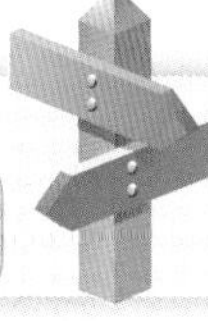
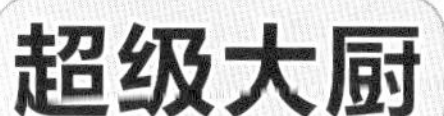

超级大厨

糖尿病吃货的逆袭

大厨支招

香菇焯烫能稳定血糖

将香菇用沸水焯烫一下，可以减少翻炒时的用油量，降低油脂的摄入，适合糖尿病患者食用。

热量：322千焦
蛋白质：4克
脂肪：4克
糖类：9克

香菇油菜

材料： 油菜200克，香菇50克。

调料： 植物油3克，酱油、水淀粉各5克，盐4克。

做法：

1. 油菜洗净，备用；香菇用温水泡发，洗净，去蒂，挤干水分切片，用沸水焯烫一下，备用。
2. 锅置火上，放油烧热，放香菇炒至变软，放入油菜翻炒，差不多快熟的时候，放酱油和盐，用水淀粉勾芡即可。

香菇木耳汤

材料： 香菇、水发黑木耳各 50 克，胡萝卜 10 克。

调料： 香油 2 克，酱油适量，盐、姜粉各 2 克。

做法：

1. 将香菇洗净，去蒂，切成片；水发黑木耳洗净，撕成小朵；胡萝卜洗净，切片。
2. 锅置火上，将适量清水倒入锅中煮沸 10 分钟，加入香菇、木耳、胡萝卜煮开，然后放入酱油、盐、姜粉和香油调味即可。

大厨支招

香菇巧搭配降糖效果好

香菇具有加速肝糖原合成、减缓糖尿病症状的作用，香菇、水发黑木耳和胡萝卜放在一起炖汤，因为没有用植物油，口感不太好，所以这时候用香油提香，既能满足糖尿病患者的口感，还能降低血糖。

热量：176千焦
蛋白质：2克
脂肪：2克
糖类：6克

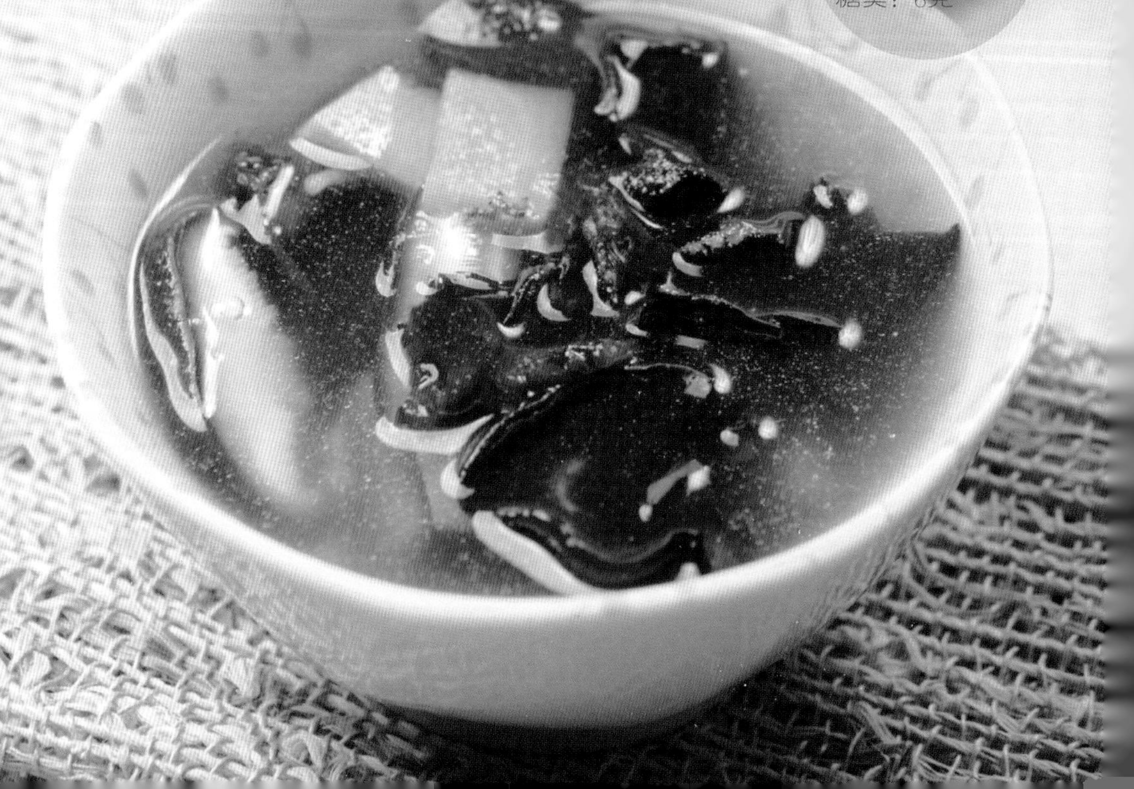

大厨支招

香菇炖煮用酱油提咸

这款菜因为属于炖菜，所以没有用植物油，而是用香油提香，降低了油脂的摄入，加上只用酱油提咸味，减少盐的摄入，虽然没有用植物油和食用盐，但是口感仍然不错，所以适合糖尿病患者食用。

香菇烧鹌鹑蛋

材料：香菇 250 克，鹌鹑蛋 100 克。

调料：酱油、香油各 2 克，料酒 10 克，姜粉、鸡精各少许。

做法：

1. 香菇洗净，去蒂，切成四半，入沸水中焯熟；鹌鹑蛋煮熟，取出过凉，剥去皮。
2. 锅置火上，倒入水、鹌鹑蛋、酱油、料酒、姜粉、鸡精、香菇片烧沸，改小火烧入味，中火收汁，淋上香油拌匀即可。

热量：849 千焦
蛋白质：17 克
脂肪：12 克
糖类：15 克

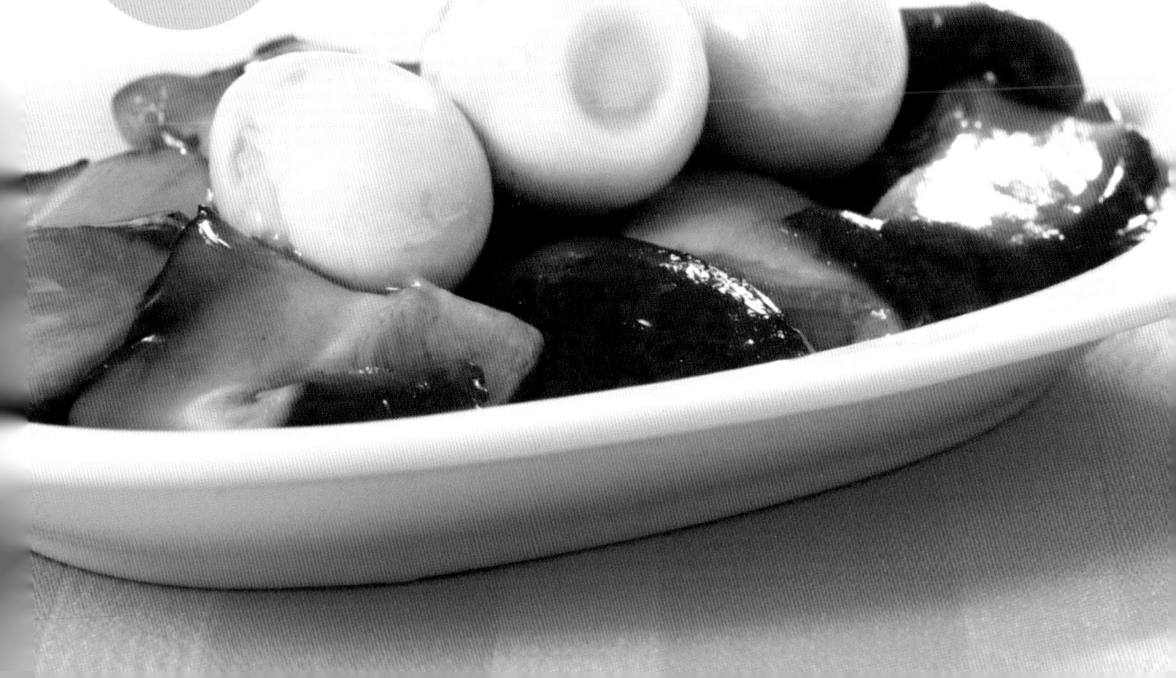

苹果

保持胰岛素正常运转

最佳食用时间 早上食用

推荐摄入量 每日200克为宜

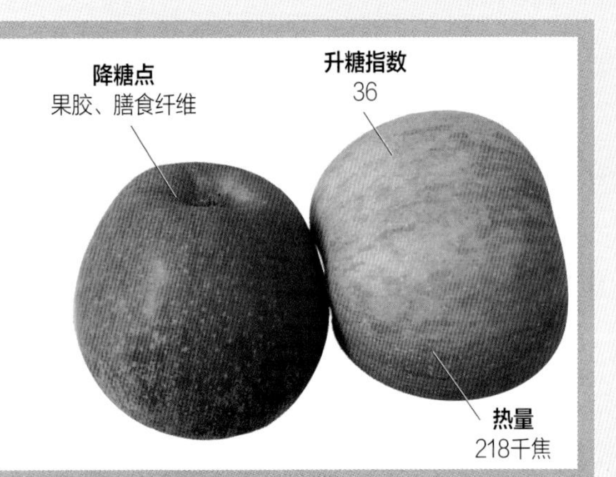

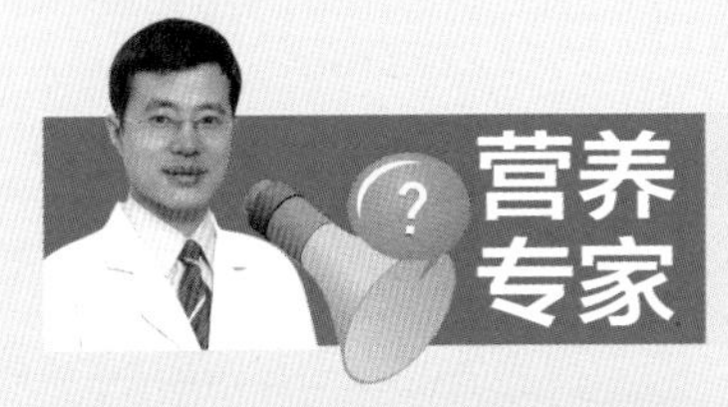

吃对打赢降糖战

百分百推荐理由

提高糖尿病患者对胰岛素的敏感性

苹果中含有的铬能提高糖尿病患者对胰岛素的敏感性，苹果酸可以稳定血糖，预防老年糖尿病。

清除血液中多余的胆固醇

苹果中富含膳食纤维，能够清除血液中多余的胆固醇。

更降糖的吃法

把苹果和芹菜一起榨汁喝，具有降低血压、软化血管的作用。

宜吃？忌吃？马上告诉你

吃苹果宜细嚼慢咽，这样利于消化吸收，还对减少人体疾病有一定的好处。

每 100 克可食部基本营养素	
营养成分	含量
蛋白质	0.2 克
脂肪	0.2 克
碳水化合物	13.5 克
膳食纤维（不溶性）	1.2 克
维生素 E	2.12 微克
钾	119 毫克
钙	1.6 毫克

费尽心思巧搭配

✔ 猪肉 + 苹果 = 减少胆固醇的吸收

苹果与猪肉搭配吃，可增加营养，并能消除猪肉的独特异味，同时苹果中的膳食纤维还可减少人体对猪肉中胆固醇的吸收。

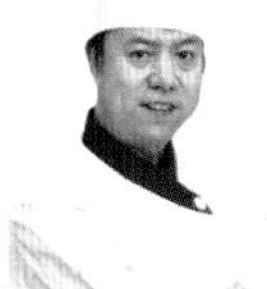

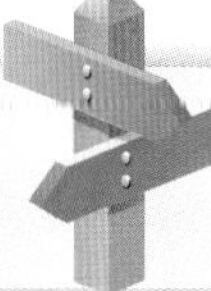

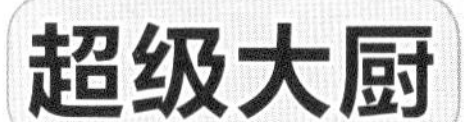

超级大厨　糖尿病吃货的逆袭

大厨支招

苹果合理搭配

将保持胰岛素正常运转的苹果、加强胰岛素作用的玉米和去掉含有油脂多的鸡皮的鸡肉一起食用，稳定血糖的效果非常好，所以这是一款适合糖尿病患者的烹饪方法。

苹果玉米汤

材料： 苹果、玉米、鸡腿各 100 克。

调料： 姜片、盐各适量。

做法：

1. 鸡腿去皮，焯一下；苹果、玉米洗净，苹果切成块。
2. 锅置火上，倒入适量清水，然后放入鸡腿、玉米、苹果和姜片，大火煮沸，再转小火煲 40 分钟，最后加盐调味即可。

热量：890千焦
蛋白质：13克
脂肪：10克
糖类：21克

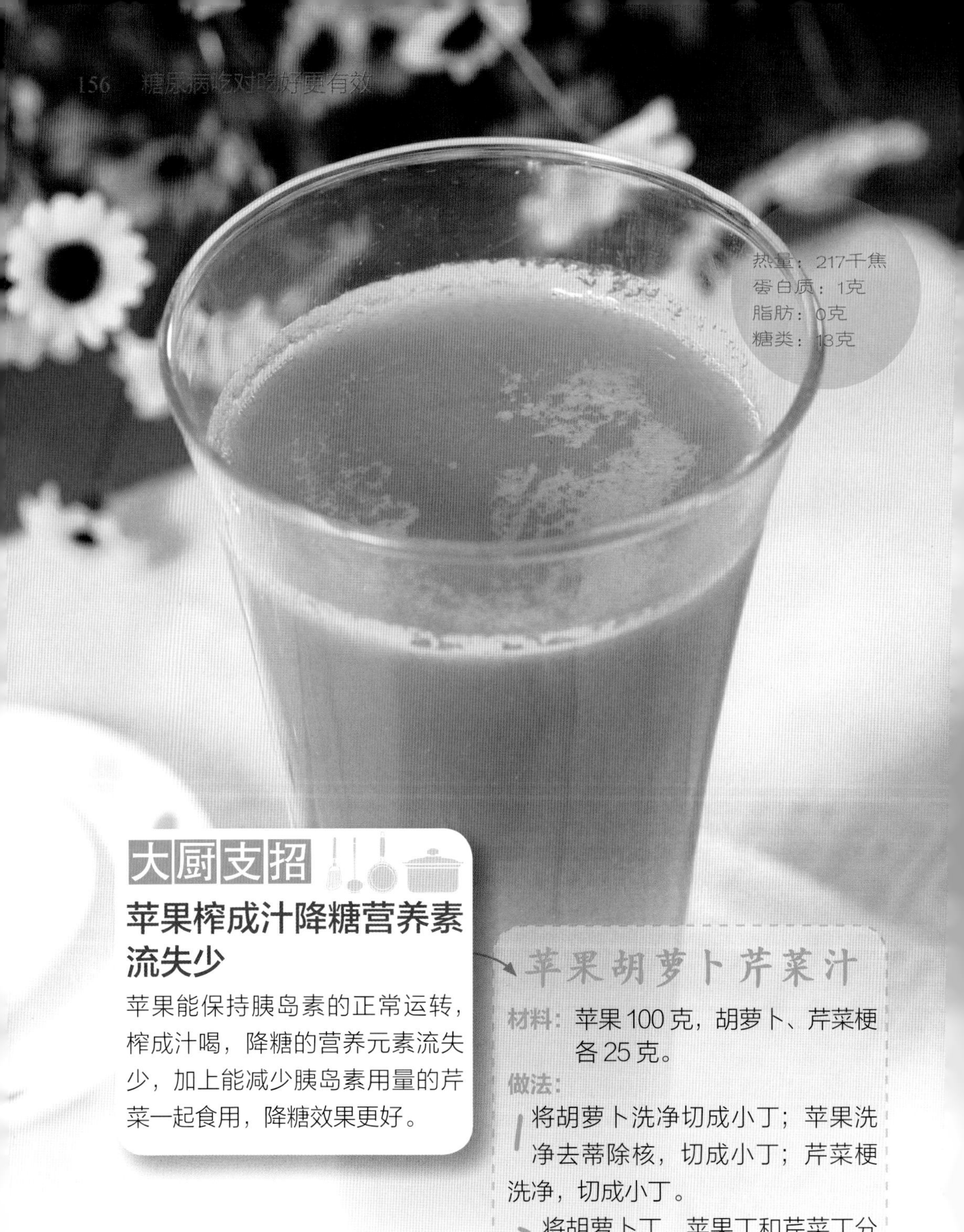

热量：217千焦
蛋白质：1克
脂肪：0克
糖类：13克

大厨支招

苹果榨成汁降糖营养素流失少

苹果能保持胰岛素的正常运转，榨成汁喝，降糖的营养元素流失少，加上能减少胰岛素用量的芹菜一起食用，降糖效果更好。

苹果胡萝卜芹菜汁

材料： 苹果100克，胡萝卜、芹菜梗各25克。

做法：

1. 将胡萝卜洗净切成小丁；苹果洗净去蒂除核，切成小丁；芹菜梗洗净，切成小丁。
2. 将胡萝卜丁、苹果丁和芹菜丁分别放入榨汁机中榨汁，最后将三种食材所榨的汁混合后调匀即可。

大厨支招

苹果炖汤降糖作用更佳

苹果能保持胰岛素正常运转，和用沸水焯烫的猪瘦肉一起食用，既保证了降糖营养素的流失，又减少了油脂的摄入，降糖效果非常好。

苹果瘦肉汤

材料： 猪瘦肉、苹果、玉米笋各 100 克。

调料： 盐、料酒各 5 克，葱段、姜片各适量。

做法：

1. 猪瘦肉洗净，切成厚片，沸水焯烫；苹果洗净，去核，连皮切成月牙块；玉米笋洗净，斜刀切成段。
2. 汤锅中加入清水，放入瘦肉片、料酒、葱段和姜片煮熟，小火炖 30 分钟煮至肉烂。
3. 放入苹果块和玉米笋，炖至煮烂，加入盐调味即可。

热量：790千焦
蛋白质：22克
脂肪：7克
糖类：17克

橘子

促进身体对葡萄糖的吸收

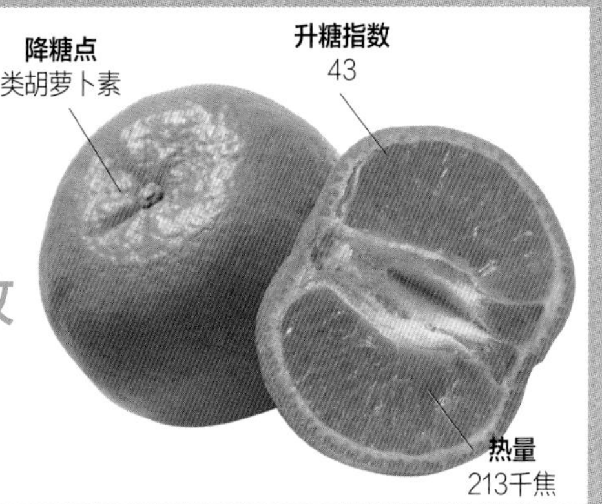

最佳食用时间 秋冬季食用

推荐摄入量 每日1~2 个为宜

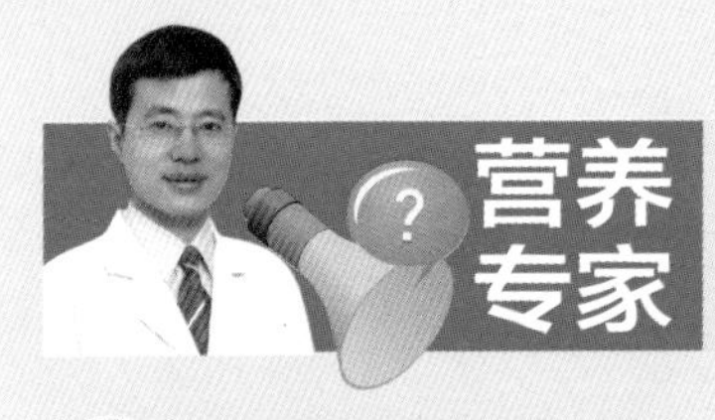

吃对打赢降糖战

百分百推荐理由

促进组织对葡萄糖的利用

橘子中的维生素C可维持胰岛素的功能，促进机体对葡萄糖的利用。

预防毛细血管渗血

橘子的丝络中含有维生素P，能使人的血管保持正常的密度和弹性，减少血管壁的渗透性和脆性，可以预防糖尿病患者发生视网膜出血。

更降糖的吃法

橘子的升糖指数低，能减缓血糖上升的速度，糖尿病患者可长期食用。

宜吃？忌吃？马上告诉你

橘子一次不宜食用过多，否则容易“上火”，促发口腔炎、牙周炎等症。

每 100 克可食部基本营养素	
营养成分	含量
蛋白质	0.7 克
脂肪	0.2 克
碳水化合物	11.9 克
膳食纤维（不溶性）	0.4 克
维生素C	28 毫克
胡萝卜素	890 微克

费尽心思巧搭配

✔ 猪肝 + 橘子 = 促铁质吸收

食用富含铁质的猪肝等食物后，可进食一些橘子，可以促进铁质的吸收。

✔ 核桃 + 橘子 = 减缓葡萄糖的吸收

二者搭配食用，不仅能促进铁的吸收，还能延缓葡萄糖的吸收。

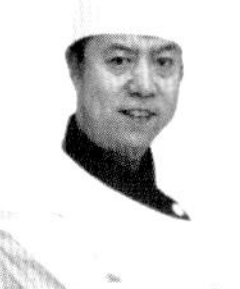

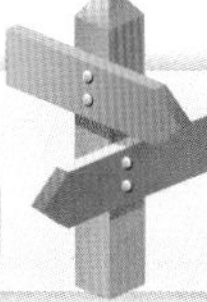

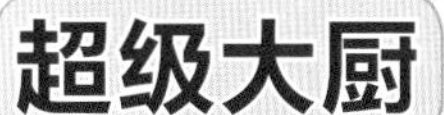

超级大厨

糖尿病吃货的逆袭

大厨支招

橘子合理搭配降糖作用显著

具有促进身体对葡萄糖吸收作用的橘子和能促进胰岛素分泌的西葫芦搭配食用，对糖尿病患者降低血糖都有好处，所以这道菜很适合糖尿病患者食用。

橘子炒西葫芦

材料： 西葫芦 200 克，橘子 100 克。

调料： 葱末、蒜末各 5 克，盐 2 克，植物油 3 克。

做法：

1 橘子去皮剥成瓣；西葫芦切开，去子儿，切成厚片。

2 将西葫芦用开水焯一下，捞出凉凉。

3 锅热倒油烧热，放入蒜末爆香，加入西葫芦翻炒片刻，然后放入橘子瓣，最后加盐、葱末炒匀即可。

热量：389千焦
蛋白质：2克
脂肪：3克
糖类：10克

大厨支招

橘子羹用木糖醇改善口感

这道菜应该是甜味的，但是由于放入糖会提高糖尿病患者的血糖，所以可加入木糖醇，既能保证菜有甜味，糖类含量又不多，口感也不错。

橘瓣银耳羹

材料： 橘子100克，银耳15克，枸杞10克。

调料： 木糖醇适量。

做法：

1. 银耳用清水泡发，择洗干净，撕成小朵；橘子去皮，分瓣。
2. 锅置火上，放入银耳和适量清水，大火烧开后转小火煮至汤汁略稠，加入橘子瓣、枸杞子和木糖醇煮两分钟即可。

热量：389千焦
蛋白质：3克
脂肪：1克
糖类：25克

大厨支招

橘子榨成汁降糖营养素流失少

将橘子、草莓和酸奶一起榨汁食用，不用单独添加糖类，但口感还不错，最重要的是营养丰富，还能促进身体对葡萄糖的吸收，适合糖尿病患者食用。

草莓橘子酸奶

材料：橘子100克，草莓50克，原味酸奶300毫升。

做法：

1. 草莓去蒂、洗净、切丁；橘子去皮、切小块。
2. 将草莓、橘子和酸奶一同放入果汁机中打匀即可。

热量：828千焦
蛋白质：6克
脂肪：6克
糖类：31克

山楂

预防糖尿病血管并发症

降糖点
钙、维生素C、胡萝卜素、黄酮类物质、胆碱
热量
397千焦

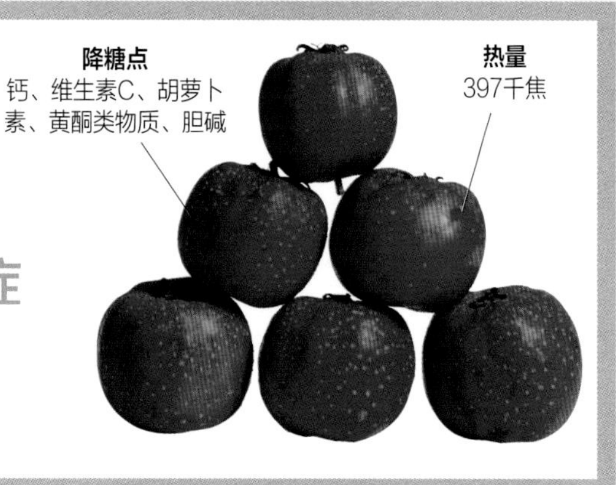

最佳食用时间 饭后食用
推荐摄入量 每日3~4个为宜

营养专家

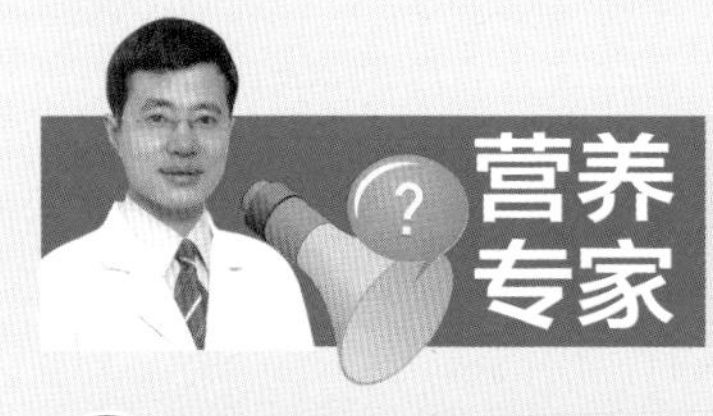

吃对打赢降糖战

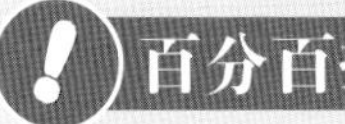

百分百推荐理由

增加肝糖原储备，不影响血糖

山楂中的山楂酸可显著对抗肾上腺素、葡萄糖引起的血糖升高，可增加肝糖原储备，不影响正常血糖。

有效防治心脑血管疾病

山楂中含有的山楂酸、柠檬酸能显著降低血清胆固醇及甘油三酯，有效防治心脑血管疾病。

更降糖的吃法

山楂含解酯酶，炖肉放点山楂，既能解油腻，又能促进肉在肠胃内的消化，帮助糖尿病患者体内胆固醇转化。

宜吃？忌吃？马上告诉你

山楂不能空腹吃，否则易加重饥饿感，可能引起胃疼。

每 100 克可食部基本营养素	
营养成分	含量
蛋白质	0.5 克
脂肪	0.6 克
碳水化合物	25.1 克
膳食纤维（不溶性）	3.1 克
胡萝卜素	100 微克
维生素 B_1	0.02 毫克
维生素 C	53 毫克
钙	52 毫克

费尽心思巧搭配

✓ 牛肉 + 山楂 = 促进铁质吸收

山楂适宜搭配牛肉食用，因为其富含的维生素 C 能够促进人体对牛肉中所含的铁质的吸收，从而提高牛肉的营养价值。

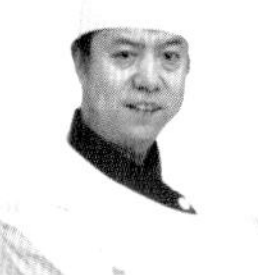

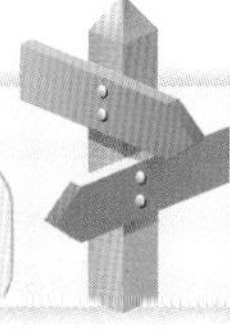

超级大厨 糖尿病吃货的逆袭

大厨支招

山楂巧搭配降糖作用显著

山楂有软化血管的作用，可以预防糖尿病并发症的发生；豆腐焯过水的话，既不容易碎，也能减少用油量，降低油脂的摄入，还能及时传递胰岛素的信息，两者搭配食用，降糖作用显著。

山楂烧豆腐

材料： 鲜山楂50克，豆腐400克。

调料： 葱花、姜末各10克，盐3克，植物油3克。

做法：

1. 山楂用清水浸泡5分钟，洗净，去蒂，除子儿；豆腐洗净，切小块，用沸水焯烫一下，备用。
2. 锅置火上，倒油烧至七成热，炒香葱花、姜末，放入豆腐块翻炒均匀，加少量清水大火烧开，转小火烧5分钟，下入山楂略炒，加盐调味即可。

热量：1618千焦
蛋白质：32克
脂肪：18克
糖类：26克

大厨支招

山楂果泥用木糖醇改善口感

做山楂果泥的时候，如果不放糖会很酸，但是放糖会增加糖尿病患者的血糖，所以我选用了代糖食品——木糖醇，既可以保证良好的口感，又不会升高血糖。

山楂果泥

材料： 山楂、胡萝卜各100克。

调料： 木糖醇适量。

做法：

1. 将山楂洗净，煮熟去核；胡萝卜洗净，切成块，煮熟。
2. 将山楂、胡萝卜分别放入搅拌机，加入适量清水，搅打成果泥。
3. 将两种果泥混合，再加入适量清水大火烧开，然后加入木糖醇，转小火不停地搅拌10分钟即可。

热量：451千焦
蛋白质：1克
脂肪：1克
糖类：28克

柚子

减轻胰岛 β 细胞的负担

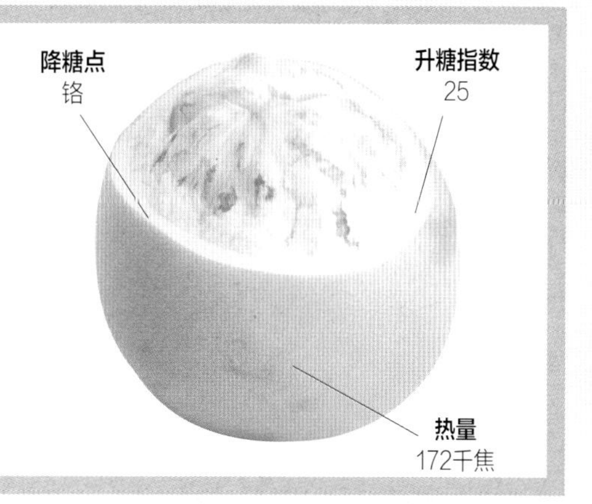

最佳食用时间 餐后半小时食用
推荐摄入量 每日50克为宜

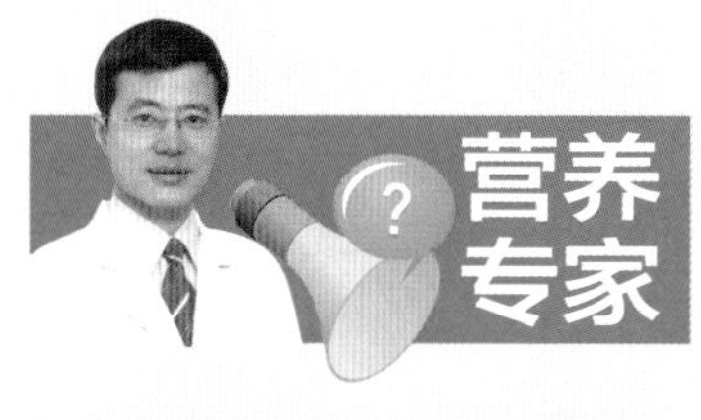

吃对打赢降糖战

百分百推荐理由

减轻胰岛 β 细胞的负担

柚子中含有的铬可增强胰岛素活性；柚子含有的柚苷配基，有助于消化分解脂肪，减轻胰岛 β 细胞的负担。

有助于降低血压

柚子是高钾低钠的水果，有助于降低血压。

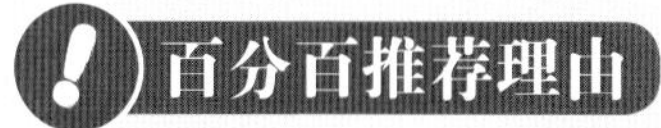

更降糖的吃法

对于患有 II 型糖尿病的患者来说，常喝柚子果汁，既可帮助降低血糖，还能防糖尿病并发症。

宜吃？忌吃？马上告诉你

在服用降压药期间，不要吃柚子或饮用柚子汁，否则可能产生血压骤降等严重的毒副反应。

每 100 克可食部基本营养素	
营养成分	含量
蛋白质	0.8 克
脂肪	0.2 克
碳水化合物	9.5 克
膳食纤维（不溶性）	0.4 克
维生素 B_2	0.03 毫克
维生素 C	23 毫克
钙	4 毫克

费尽心思巧搭配

番茄 + 柚子 = 预防并发症

番茄和柚子都富含维生素 C，低热低糖，一起打汁食用，能清除体内自由基，可预防糖尿病神经病变和血管病变。

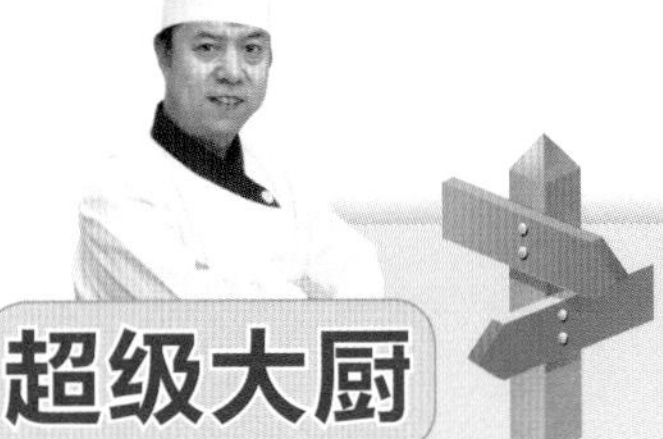

超级大厨 糖尿病吃货的逆袭

大厨支招

生吃柚子油脂少

三丝拌柚块因为是凉拌菜，等于是生吃柚子，所以不用植物油，但是我们加入香油，既可以提香，也可以让菜品油脂少，口感也不错。

三丝拌柚块

材料： 柚子200克，香菜10克，红柿子椒、豆腐丝各25克。

调料： 盐4克，香油2克。

做法：

1. 柚子去皮，果肉切块；香菜择洗干净，切段；红柿子椒洗净，去蒂，除子儿，切丝；豆腐丝洗净，切短段，放入沸水中焯透，捞出，过凉，沥干水分。
2. 柚子肉、香菜段、红柿子椒丝、豆腐丝放入同一个盘中，加盐和香油拌匀即可。

热量：435千焦
蛋白质：3克
脂肪：4克
糖类：15克

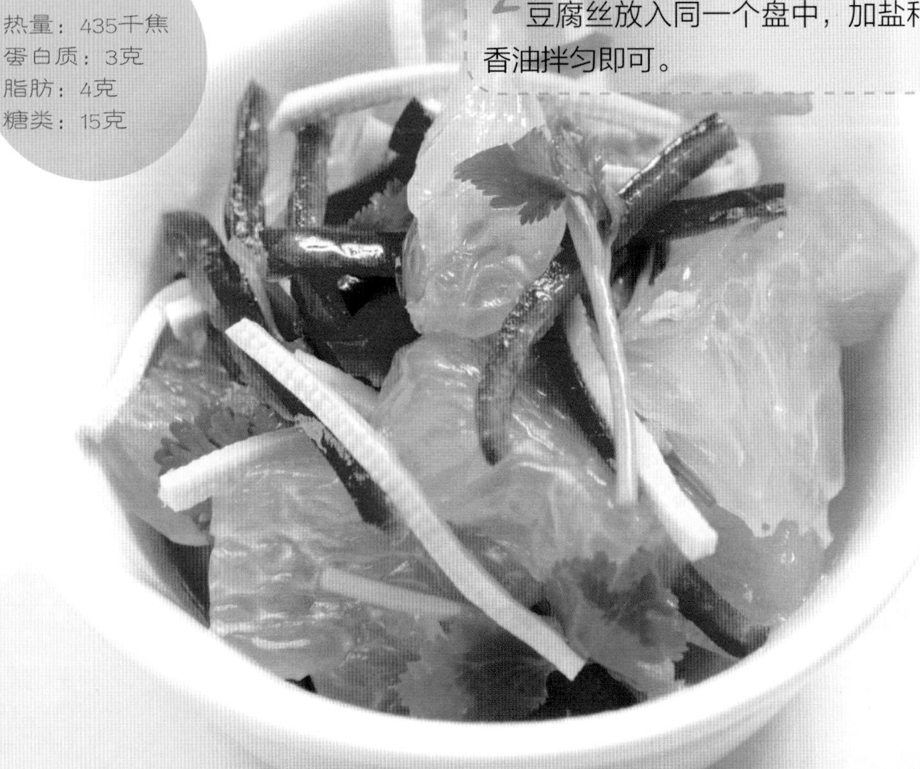

大厨支招

柚子巧搭配口感好又降糖

这款沙拉，既没有植物油，又没有食盐，还没有糖类，但是口感酸甜可口，关键是柚子还能减轻胰岛 β 细胞的负担，适合糖尿病患者食用。

柚子哈密瓜

材料： 柚子、哈密瓜各 100 克。

做法：

1. 哈密瓜洗净，纵向切开，去子儿，横向切成两厘米厚的片，在盘中摆成空心的圆形。
2. 柚子洗净，去皮，分小瓣，放在由哈密瓜片摆成的空心圆内。
3. 牙签放在盘边，食用时用牙签插取哈密瓜片和柚子瓣即可。

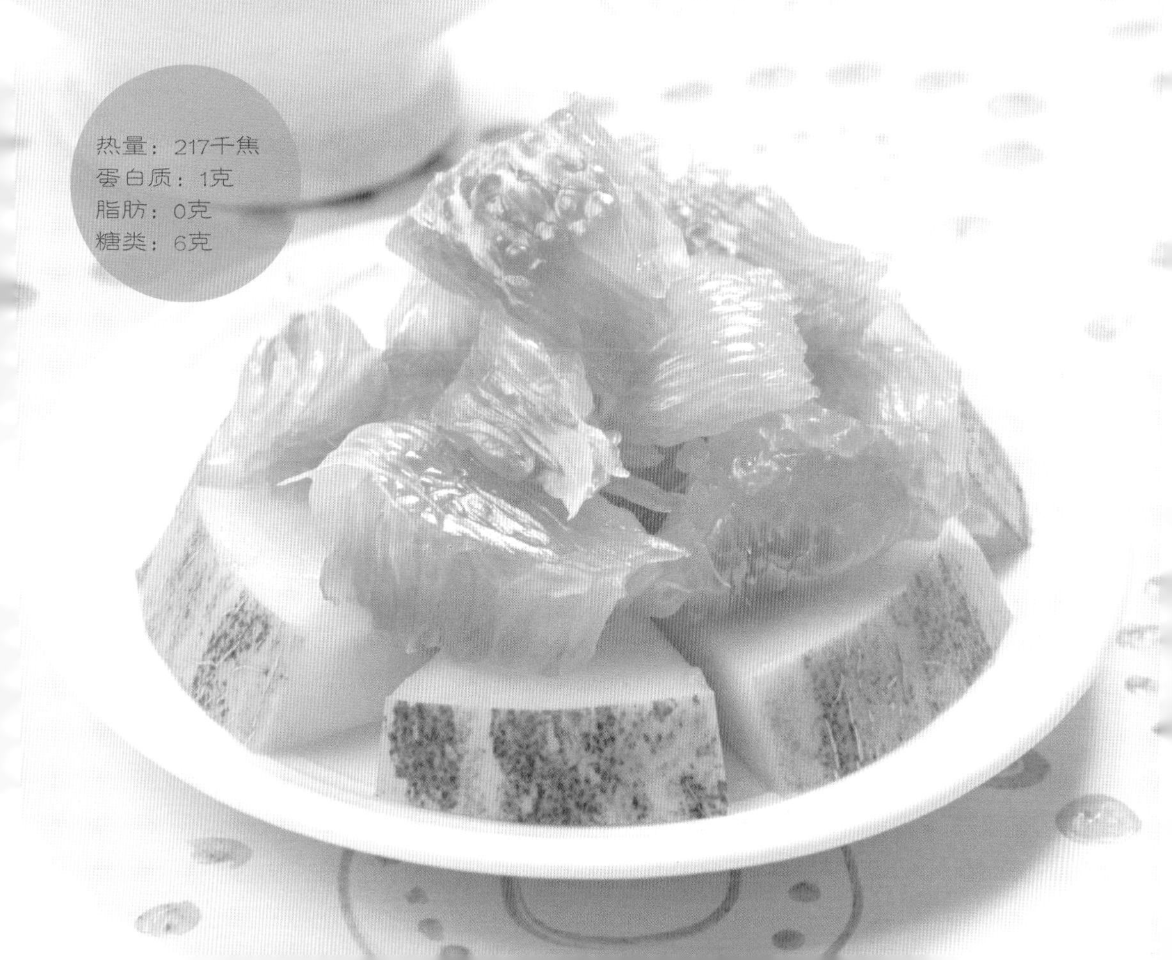

热量：217千焦
蛋白质：1克
脂肪：0克
糖类：6克

草莓

延缓葡萄糖吸收速度

最佳食用时间 初夏食用
推荐摄入量 每日150克为宜

降糖点
低热量、维生素、矿物质
热量
126千焦

营养专家

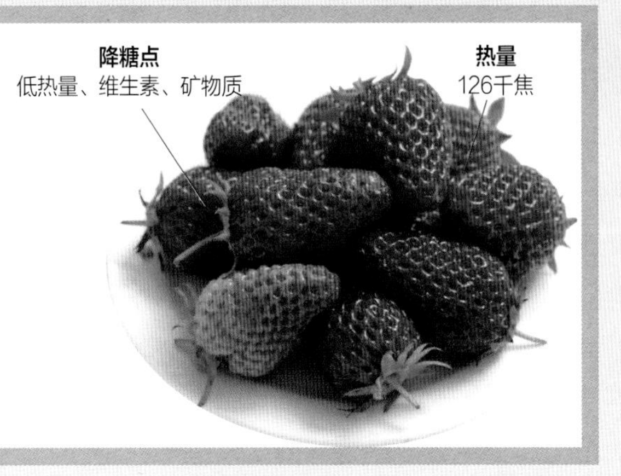

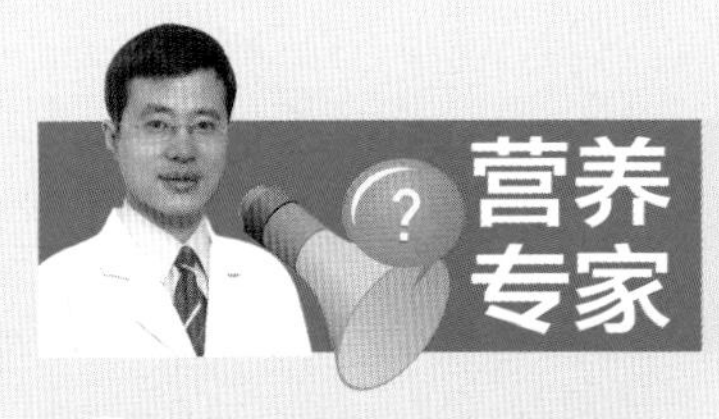

吃对打赢降糖战

百分百推荐理由

降低葡萄糖的吸收速度

草莓热量较低且含膳食纤维，能延长食物在肠道内的停留时间，降低葡萄糖的吸收速度，避免血糖的剧烈波动。

防止糖尿病引起的眼部病变

草莓中的胡萝卜素能转化为维生素A，可防止糖尿病引起的眼部病变。

更降糖的吃法

把草莓和麦片一起煮粥，降压、降脂、降糖效果佳。

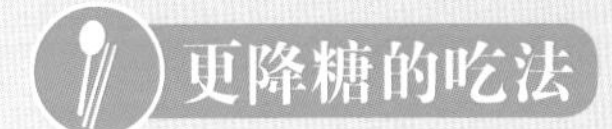

宜吃？忌吃？马上告诉你

不要食用畸形草莓，这种草莓往往是在种植过程中滥用激素造成的，长期大量食用这样的果实，有可能损害人体健康。

每100克可食部基本营养素

营养成分	含量
蛋白质	1克
脂肪	0.2克
碳水化合物	7.1克
膳食纤维（不溶性）	1.1克
胡萝卜素	30微克
维生素 B_2	0.03毫克
维生素C	47毫克
磷	27毫克

费尽心思巧搭配

✔ 燕麦片 + 草莓 = 促进铁的吸收

燕麦片中含有铁，与富含维生素C的草莓搭配在一起食用，能使铁的吸收率大大提高。

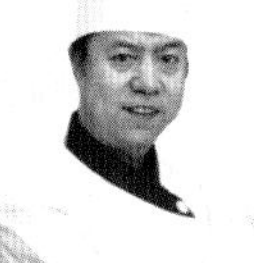

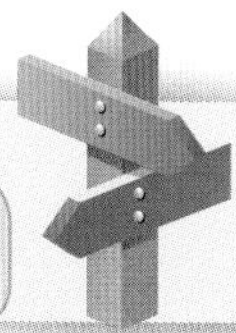

超级大厨

糖尿病吃货的逆袭

大厨支招

草莓汁用木糖醇提升香甜

做果汁的时候不加糖，口感可能不会太好，但是我们加入了代糖食品——木糖醇，让这款果汁，口感香甜，加上酸奶，可谓是酸甜可口！

草莓柚奶汁

材料：柚子 100 克，原味酸奶 100 毫升，草莓 50 克。

辅料：木糖醇适量。

做法：

1. 柚子去皮，果肉切成小块；草莓去蒂，洗净。
2. 将柚子块和草莓放入榨汁机中，加入酸奶，搅打成汁，倒入杯中即可。

热量：481千焦
蛋白质：3克
脂肪：3克
糖类：13克

大厨支招

草莓巧搭配有益糖尿病患者

将可以延缓葡萄糖吸收速度的草莓和可以预防糖尿病性周围神经病变的火龙果一起食用，对糖尿病患者有益。

草莓火龙果汁

材料： 草莓和火龙果果肉各150克。

调料： 木糖醇适量。

做法：

1 将草莓洗净去蒂；火龙果剥皮取果肉，切成块。

2 将草莓和火龙果放入榨汁机中榨成汁即可，可放入冰箱中冰镇后饮用。

热量：502千焦
蛋白质：3克
脂肪：1克
糖类：30克

猕猴桃

减轻胰岛 β 细胞的负担

最佳食用时间 餐前、餐后1小时均可食用
推荐摄入量 每日100~200克为宜

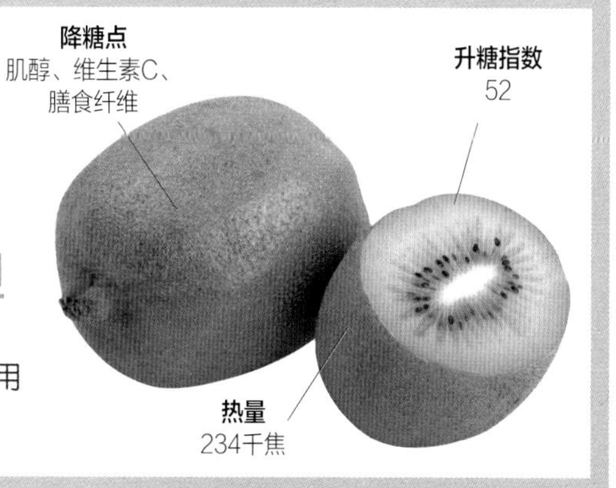

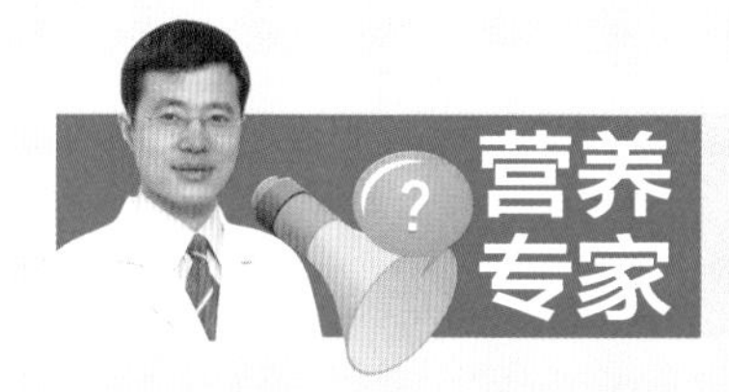

吃对打赢降糖战

百分百推荐理由

对糖代谢有很好的调节作用

猕猴桃中的肌醇是天然糖醇类物质，对糖代谢有很好的调节作用。

改善血液流动，阻止血栓的形成

猕猴桃富含精氨酸，能有效地改善血液流动，阻止血栓的形成。

更降糖的吃法

猕猴桃的升糖指数低，如果和银耳、甜味剂一起煮汤喝，能稳定糖尿病患者的血糖，有润肺生津、滋阴养胃的功效，适合患有燥热、消渴、食欲缺乏的糖尿病患者常饮。

宜吃？忌吃？马上告诉你

有些儿童食用猕猴桃过多会引起严重的过敏反应，甚至导致虚脱。

每 100 克可食部基本营养素

营养成分	含量
蛋白质	0.8 克
脂肪	0.6 克
碳水化合物	14.5 克
膳食纤维（不溶性）	2.6 克
维生素 C	62 毫克
维生素 E	2.43 毫克

费尽心思巧搭配

✔ 酸奶 + 猕猴桃 = 防止便秘

酸奶所含的益生菌和猕猴桃中的膳食纤维，可以维持肠道健康，防止便秘。

✔ 樱桃 + 猕猴桃 = 降低血糖

促进铁的吸收，而且两者都富含的维生素 C，有助于降低血糖。

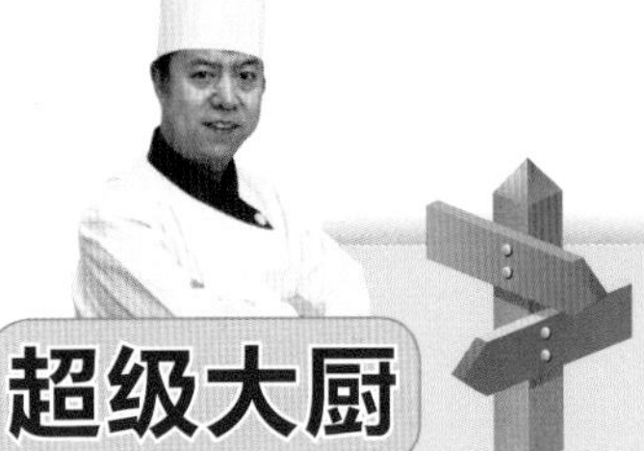

超级大厨

糖尿病吃货的逆袭

大厨支招

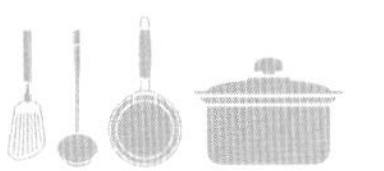

猕猴桃科学搭配稳定血糖

这款水果沙拉里不放糖，可能会影响口感，但是将猕猴桃、芒果、葡萄干和酸奶放入里面，可以让沙拉酸甜可口，再加上鸡蛋，糖尿病患者食用不但不会升高血糖，还会补充充足的营养物质。

鸡蛋水果沙拉

材料： 猕猴桃100克，芒果50克，鸡蛋60克，葡萄干10克。

调料： 原味酸奶适量。

做法：

1. 鸡蛋煮熟，切成小块；猕猴桃洗净，去皮，切丁；芒果洗净，去核，切丁。
2. 取盘，放入鸡蛋丁、猕猴桃丁、芒果丁。
3. 将原味酸奶淋在水果丁上拌匀即可。

热量：694千焦
蛋白质：8克
脂肪：5克
糖类：24克

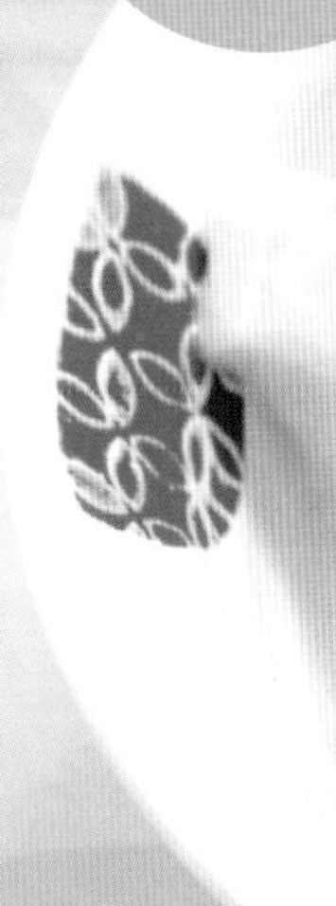

热量：456千焦
蛋白质：2克
脂肪：1克
糖类：28克

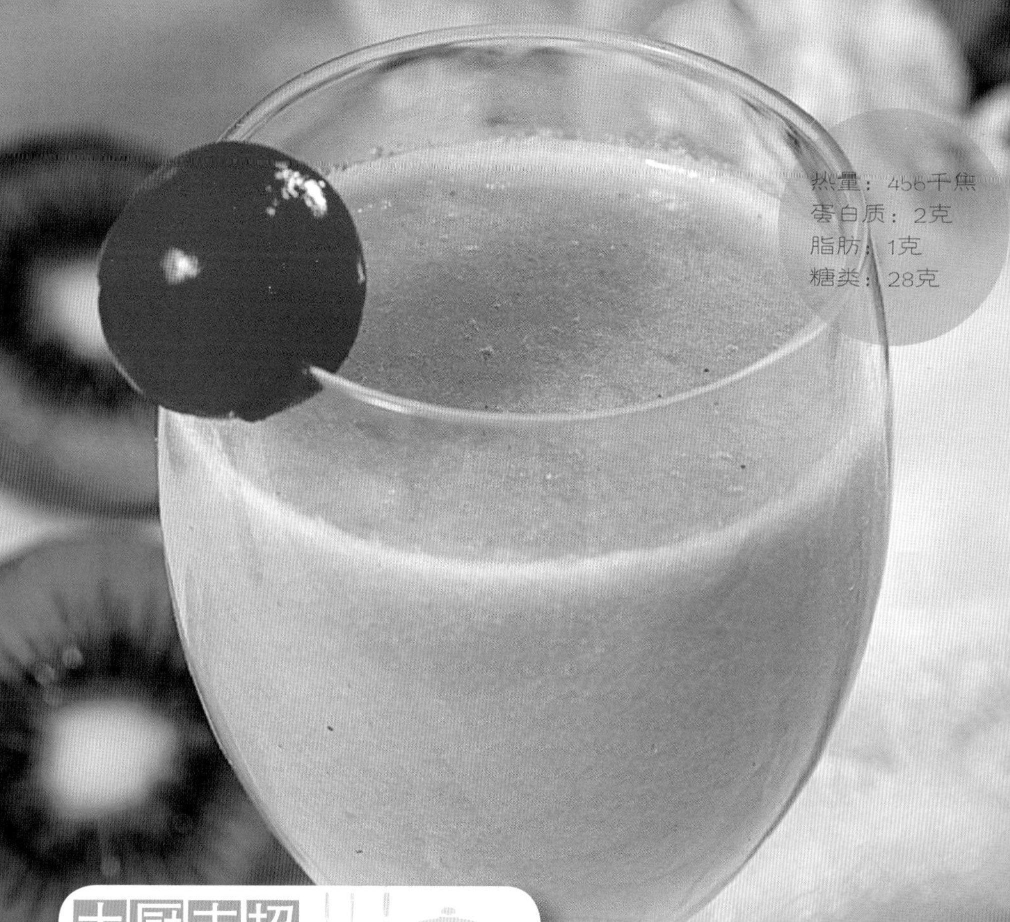

大厨支招

猕猴桃汁木糖醇提味降糖作用更佳

这款果汁中，如果不添加糖类物质，可能会影响口感，所以我们加入了代糖食品——木糖醇，既可以让口感香甜，又不会导致血糖升高，是一款适合糖尿病患者食用的果汁。

猕猴桃杏汁

材料： 猕猴桃200克，杏50克。

调料： 木糖醇适量。

做法：

1. 将猕猴桃洗净，去皮，切小丁；杏洗净，去核，切小丁。
2. 将猕猴桃丁和杏肉丁一同放入榨汁机中榨汁，倒入杯中饮用即可。

樱桃

增加人体内胰岛素的含量

最佳食用时间 夏季食用

推荐摄入量 每日10个为宜

降糖点
花青素苷
升糖指数
22
热量
192千焦

营养专家

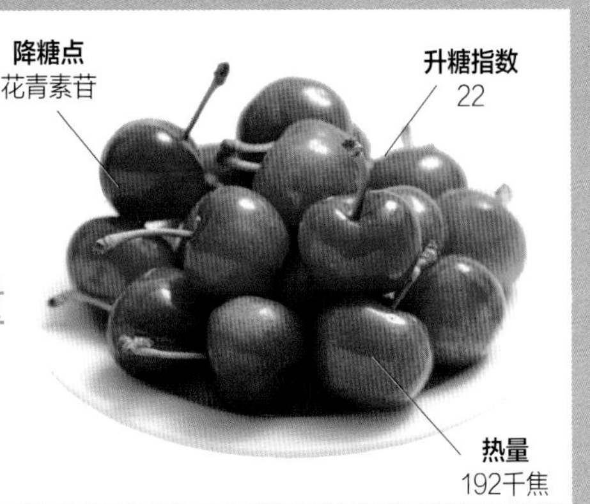

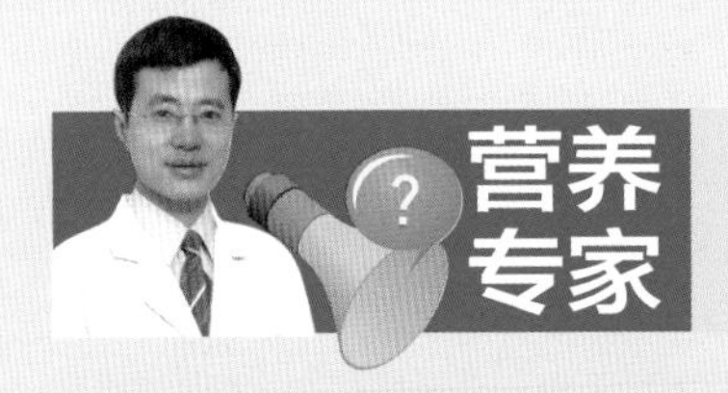

吃对打赢降糖战

百分百推荐理由

增加人体内胰岛素的含量

樱桃富含的花青素，能够促进胰岛素的生成，增加人体内胰岛素的含量，有效地降低血糖。

降低患动脉硬化的概率

樱桃中含有的维生素C，可清除血液中的胆固醇，降低患动脉硬化的概率。

更降糖的吃法

把樱桃和西米一起熬粥，既可以降血糖，还能补铁补血，适合糖尿病患者食用。

宜吃？忌吃？马上告诉你

樱桃不宜多吃，因为它含有一定量的氰苷，食用过多有可能引起铁中毒或氰化物中毒。

每 100 克可食部基本营养素	
营养成分	含量
蛋白质	1.1 克
脂肪	0.2 克
碳水化合物	10.2 克
膳食纤维（不溶性）	0.3 克
胡萝卜素	210 微克
维生素 B_2	0.02 毫克
维生素 C	10 毫克
维生素 E	2.22 微克
铁	0.4 毫克
磷	27 毫克

费尽心思巧搭配

✔ 牛奶 + 樱桃 = 控制血糖

牛奶可中和樱桃的热性。此外，二者所含的维生素、花青素、钙等营养素，有利于糖尿病患者控制血糖。

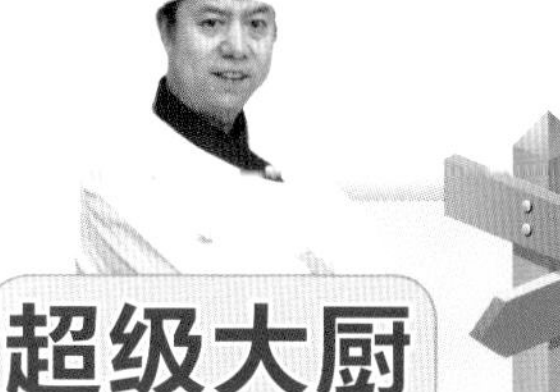
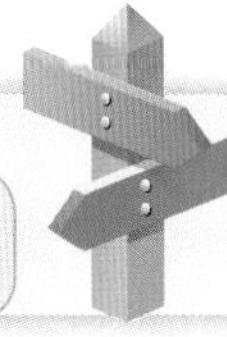

超级大厨　糖尿病吃货的逆袭

大厨支招

樱桃完美口感木糖醇加分

这款水果凉盘中，不加油和盐，食材的降糖效果也不错，但没有加入糖类，口感可能会不太好，为此，我加入了代糖食品——木糖醇，既可以满足口感的享受，又不会升高血糖，是糖尿病患者不错的选择。

水果凉盘

材料： 樱桃、苹果、梨、李子、桃、菠萝、西瓜瓤各 50 克。

调料： 晶体木糖醇适量。

做法：

1. 将苹果、梨、李子、桃洗净，去蒂和核，切成橘子瓣形；菠萝肉切块；樱桃洗净；西瓜瓤切块。
2. 在锅中放入适量清水，加适量晶体木糖醇熬至溶化，倒入碗中，凉凉后放入冰箱冷藏 40 分钟。最后将所有水果一同放入盘内，倒入冷藏过的木糖醇水即可。

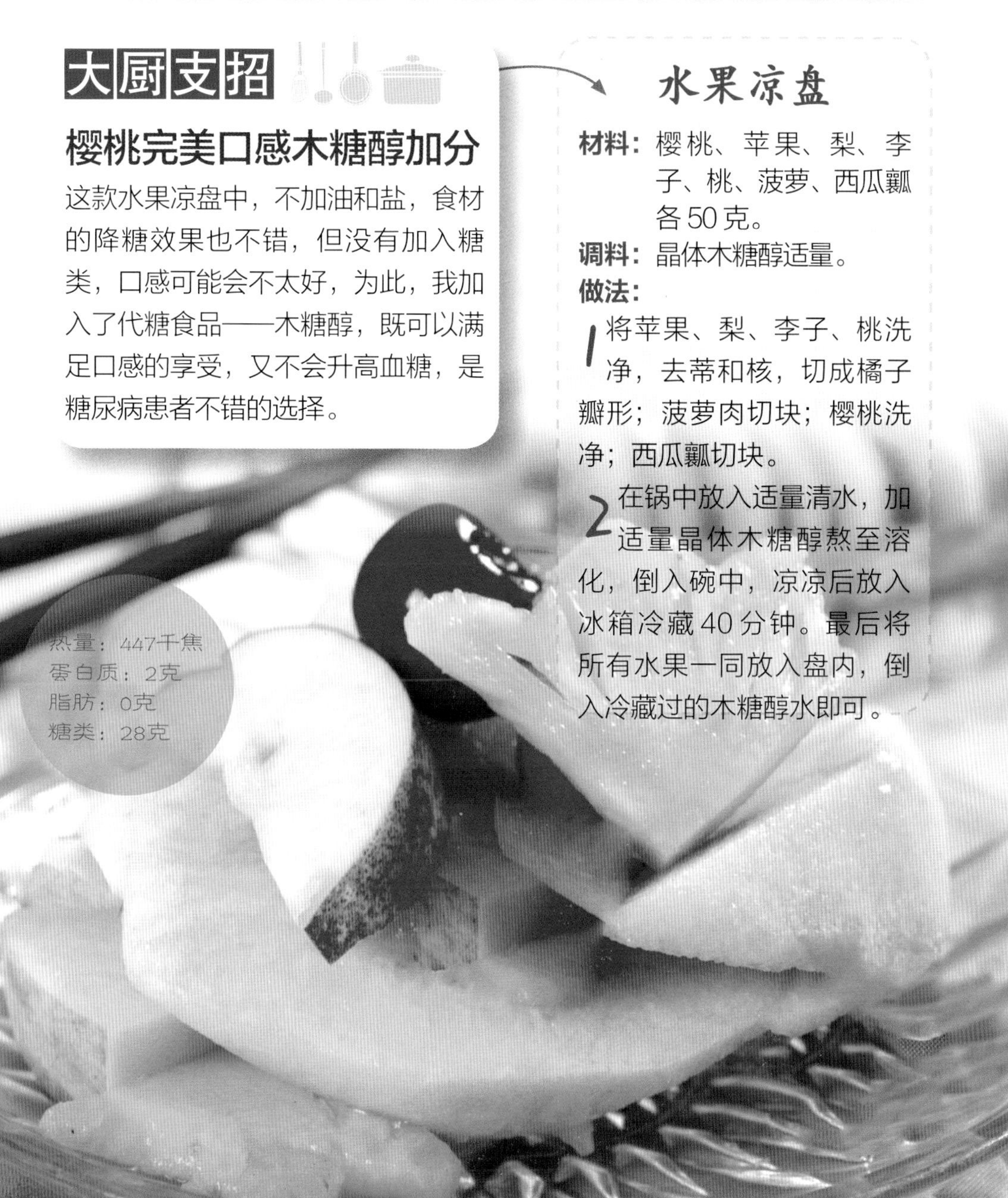

热量：447千焦
蛋白质：2克
脂肪：0克
糖类：28克

大厨支招 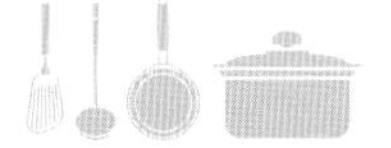

樱桃合理搭配口感酸甜可口

这款果汁中没有添加任何糖类，但是苹果的甜加上樱桃的酸甜，两者搭配，口感还是不错的。

樱桃苹果汁

材料： 苹果200克，樱桃100克。

做法：

1. 将苹果洗净去核，切成块；樱桃洗净去核。
2. 将苹果和樱桃放入榨汁机中榨成汁即可。

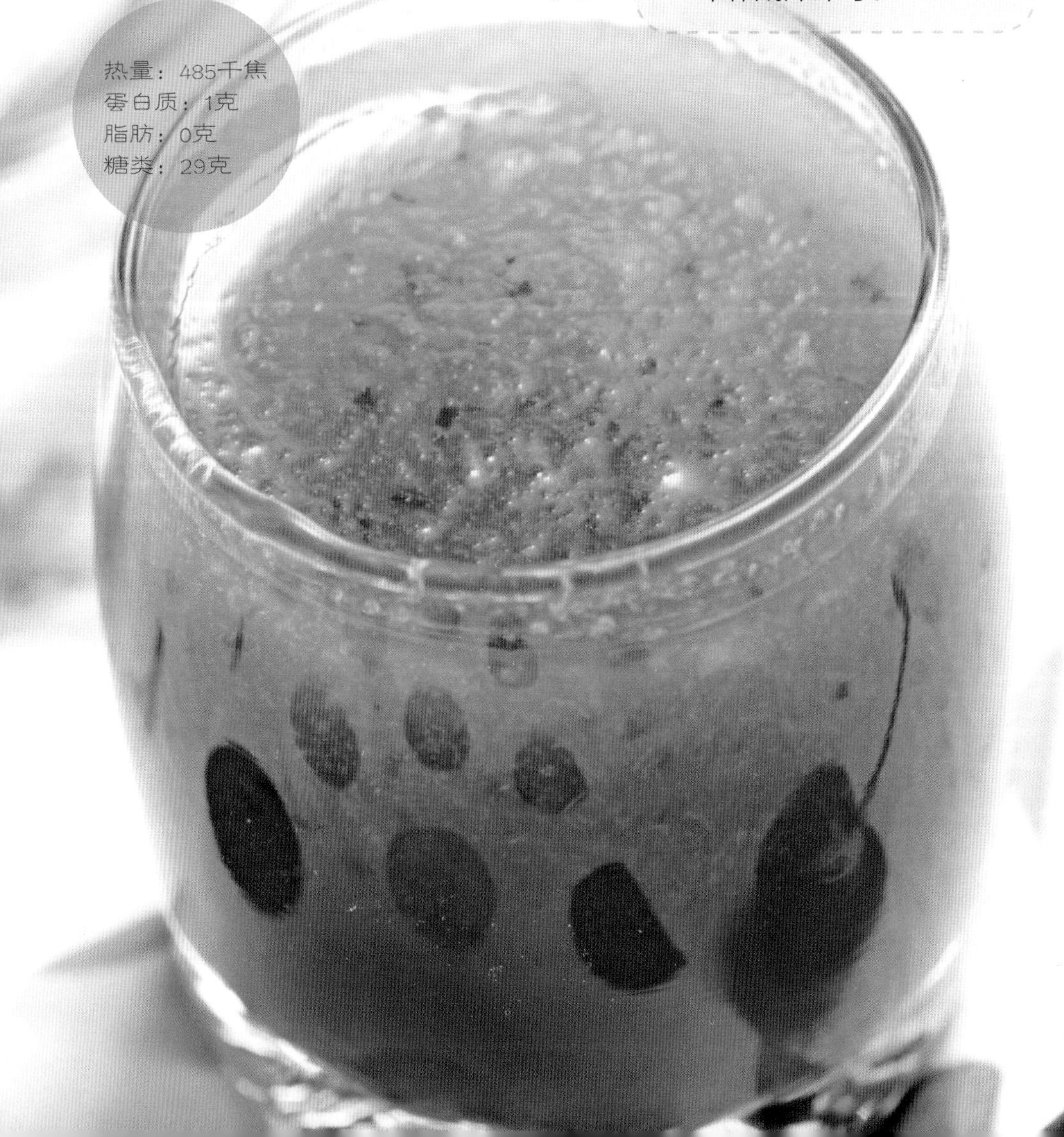

热量：485千焦
蛋白质：1克
脂肪：0克
糖类：29克

橙子

缓解糖尿病患者口渴的情况

最佳食用时间 餐前或餐后半小时食用

推荐摄入量 每日半个为宜

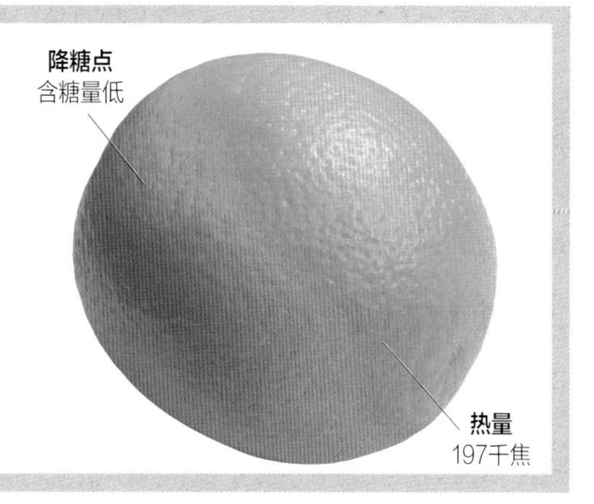

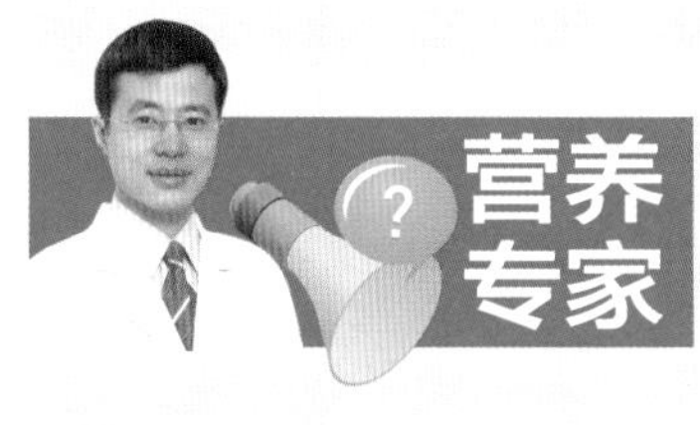

吃对打赢降糖战

百分百推荐理由

可改善糖尿病患者的口渴症状

橙子中的含糖量低，食用后不会快速升高血糖，可改善糖尿病患者的口渴症状。

增加毛细血管的弹性

橙子中含有丰富的维生素 C、维生素 P，能增加毛细血管的弹性，降低血液中胆固醇。

更降糖的吃法

橙子榨汁后，最好立即饮用，否则空气中的氧会降低其维生素 C 的含量。

宜吃？忌吃？马上告诉你

橙子不宜在餐前或空腹时食用，否则会刺激胃黏膜，不利于胃部健康。

每 100 克可食部基本营养素

营养成分	含量
蛋白质	0.8 克
脂肪	0.2 克
碳水化合物	11.1 克
膳食纤维（不溶性）	0.6 克
维生素 B_1	0.05 毫克
维生素 B_2	0.04 毫克
维生素 C	33 毫克

费尽心思巧搭配

✔ 猕猴桃 + 橙子 = 维持血糖稳定

加强维生素 C 的作用，维持血糖稳定。

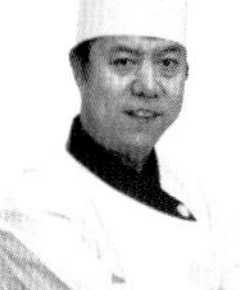

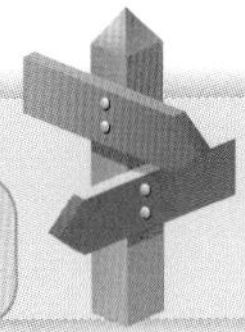

超级大厨 糖尿病吃货的逆袭

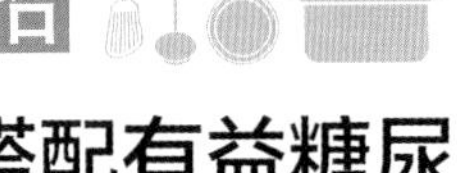

大厨支招

橙子科学搭配有益糖尿病患者

具有可以缓解糖尿病患者口渴情况的橙子和能够加强胰岛素作用的玉米搭配食用，对糖尿病患者非常有利。

热量：1279千焦
蛋白质：7克
脂肪：4克
糖类：62克

橙子炒饭

材料： 橙子、鲜玉米粒各50克，青椒25克，米饭200克。

调料： 葱末、姜末、蒜末各5克，植物油3克，盐2克。

做法：

1. 将橙子去皮取果肉切成小块；青椒洗净切丁，过沸水焯烫，备用；鲜玉米粒洗净，过沸水焯烫，备用。
2. 锅置火上，倒入植物油烧至六成热，放入葱末、姜末、蒜末爆香，再将除米饭外的各种食材一起放入锅内，翻炒均匀，再倒入米饭同炒，最后加盐调味即可。

大厨支招

橙子蒸着吃降低油脂摄入

这道菜通过蒸的方法，可以减少用油量，降低油脂的摄入，而且营养不流失，能充分发挥橙子缓解糖尿病患者口渴的作用。

鲜橙蒸蛋

材料： 鲜橙子 100 克，鸡蛋 60 克。

调料： 盐、香油各 2 克。

做法：

1. 鲜橙子洗净，从 1/4 处切下，挖出橙子肉，放入榨汁机中榨成汁。
2. 鸡蛋洗净，磕入碗内，加少许盐打散，淋入榨好的橙汁搅匀，倒入挖空的橙子壳内，盖上从 1/4 处切下的橙子皮，用牙签固定好，送入烧沸的蒸锅蒸 10 分钟，取出。

热量：857千焦
蛋白质：15克
脂肪：11克
糖类：11克

木瓜

促进蛋白质和淀粉的分解，稳定血糖

最佳食用时间 适合夏季食用

推荐摄入量 每日1/4个为宜

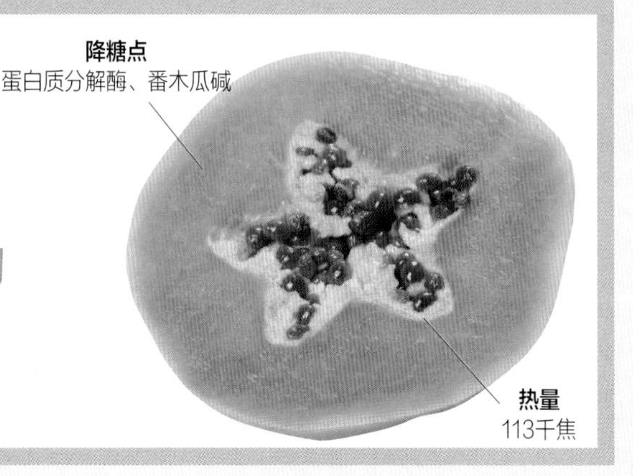

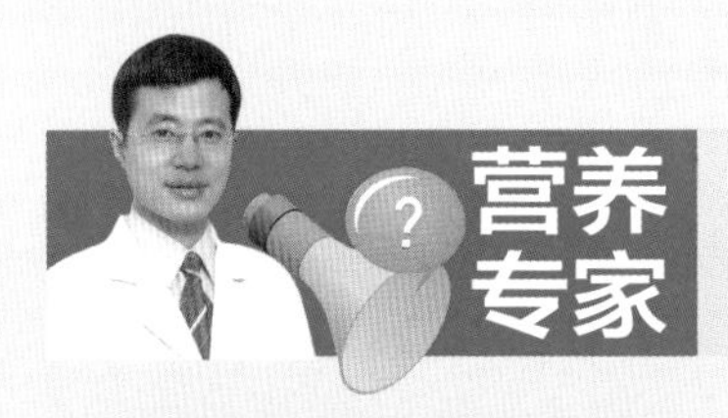

吃对打赢降糖战

百分百推荐理由

有助分解蛋白质和淀粉，降血糖

木瓜所含的蛋白分解酵素，有助于分解蛋白质和淀粉，降低血糖，且对消化系统大有裨益。

具有降低血脂、软化血管的功效

木瓜中含有的果酸，有降低血脂、软化血管的功效，有益于糖尿病合并高血压及血脂异常症患者。

更降糖的吃法

把木瓜和苹果、山楂、羊肉、豌豆、大米一起煮汤，既可以降血糖，又可以消积食、散淤血。

宜吃？忌吃？马上告诉你

木瓜中的番木瓜碱对人体有小毒，每次的食用量不宜过多。

每 100 克可食部基本营养素	
营养成分	含量
蛋白质	0.4 克
脂肪	0.1 克
碳水化合物	7 克
膳食纤维（不溶性）	0.8 克
胡萝卜素	870 微克
维生素 C	43 毫克
硒	1.8 微克

费尽心思巧搭配

牛奶 + 木瓜 = 营养全面

营养更加均衡，适合糖尿病患者食用。

雪蛤 + 木瓜 = 保持愉悦的情绪

经常食用木瓜炖雪蛤能使肌肤滋润美白，还能使人保持良好的情绪。

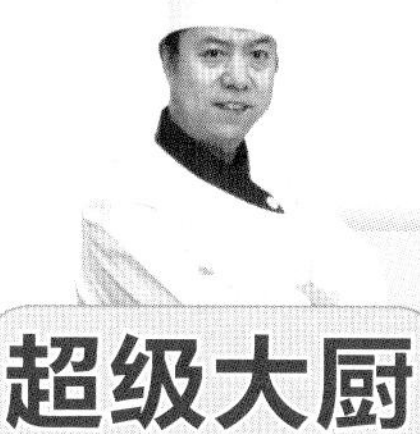

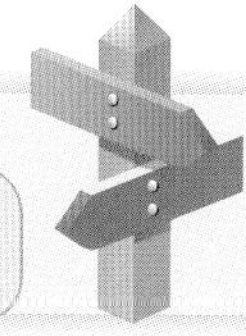

超级大厨

糖尿病吃货的逆袭

大厨支招

生吃木瓜减少用油量

凉拌木瓜，减少了植物油的用量，降低了油脂的摄入，而且促进了蛋白质的分解，起到稳定血糖的作用，通过香油提香，既美味，营养又高。

热量：234千焦
蛋白质：1克
脂肪：2克
糖类：9克

凉拌木瓜

材料： 木瓜 100 克，胡萝卜、生菜各 25 克，柠檬汁 10 克。

调料： 蒜蓉、盐、醋、鸡精各适量，香油 2 克。

做法：

1 木瓜去皮，除子儿，洗净，切丝；胡萝卜洗净，去皮，切丝；生菜择洗干净，切丝。

2 取小碗，加蒜蓉、盐、醋、柠檬汁、香油和鸡精搅匀，制成调味汁。

3 取盘，放入木瓜丝、胡萝卜丝和生菜丝，淋上调味汁即可。

大厨支招

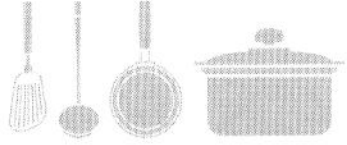

木瓜科学搭配口感美味

这道菜没有用到糖类，所以吃的时候，不会导致血糖大起大落；加上酸奶，可以让这道菜酸甜可口，适合糖尿病患者食用。

木瓜山药酸奶

材料： 木瓜50克，山药25克，无糖原味酸奶250毫升。

做法：

1. 将木瓜去皮，切成丁；山药去皮，蒸熟。
2. 将无糖原味酸奶和蒸熟的山药、木瓜丁放入搅拌机中打匀盛入碗中即可。

热量：849千焦
蛋白质：7克
脂肪：7克
糖类：29克

大厨支招

木瓜炖煮用油少

做菜过程中，没有用植物油，可以减少用油量，降低油脂的摄入，适合糖尿病患者食用。

木瓜炖羊肉

材料： 木瓜100克，羊肉250克。

调料： 葱10克，姜5克，料酒10克，盐2克，鸡精2克，花椒10粒。

做法：

1 将羊肉洗净，切成薄片；木瓜和姜洗净，切片；葱洗净，切段。

2 将砂锅置中火上，加水和羊肉烧开，放入木瓜、姜片、葱、料酒，炖1小时；再改用小火炖熟透，拣出姜、葱，加入鸡精和盐调味即可。

热量：2006千焦
蛋白质：43克
脂肪：32克
糖类：6克

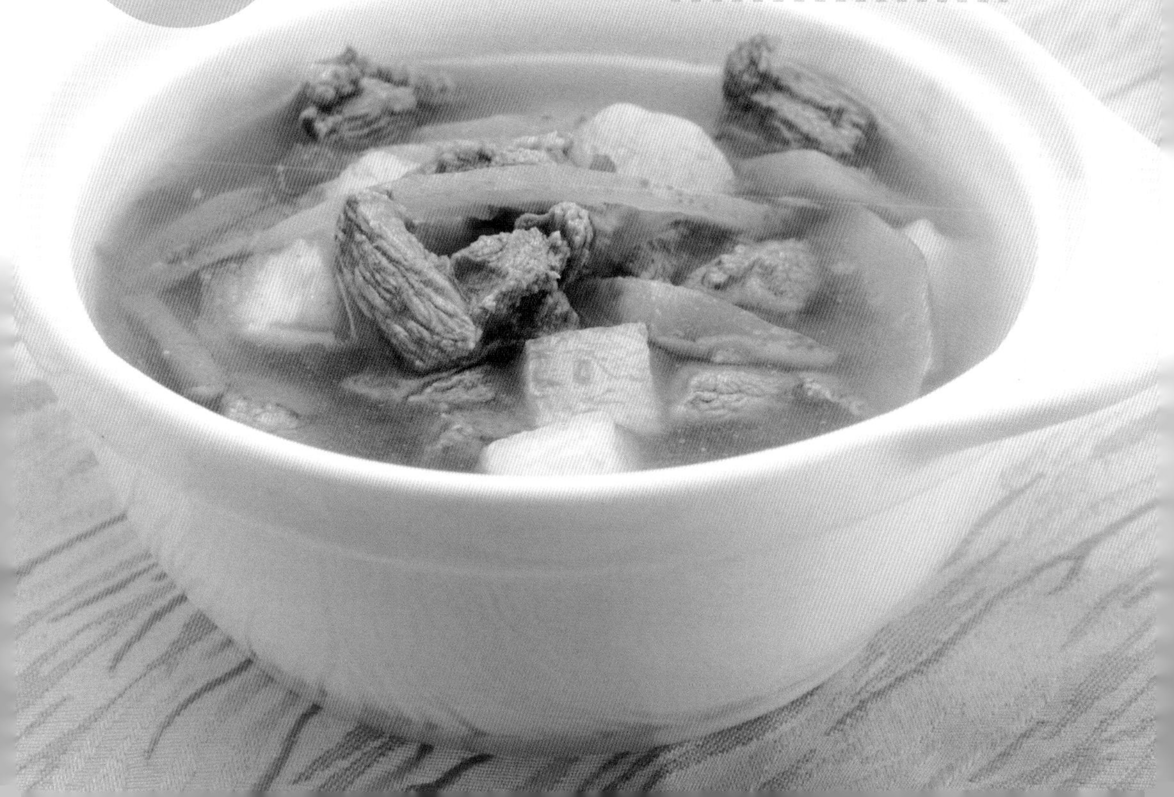

菠萝

减少对胰岛素的依赖性，稳定血糖

最佳食用时间 初夏食用

推荐摄入量 每日100克为宜

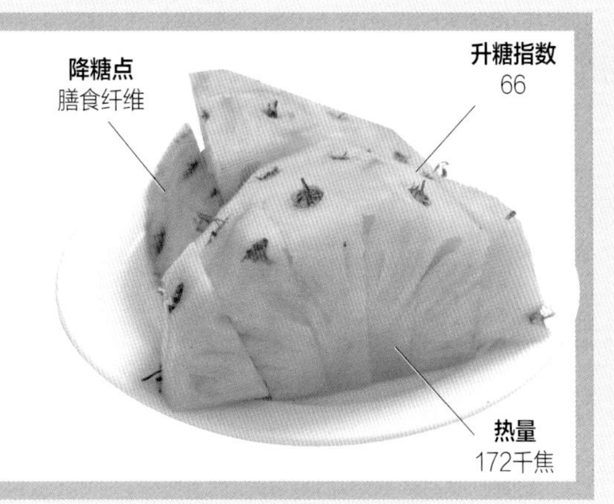

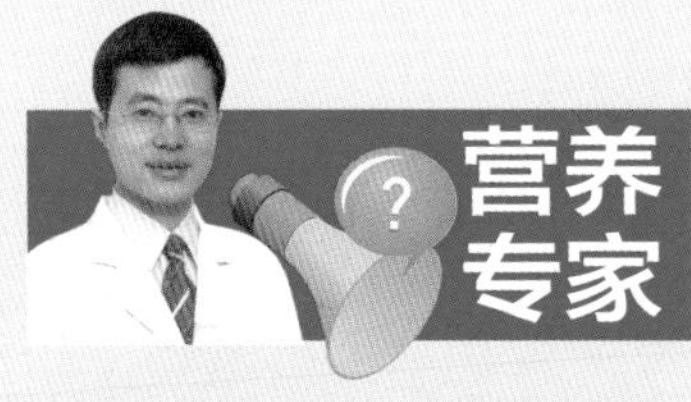

吃对打赢降糖战

百分百推荐理由

节省胰岛素的分泌

菠萝富含膳食纤维，能延缓葡萄糖的吸收，降低血糖水平，减少糖尿病患者对胰岛素和药物的依赖性。

改善局部微循环，消除炎症和水肿

菠萝中含有一种菠萝朊酶，能溶解阻塞于机体中的纤维蛋白和血凝块，改善局部微循环，消除炎症和水肿。

更降糖的吃法

将菠萝榨成汁，对有口干、口渴、排尿浑浊的糖尿病患者有很好的疗效。

宜吃？忌吃？马上告诉你

菠萝中含香味浓重的芳香物质，在刚装修的或摆放新家具的房子里放几个切开的菠萝可以清除室内的异味。

每 100 克可食部基本营养素	
营养成分	含量
蛋白质	0.5 克
脂肪	0.1 克
碳水化合物	10.8 克
膳食纤维（不溶性）	1.3 克
维生素 B_1	0.04 毫克
维生素 C	18 毫克
锰	1.04 毫克

费尽心思巧搭配

✔ 猪肉 + 菠萝 = 促进消化

菠萝中的蛋白酶，可以分解猪肉中的蛋白质，促进人体消化吸收。

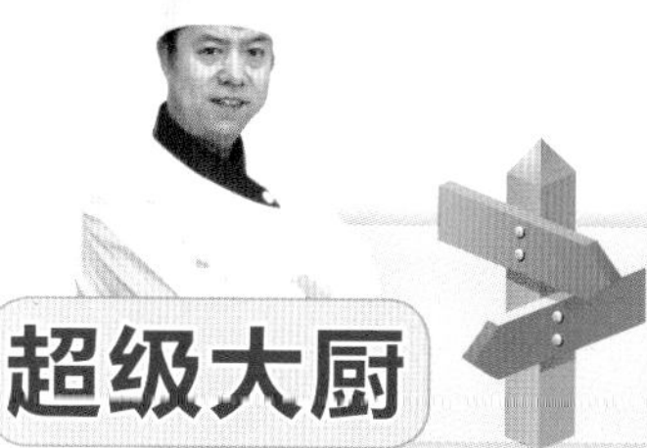

超级大厨

糖尿病吃货的逆袭

大厨支招

菠萝合理搭配控制血糖效果更显著

将可以减少身体对胰岛素依赖性的菠萝和具有抑制胰高血糖素分泌的豆腐一起食用，控制血糖效果显著。

菠萝豆腐

材料： 豆腐 200 克，菠萝 50 克。

调料： 葱末、姜末、蒜末各 5 克，植物油 3 克，番茄酱 10 克，盐 2 克。

做法：

1. 将豆腐切成小块，在沸水中焯一下；菠萝去皮和子儿，果肉切成小丁，入淡盐水中泡 5 分钟。
2. 锅置火上，倒入植物油烧至六成热，放入葱末、姜末、蒜末爆香，倒入番茄酱熬出红油，再倒入豆腐块和菠萝丁炒熟，加盐翻炒均匀即可。

热量：849千焦
蛋白质：16克
脂肪：10克
糖类：9克

大厨支招

菠萝配菜巧处理

做菜时，需要将鸡皮处理掉，因为鸡皮中含有丰富的脂肪，糖尿病患者常吃，不利于降低血糖。

菠萝鸡片

材料： 鸡肉250克，菠萝100克。

调料： 葱花5克，料酒、酱油各10克，盐2克，植物油3克。

做法：

1 鸡肉洗净，剁块，入沸水中焯透；菠萝去皮，切块，入淡盐水泡5分钟。

2 锅内倒植物油烧热，爆香葱花，放入鸡块翻炒均匀，加入料酒、酱油和适量清水，加盖烧至鸡块熟透，倒入菠萝块翻炒均匀，用盐调味即可。

热量：1379千焦
蛋白质：32克
脂肪：19克
糖类：10克

大厨支招

菠萝配菜合理处理能帮助稳定血糖

煎炸猪里脊肉的时候，在肉周围裹上一层薄薄的芡，可以减少油炸时的用油量，进而降低油脂的摄入，可以满足喜欢吃肉的糖尿病患者的口福。

菠萝咕咾肉

材料： 菠萝100克，猪里脊肉150克。

调料： 青柿子椒片、红柿子椒片、醋、盐、番茄酱、鸡精各适量，植物油3克。

做法：

1 菠萝去皮和子儿，果肉切块；猪里脊肉洗净，切块，加入水淀粉拌匀。

2 锅置火上，倒入植物油，待油烧至五成热，依次放入肉块炸熟，捞起，沥油，再复炸至皮脆，捞出，沥油。

3 锅留底油，放入少量清水、醋、盐、鸡精和番茄酱搅拌均匀，放入菠萝块、炸好的肉块、青柿子椒片和红柿子椒片翻炒两分钟即可。

热量：1200千焦
蛋白质：31克
脂肪：15克
糖类：8克

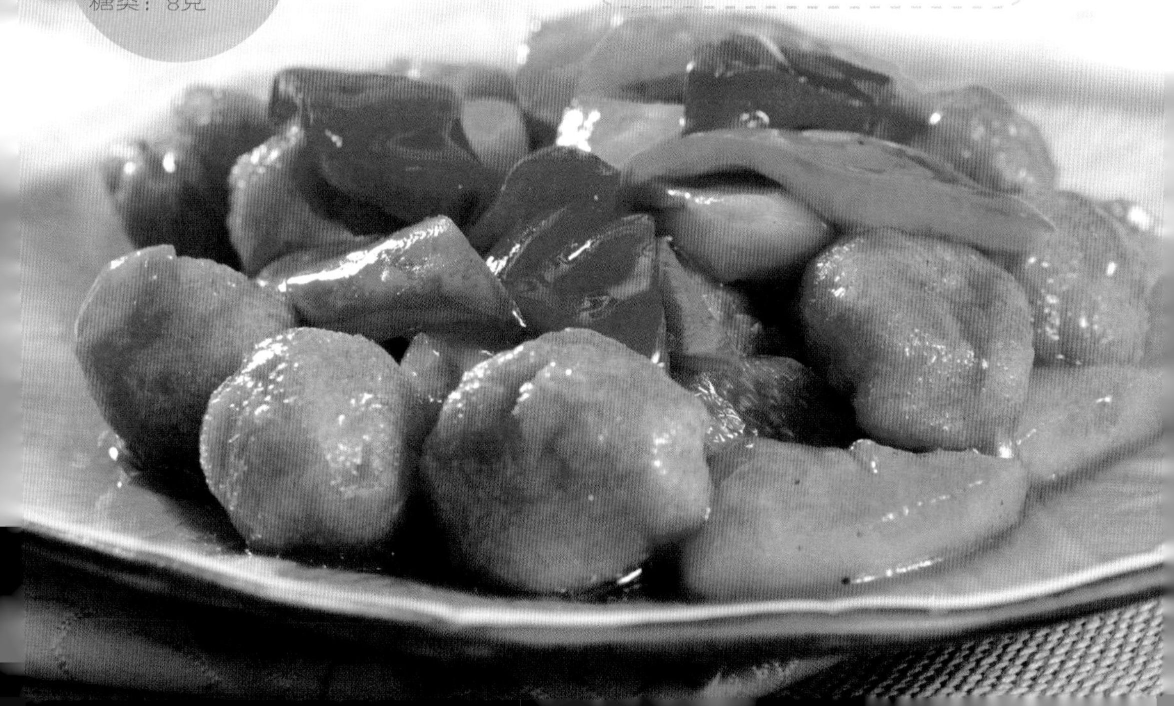

鸡肉

增强肌肉和脂肪对葡萄糖的利用

最佳食用时间 冬、春季食用

推荐摄入量 每日100克为宜

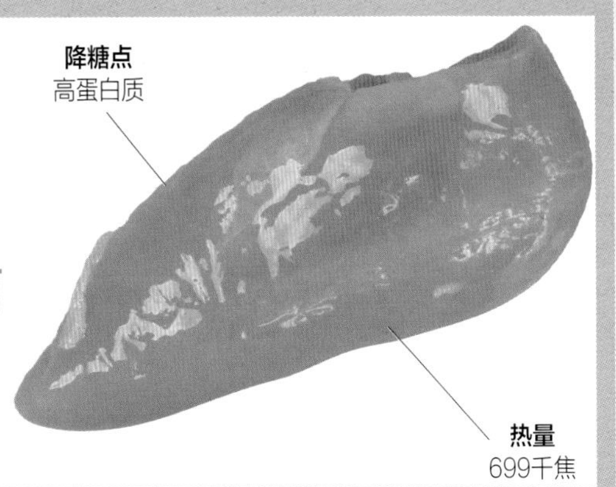

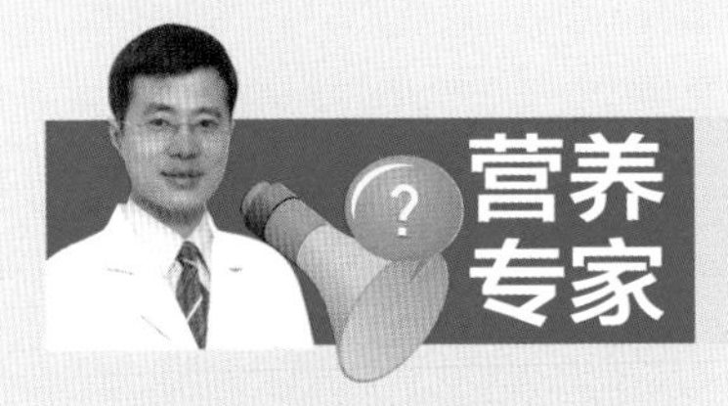

吃对打赢降糖战

百分百推荐理由

降低血糖浓度

鸡肉中含有丰富的锌元素，可增强肌肉和脂肪细胞对葡萄糖的利用，降低血糖浓度。

避免并发微血管病变和肾病

鸡胸肉中的B族维生素，可以避免并发微血管病变和肾病，且具有保护神经系统的作用。

更降糖的吃法

鸡皮含脂肪比较多，所以糖尿病患者吃鸡肉时应该去掉鸡皮。

宜吃？忌吃？马上告诉你

鸡胸肉含脂肪和热量低于鸡腿肉，去皮的鸡腿肉含脂肪量低于牛肉、羊肉。

每100克可食部基本营养素	
营养成分	含量
蛋白质	19.3克
脂肪	9.4克
碳水化合物	1.3克
胆固醇	106毫克
铁	1.4毫克

费尽心思巧搭配

✔ 豌豆+鸡肉=促进蛋白质的吸收

二者同食，有利于蛋白质的吸收，可为糖尿病患者提供优质蛋白。

✔ 竹笋+鸡肉=暖胃益气

竹笋性微寒，可以清热消痰、健脾胃。鸡肉具有低脂肪、低糖的特点，与竹笋搭配，可以暖胃益气，尤其适合胖人食用。

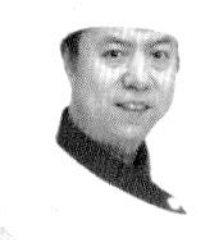

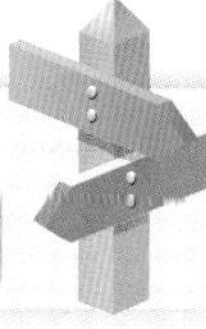

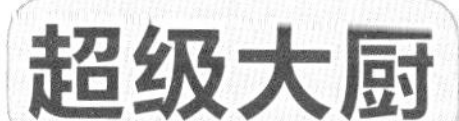

超级大厨　糖尿病吃货的逆袭

大厨支招

鸡皮科学处理降低油脂摄入

做这道菜的时候，需要将鸡皮处理掉，因为鸡皮里脂肪含量丰富，不适合糖尿病患者食用。

香菇蒸鸡

材料： 鸡肉 250 克，香菇 100 克。

调料： 香油 2 克，料酒、酱油各 10 克，盐、鸡精各 2 克，葱丝、姜丝、清汤各适量。

做法：

1. 将鸡肉洗净，切成长片；香菇洗净，切成丝。
2. 将鸡肉、香菇放入碗内，加入酱油、盐、鸡精、葱丝、姜丝、料酒、清汤抓匀，上笼蒸至熟时取出，用筷子拨开推入平盘，淋上香油即可。

热量：1308千焦
蛋白质：34克
脂肪：18克
糖类：7克

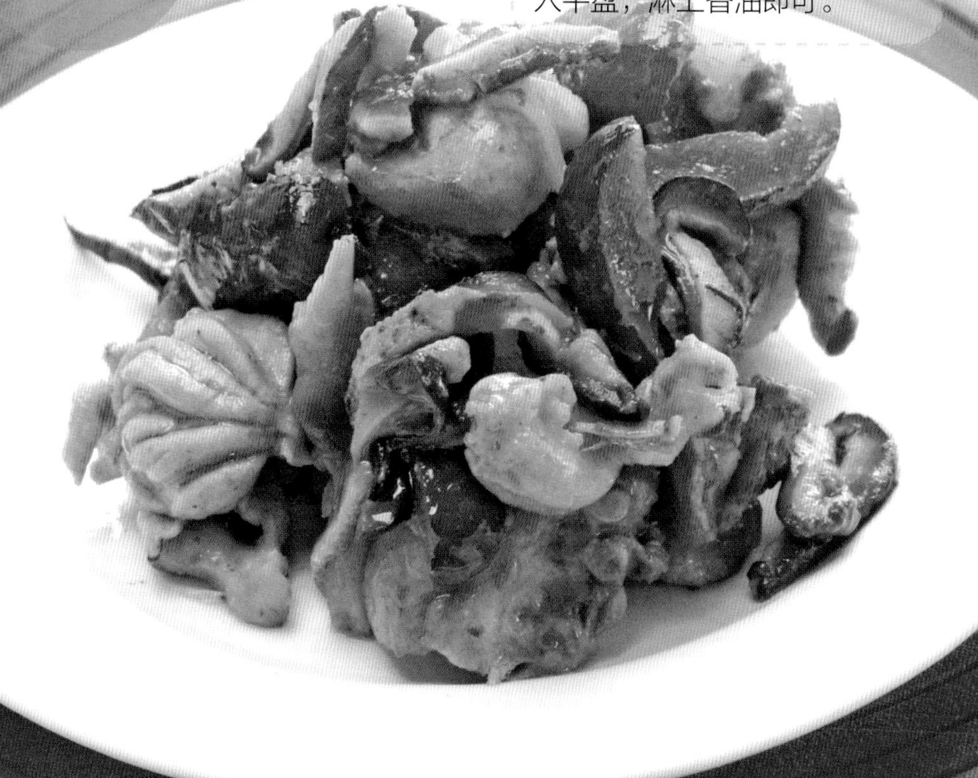

大厨支招

鸡肉合理搭配稳定血糖作用强

具有增强肌肉和脂肪对葡萄糖利用的鸡肉和能防止胰岛素 β 细胞氧化破坏的大蒜同食，稳定血糖的作用更强。

热量：1007千焦
蛋白质：31克
脂肪：10克
糖类：8克

荷兰豆拌鸡丝

材料： 鸡胸肉150克，荷兰豆100克。

调料： 蒜蓉10克，盐2克，香油2克。

做法：

1. 将鸡胸肉冲洗干净，煮熟冷却，撕成细丝，用盐水浸泡半小时，捞出沥干水分；荷兰豆洗净切丝，放入沸水中焯一下。
2. 将鸡丝、荷兰豆放入盘中，再放入蒜蓉、盐、香油拌匀即可。

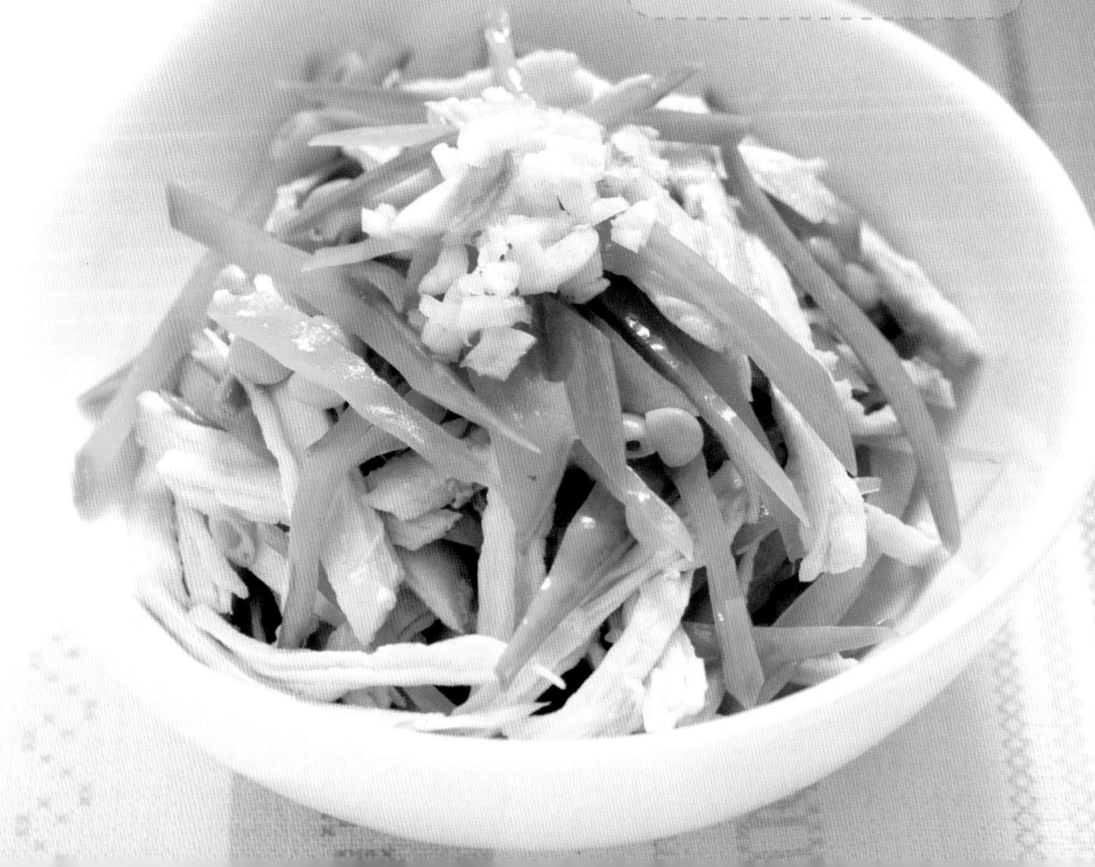

大厨支招

鸡肉炖汤不用油仍鲜香

因为鸡胸脯肉中含有油脂，所以做的过程中，不需要再放油，这可以降低油脂的摄入，但又不影响口感，很适合糖尿病患者食用。

冬瓜鸡丁汤

材料：冬瓜、鸡胸脯肉各 100 克。

调料：姜丝、盐各适量。

做法：

1. 冬瓜去皮除子儿，洗净，切成 2 厘米见方的块；鸡胸脯肉洗净，用沸水焯一下，切丁，备用。
2. 锅置火上，放入适量清水煮沸，放入鸡丁、姜丝煮至鸡丁熟透。
3. 放入冬瓜块煮熟，加盐调味即可。

热量：594千焦
蛋白质：20克
脂肪：5克
糖类：5克

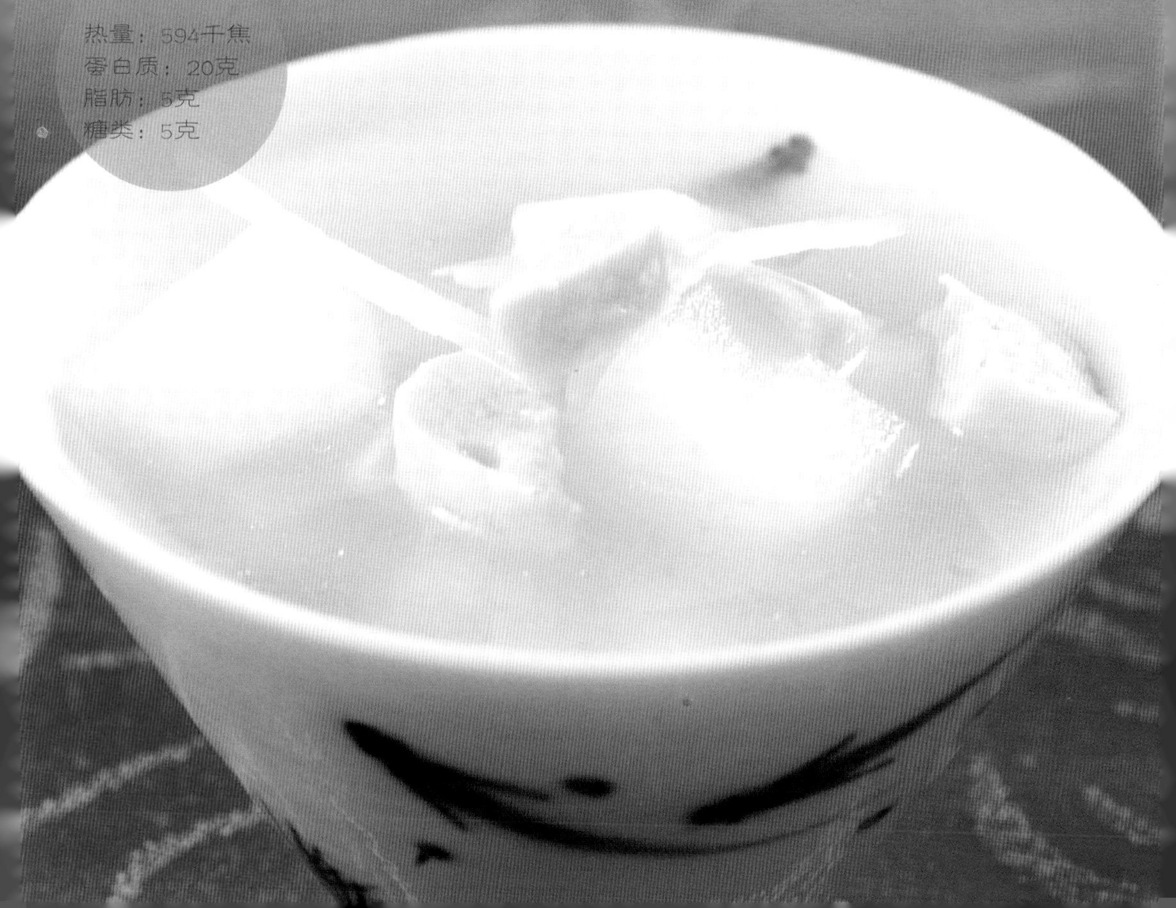

牛肉

提高胰岛素原转化为胰岛素的能力

最佳食用时间 适合秋、冬季食用

推荐摄入量 每日80克为宜

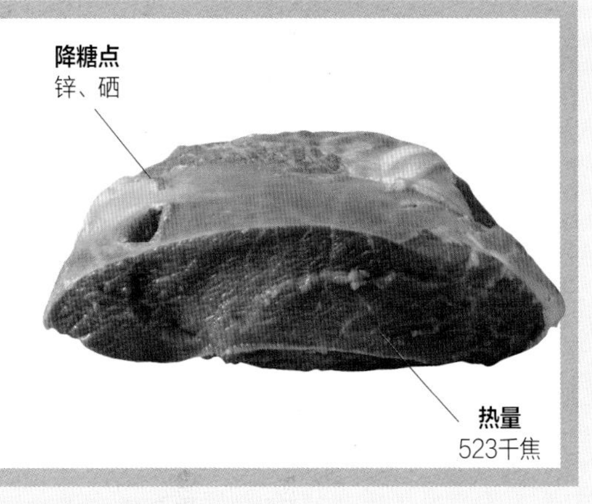

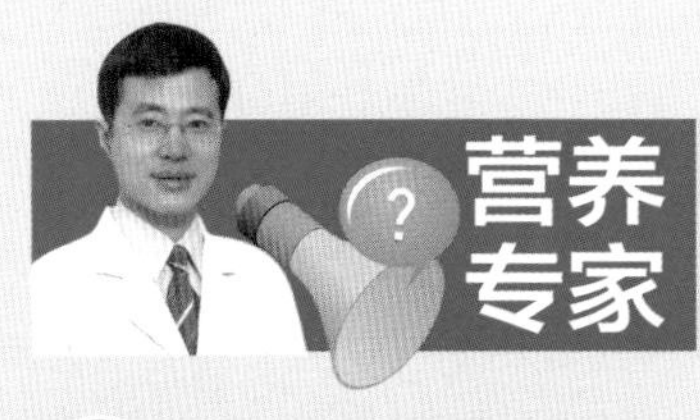

吃对打赢降糖战

百分百推荐理由

提高肌肉和脂肪细胞对葡萄糖的利用

牛肉中的锌元素会提高胰岛素原转化胰岛素的能力，能提高肌肉和脂肪细胞对葡萄糖的利用，降低血糖浓度。

防止动脉硬化

牛肉中的亚油酸有促进微循环的作用，可预防心血管病的发病率，帮助糖尿病患者预防并发慢性疾病。

更降糖的吃法

牛肉和芹菜搭配，适合糖尿病合并心脑血管疾病的患者食用。

宜吃？忌吃？马上告诉你

牛脂肪应少食为妙，否则会增加体内胆固醇和脂肪的积累量。

每 100 克可食部基本营养素

营养成分	含量
蛋白质	19.9 克
脂肪	4.2 克
碳水化合物	2 克
胆固醇	84 毫克
锌	4.73 毫克
镁	20 毫克
硒	6.15 微克

费尽心思巧搭配

✔ 白萝卜 + 牛肉 = 促进消化吸收

二者搭配可使营养更均衡，而且白萝卜有促进消化的作用，有利于糖尿病患者的胃部健康。

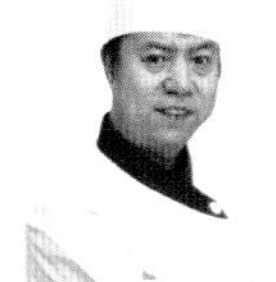

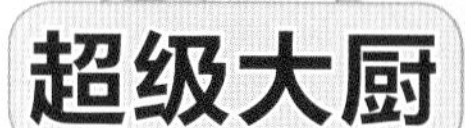

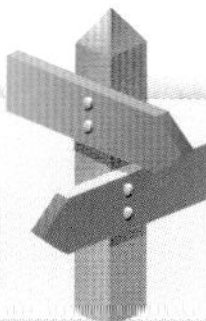

超级大厨　糖尿病吃货的逆袭

大厨支招

牛肉焯烫减少用油量

做这道菜的时候，将牛肉放入凉水锅中煮一下，不但可以使牛肉的口感更细腻，而且还会减少翻炒时的用油量，降低身体对油脂的摄入，既能满足口感的享受，又能满足身体的需要。

热量：1133千焦
蛋白质：28克
脂肪：8克
糖类：29克

萝卜烧牛肉

材料：白萝卜、牛肉各 100 克，胡萝卜、熟板栗各 50 克。

调料：葱段、姜片各 5 克，酱油、料酒、盐各适量，植物油 3 克。

做法：

1. 将白萝卜和胡萝卜洗净，去皮，切成块；牛肉洗净，切块；将熟板栗的两层皮都剥去。
2. 将牛肉放入凉水的锅中煮至七成熟，捞出。
3. 锅烧热放油，将葱段、姜片爆香，放牛肉、白开水、酱油、料酒，用大火烧开，然后放入白萝卜、胡萝卜块及板栗，至变软后再稍煮收汁即可。

大厨支招

牛肉合理搭配降血糖

牛肉能提高胰岛素原转化为胰岛素的能力，加上洋葱可以加速胰岛素的合成和分泌，两者搭配食用，稳定血糖的作用更强。

洋葱炒牛肉

材料： 牛肉250克，洋葱200克。

调料： 植物油3克，酱油、料酒各10克，盐、鸡精各2克。

做法：

1 将牛肉洗净，逆纹切片，用少许盐、酱油、胡椒粉、鸡精、料酒腌10分钟，放入水中焯一下；洋葱洗净，切成丝。

2 锅置火上，倒入植物油，放入洋葱，翻炒片刻，然后倒入焯好的牛肉片，继续翻炒，加盐炒匀即可。

热量：1701千焦
蛋白质：51克
脂肪：14克
糖类：21克

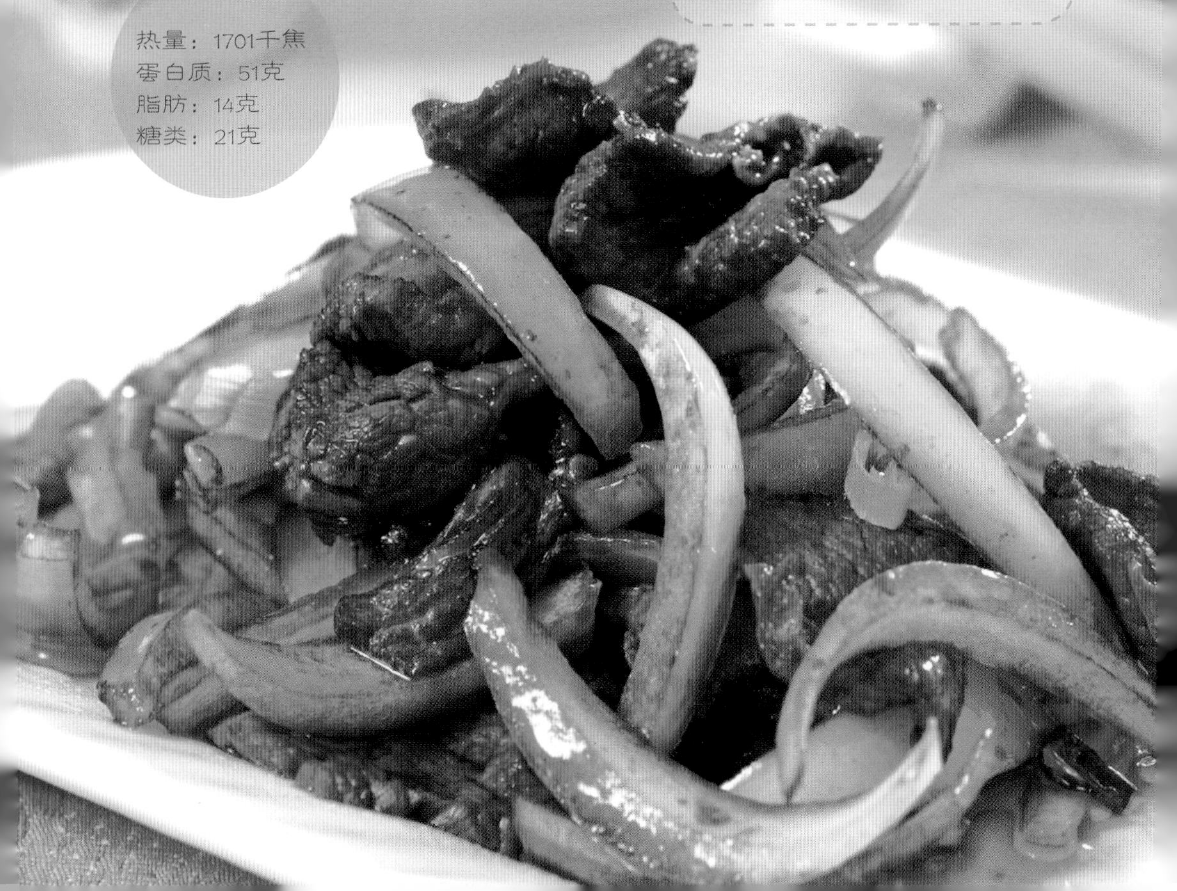

大厨支招

土豆烧牛肉降糖营养素流失少

做菜时，土豆煮熟即可，避免淀粉过分流出，导致血糖升高。

土豆烧牛肉

材料： 土豆 100 克，牛腿肉 100 克。

调料： 葱花、姜末、盐、香菜各适量，植物油 3 克。

做法：

1. 土豆去皮，洗净，切块；牛腿肉去净筋膜，洗净，切块，放入沸水中焯去血水。
2. 锅置火上，倒入适量植物油，待油烧至七成热，下葱花和姜末炒香，放入牛肉块煸熟。
3. 倒入土豆块翻炒均匀，淋入适量清水煮至土豆块熟，用盐调味，撒上香菜即可。

热量：853千焦
蛋白质：23克
脂肪：5克
糖类：17克

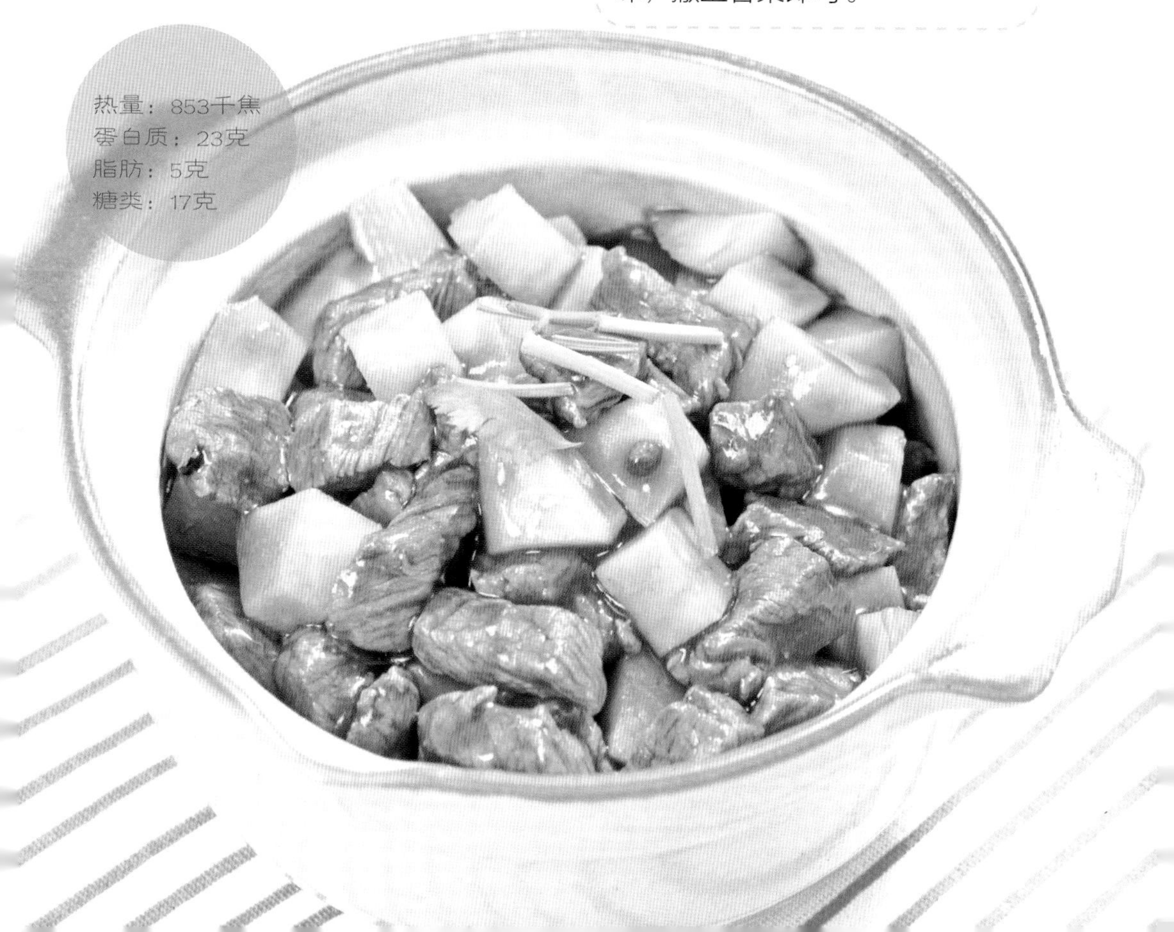

鸭肉

补充Ⅱ型糖尿病消耗的B族维生素

最佳食用时间 夏季食用

推荐摄入量 每日60~80克为宜

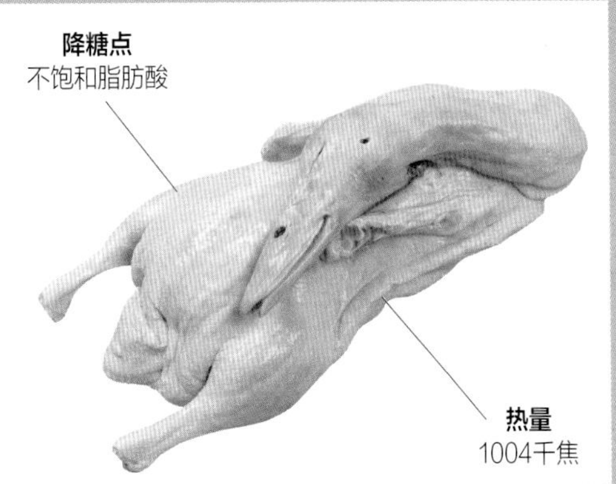

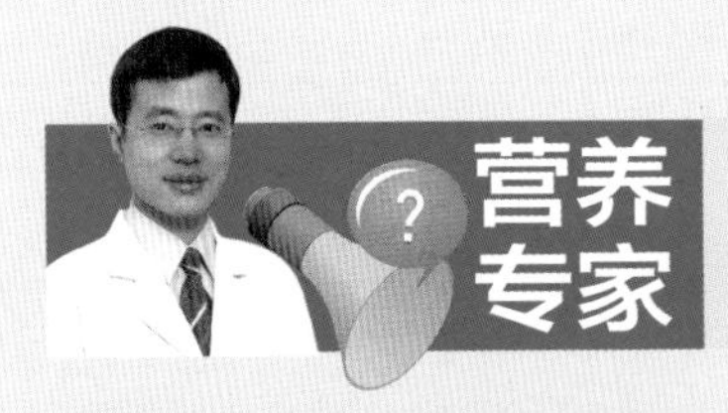

吃对打赢降糖战

百分百推荐理由

使肌肉和脂肪细胞对葡萄糖的利用增强

鸭肉中含有的锌能使肌肉和脂肪细胞对葡萄糖的利用大大增强，降低血糖。

防治动脉硬化

鸭肉中含有的B族维生素和维生素E，对心脏病患者有保护作用。

更降糖的吃法

糖尿病患者吃鸭肉最好去掉鸭皮，因为鸭肉的脂肪都集中在皮下，而鸭胸脯肉含脂肪最少。

宜吃？忌吃？马上告诉你

不应常食烟熏和烘烤的鸭肉，因其可产生苯并芘物质，有致癌作用。

每100克可食部基本营养素	
营养成分	含量
蛋白质	15.5克
脂肪	19.7克
碳水化合物	0.2克
胆固醇	94毫克
维生素 B_1	0.08毫克
维生素 B_2	0.22毫克
烟酸	4.2毫克
不饱和脂肪酸	12.9克

费尽心思巧搭配

山药 + 鸭肉 = 滋阴润肺

鸭肉既可补充人体水分，又有补阴效果，山药的补阴效果更强，两者搭配食用，不仅可以消除油腻，还能很好地滋阴补肺。

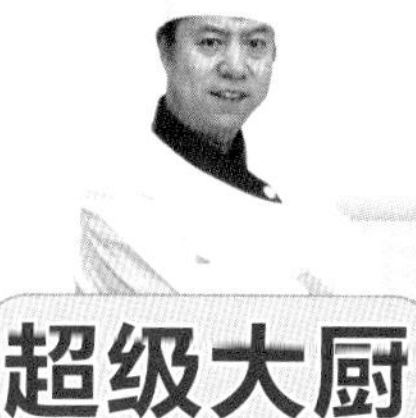

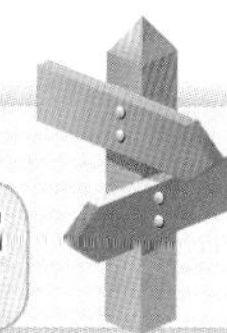

超级大厨　糖尿病吃货的逆袭

大厨支招

鸭皮处理掉降低脂肪摄入量

用沸水煮鸭肉时，一定要撇去浮沫和浮油，这样可以降低油脂的摄入，并且吃鸭肉的时候，需要处理掉鸭皮，鸭皮含脂肪多，不适合糖尿病患者食用。

鸭肉拌黄瓜

材料： 鸭肉 100 克，黄瓜 250 克。

调料： 蒜末、盐各适量，香油 2 克。

做法：

1. 鸭肉洗净，煮熟，撕成丝；黄瓜洗净，切成丝。
2. 取盘，放入鸭肉丝和黄瓜丝，加盐、蒜末和香油拌匀即可。

热量：903 千焦
蛋白质：12 克
脂肪：16 克
糖类：7 克

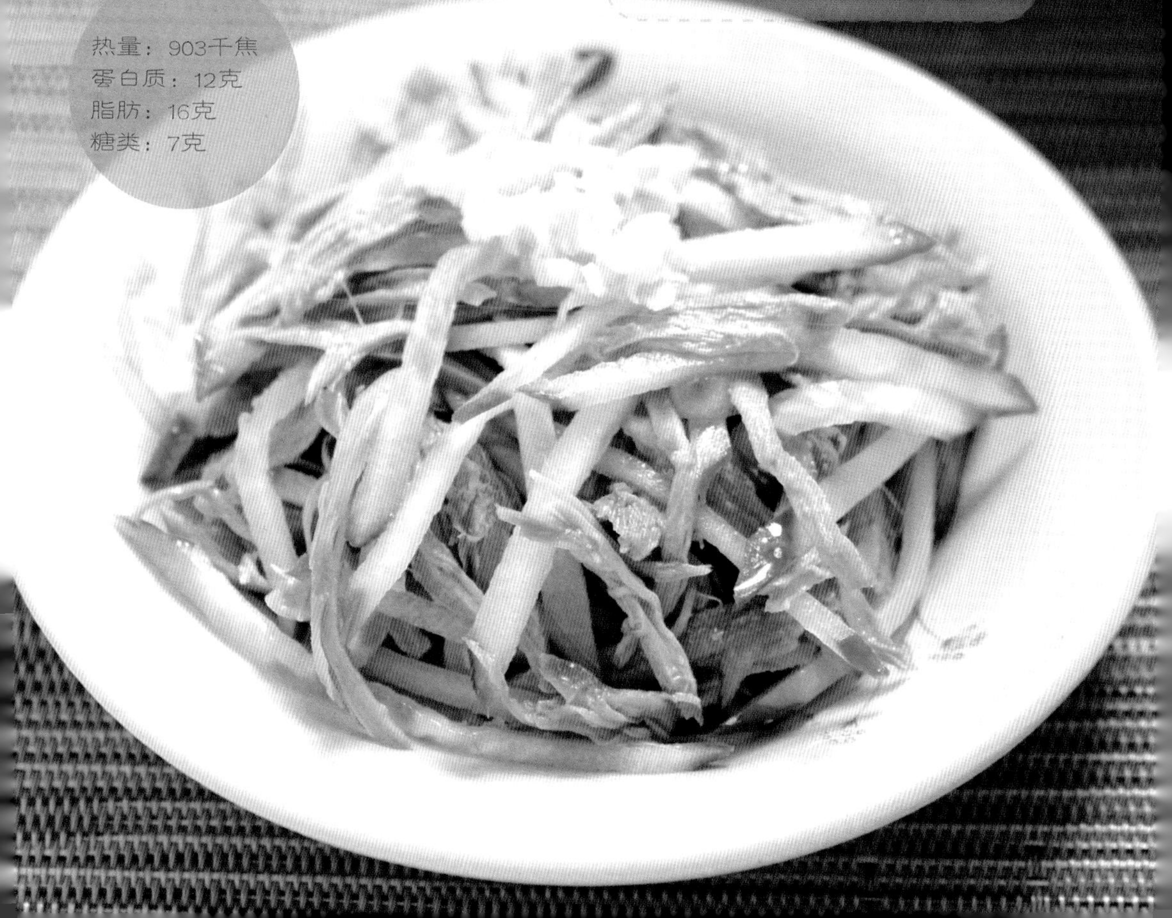

大厨支招

鸭肉炖汤放清水降低油脂摄入

用清水炖汤，而不用有营养的汤炖，也可以减少油脂的摄入，所以这款汤油脂不多，适合糖尿病患者食用。

莲藕鸭肉汤

材料： 鸭肉150克，莲藕100克。

调料： 姜片、葱段各适量，盐2克。

做法：

1 鸭肉洗净，斩小块，焯一下；莲藕洗净，去掉外皮，切成片。

2 锅置火上，倒入适量清水，放入鸭肉、莲藕、姜片、葱段，大火烧开，转小火再煲两小时，最后去掉浮油加盐调味即可。

热量：1279千焦
蛋白质：18克
脂肪：20克
糖类：15克

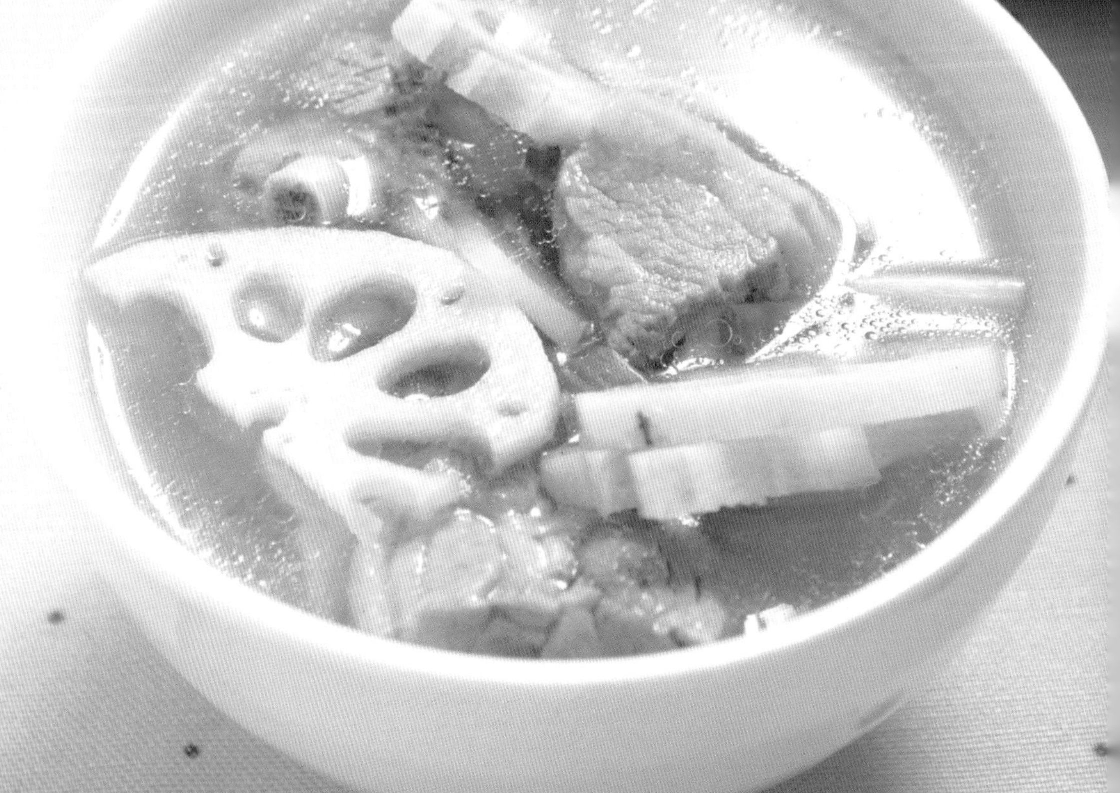

大厨支招

鸭肉焯烫用油少

将鸭肉用沸水焯烫一下，可以减少翻炒时的用油量，降低油脂的摄入，适合糖尿病患者食用。

双椒鸭丁

材料： 青、红柿了椒各 25 克，鸭肉 250 克。

调料： 葱花、盐、鸡精各适量，植物油 3 克。

做法：

1. 鸭肉洗净，切丁，用沸水焯烫一下，备用；青、红柿子椒去蒂及子儿，切丝。
2. 炒锅倒入植物油烧至七成热，下葱花炒出香味，放入鸭肉丁翻炒变白，加入适量水焖熟，放入青、红柿子椒丝炒熟，用盐和鸡精调味即可。

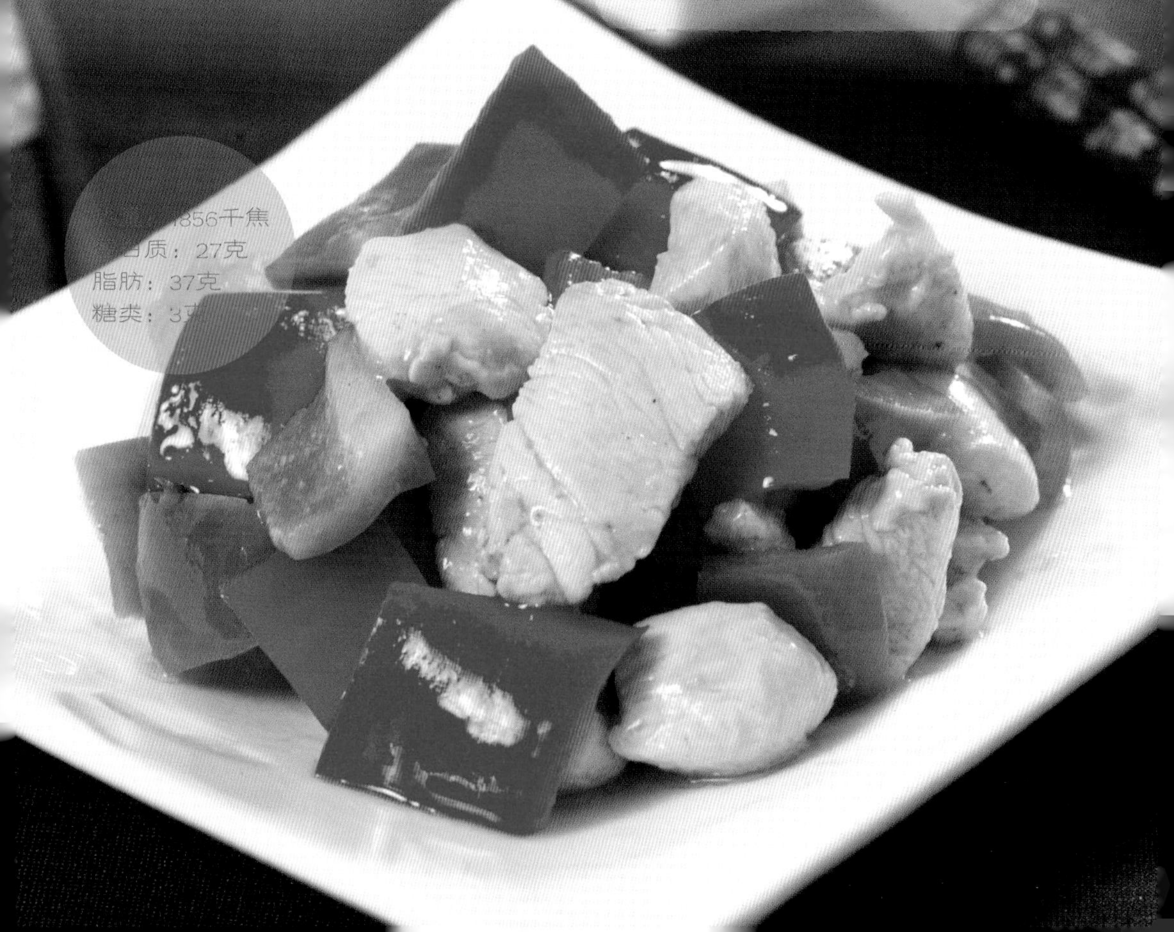

[illegible]1856千焦
[illegible]白质：27克
脂肪：37克
糖类：3[illegible]

兔肉

防止负氮平衡，避免血糖升高

最佳食用时间 夏天食用

推荐摄入量 每日80克为宜

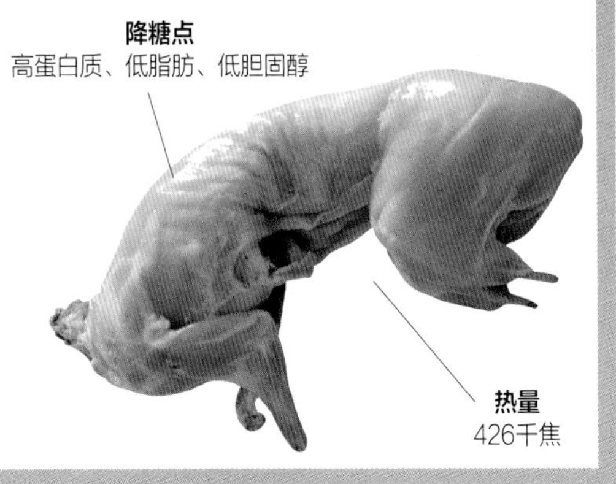

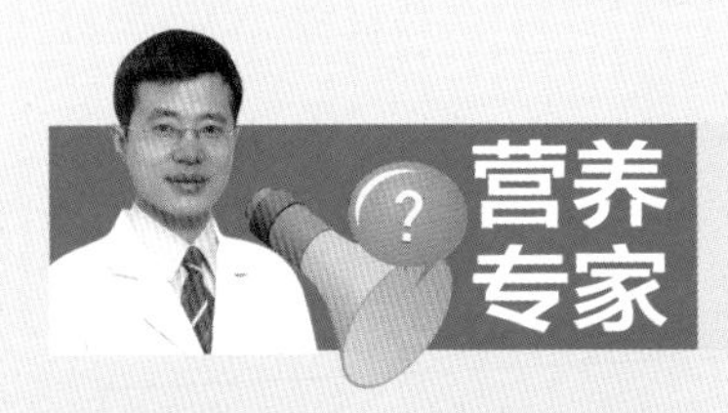

吃对打赢降糖战

百分百推荐理由

补充因糖异生而消耗的蛋白质

兔肉富含优质蛋白，可为糖尿病患者补充因糖异生而消耗的蛋白质，防止负氮平衡，但不引起血糖升高。

预防动脉硬化

兔肉中含有的卵磷脂可以保护血管，预防动脉硬化，还可预防血栓的形成。

更降糖的吃法

兔肉和莴笋同食，具有高蛋白质、低脂肪、低胆固醇、低糖的作用，所以很适合糖尿病患者食用。

宜吃？忌吃？马上告诉你

兔肉肉质细嫩，比其他肉类更易消化吸收。

每100克可食部基本营养素

营养成分	含量
蛋白质	19.7 克
脂肪	2.2 克
碳水化合物	0.9 克
胆固醇	59 毫克
钾	284 毫克
硒	10.93 微克

费尽心思巧搭配

✔ 大蒜 + 兔肉 = 提高兔肉中维生素 B_1 的含量

兔肉中的维生素 B_1 和蒜素结合会生成稳定的蒜硫胺素，从而提高兔肉中维生素 B_1 的含量，还能延长维生素 B_1 在人体内的停留时间，提高其吸收利用率。

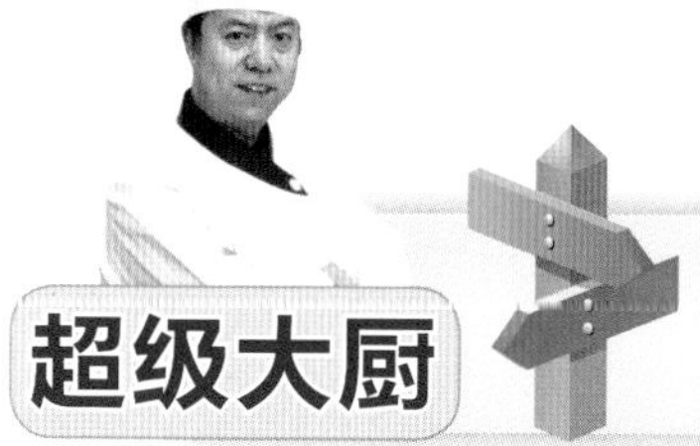

超级大厨　糖尿病吃货的逆袭

大厨支招

凉拌兔肉用油少

将兔肉用沸水焯烫一下，撇去浮沫和浮油，可以减少油脂的摄入，并且要去掉兔皮，因为兔皮脂肪含量高，不适宜食用。因为是凉拌菜，所以用油量少，很适合糖尿病患者食用。

热量：2002千焦
蛋白质：81克
脂肪：15克
糖类：6克

芝麻兔肉

材料： 兔肉400克，黑芝麻10克。

调料： 葱段、姜片各5克，香油、盐各2克。

做法：

1. 黑芝麻洗净，炒香备用；兔肉去皮，洗净，放入锅内，加适量水烧开，放入葱段、姜片，焯去血水，撇沫后将兔肉捞出。
2. 锅内再放入清水，放兔肉用小火煮1小时，捞出凉凉，剁成块，装盘。
3. 盘内放香油、盐调匀，边搅边将黑芝麻浇在兔肉上。

大厨支招 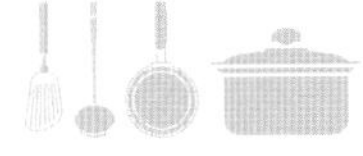

兔肉科学搭配降糖效果好

能避免血糖升高的兔肉和具有辅助治疗糖尿病作用的南瓜一起食用，有降低血糖的作用，适合糖尿病患者食用。

热量：949千焦
蛋白质：31克
脂肪：7克
糖类：13克

兔肉炖南瓜

材料： 南瓜250克，兔肉150克。

调料： 葱花5克，盐、鸡精各2克，植物油3克。

做法：

1. 南瓜去皮，除子儿，洗净，切块；兔肉洗净，切块，沸水焯烫一下，备用。
2. 炒锅置火上，倒入植物油烧至七成热，加葱花炒香，放入兔肉翻炒至肉色变白。
3. 倒入南瓜块翻炒均匀，加适量清水炖至兔肉和南瓜块熟透，用盐和鸡精调味即可。

大厨支招

兔肉焯烫降低油脂摄入稳定血糖

兔肉煮熟过程中，一定要撇去浮油，这样可以减少食用过程中油脂的摄入，有利于稳定血糖。

绿豆芽炒兔肉丝

材料： 兔肉 50 克，绿豆芽 250 克。

调料： 植物油 3 克，蒜末、盐、鸡精各适量。

做法：

1. 兔肉洗净，煮熟，撕成细丝；绿豆芽洗净。
2. 锅中倒入油，放入蒜末爆香，然后放绿豆芽和兔肉丝，翻炒至熟，然后加盐、鸡精调味拌匀即可。

热量：514千焦
蛋白质：15克
脂肪：4克
糖类：8克

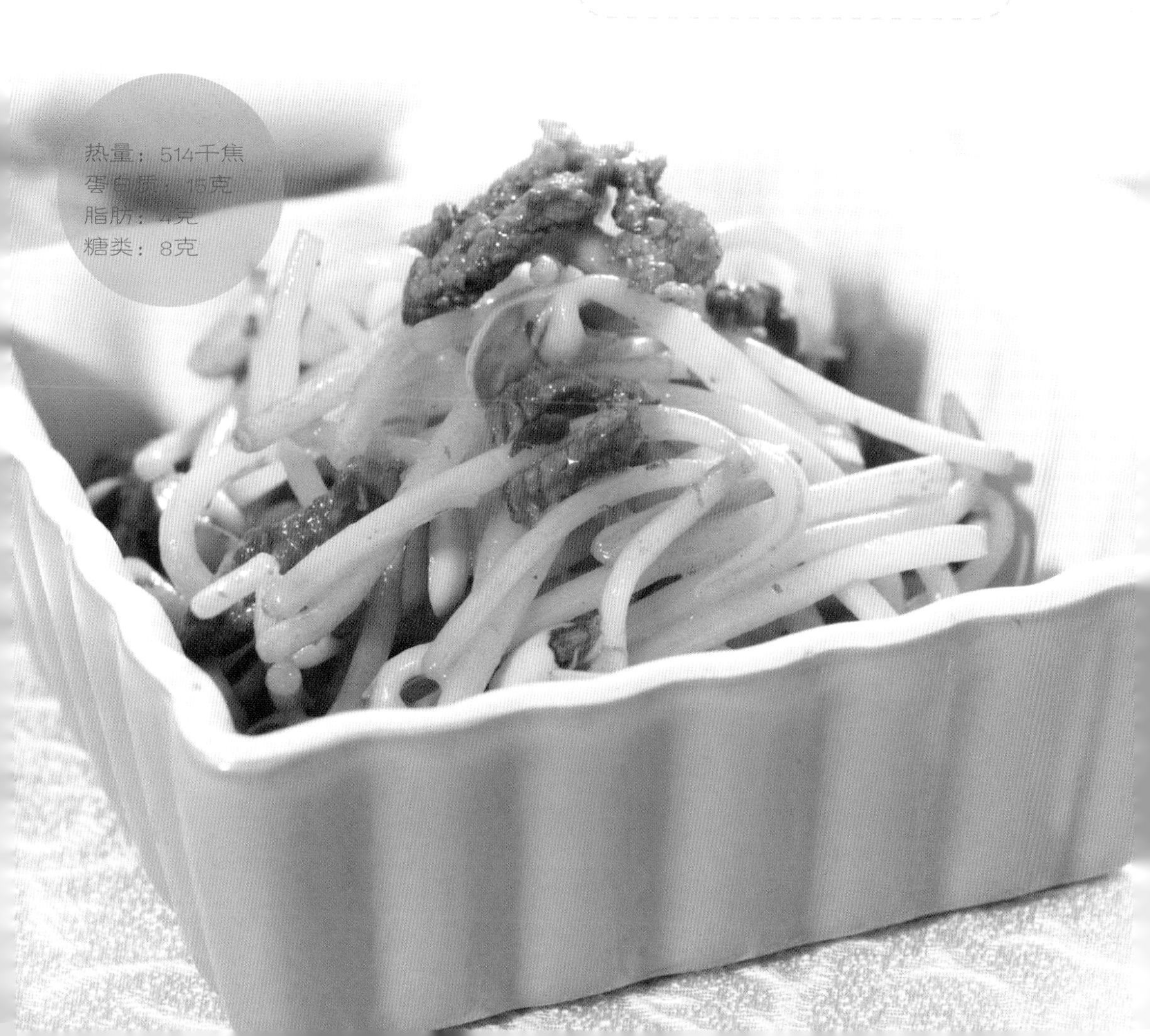

鸽肉

稳定血糖水平

最佳食用时间 一年四季皆可食用

推荐摄入量 每日80~100克为宜

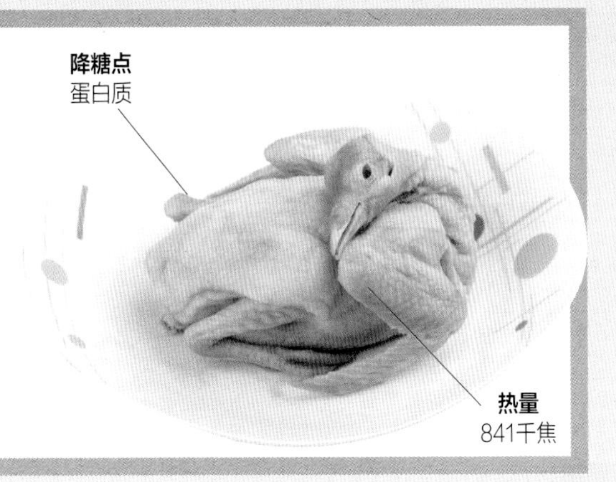

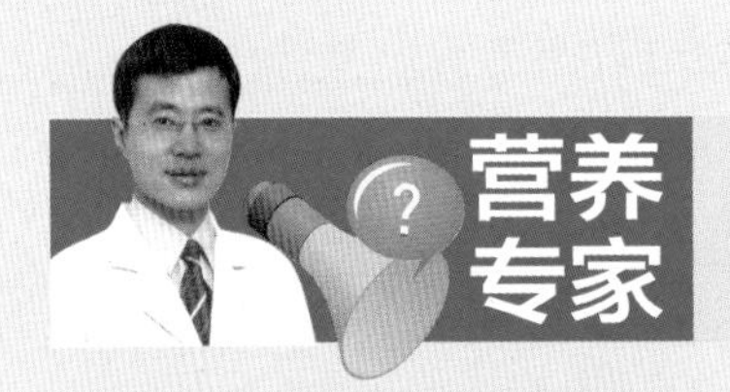

吃对打赢降糖战

百分百推荐理由

稳定血糖水平

鸽肉含优质蛋白，且易于吸收利用，可滋补肾气，改善因肾虚引起的内分泌代谢紊乱，从而稳定血糖水平。

防治动脉硬化

鸽肉中含B族维生素，对眼睛和周围神经及心血管有保护作用。鸽肝中含有最佳的胆素，可防治动脉硬化。

更降糖的吃法

将鸽肉、黄芪和枸杞子一起煮汤，对于消瘦型糖尿病患者有好处。

宜吃？忌吃？马上告诉你

每500克鸽肉加啤酒100克，腌渍10分钟，烹调出的鸽肉滋味鲜美，嫩滑可口。

每100克可食部基本营养素	
营养成分	含量
蛋白质	16.5克
脂肪	14.2克
碳水化合物	1.7克
胆固醇	99毫克
维生素 B_2	0.2毫克
钾	334毫克
硒	11.08微克
维生素A	53微克
维生素E	0.99毫克

费尽心思巧搭配

✔ 香菇 + 鸽肉 = 提高机体免疫力

二者同食可滋阴补肾、益气健中、补气强身，提高机体免疫力。

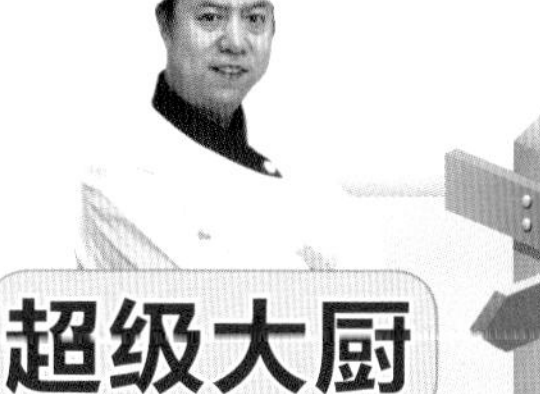

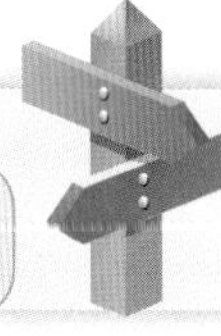

超级大厨　糖尿病吃货的逆袭

大厨支招

鸽肉合理搭配控制糖尿病患者体重

鸽肉能稳定血糖且热量低、水分多，和糖尿病患者食用后容易产生饱腹感的白萝卜一起食用，对糖尿病患者控制体重有好处。

鸽肉萝卜汤

材料： 鸽肉 200 克，白萝卜 100 克。

调料： 葱花、香菜碎各适量，盐、鸡精各 2 克，植物油 3 克。

做法：

1. 鸽子处理干净，放入沸水中焯透，捞出切块；白萝卜择洗干净，切块。
2. 锅置火上，倒入植物油烧至七成热，加葱花炒香，放入鸽肉块翻炒均匀。
3. 加适量清水炖至鸽肉八成熟，倒入白萝卜块煮熟，用盐和鸡精调味，撒上香菜碎即可。

热量：903千焦
蛋白质：15克
脂肪：15克
糖类：6克

大厨支招

鸽肉焯烫降低油脂的摄入

将鸽肉用沸水焯透，撇去浮沫和浮油，可以降低食用者油脂的摄入，也会使翻炒时减少用油量，所以，适合糖尿病患者食用。

平菇炖乳鸽

材料： 平菇100克，乳鸽200克。

调料： 料酒、酱油各10克，盐3克，葱花、姜末各5克，植物油3克。

做法：

1 平菇去蒂，洗净、切块；乳鸽处理干净，切块，沸水中焯烫一下，备用。

2 锅置火上，加油烧热，下葱花、姜末煸出香味，再加入平菇块、乳鸽块，略炒后烹入料酒，加盐、酱油、适量水，煮沸后改小火炖至熟烂即可。

热量：911千焦
蛋白质：18克
脂肪：15克
糖类：4克

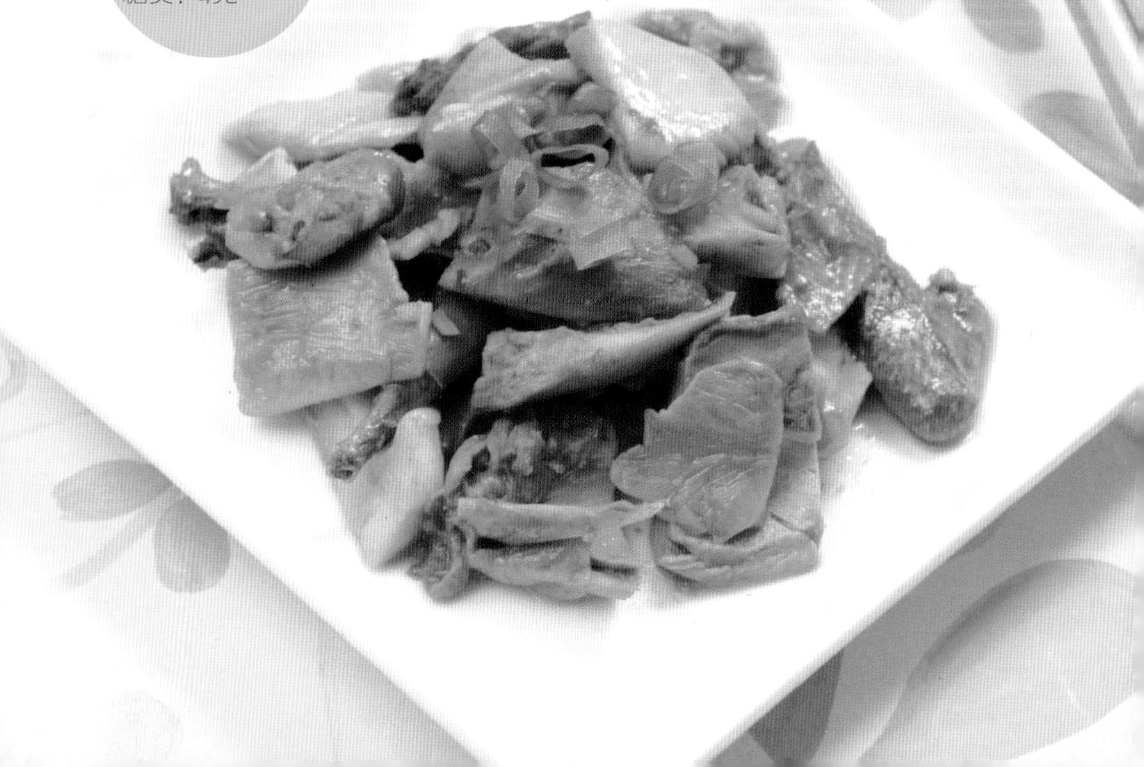

大厨支招

鸽肉蒸着吃降糖营养素流失少

这道菜采用蒸的方法做乳鸽，降糖营养素流失少，稳定血糖作用显著。

蚝油乳鸽

材料：乳鸽 250 克。

调料：葱段、姜片、花椒粉、盐、葱花、蚝油各适量，植物油 3 克。

做法：

1. 宰杀好的乳鸽去毛，去内脏，剁掉头和爪，洗净，放入沸水中汆去血水。
2. 把鸽子放入一个大碗里，加葱段、姜片、盐和适量水，上蒸锅大火蒸 1 小时取出，拣去姜片、葱段。
3. 炒锅倒入植物油烧至七成热，下葱花、花椒粉、蚝油炒出香味，将蒸乳鸽时碗里留下的汤汁倒入煮开，淋在乳鸽上即可。

热量：995千焦
蛋白质：17克
脂肪：18克
糖类：2克

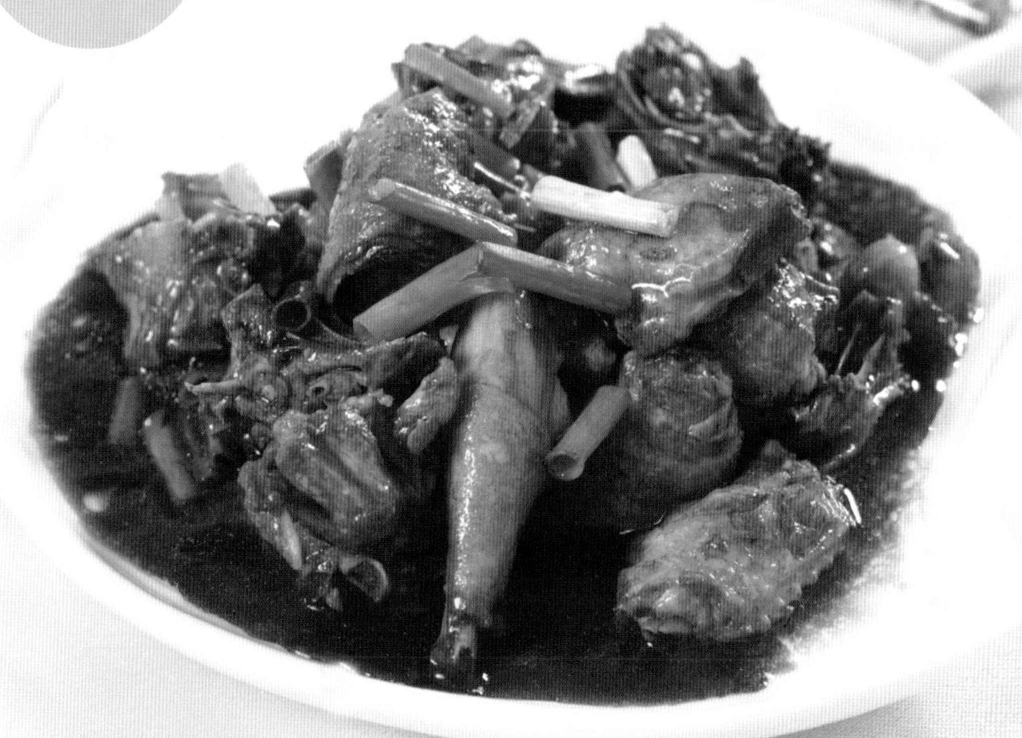

黄鳝

具有双向调节血糖的作用

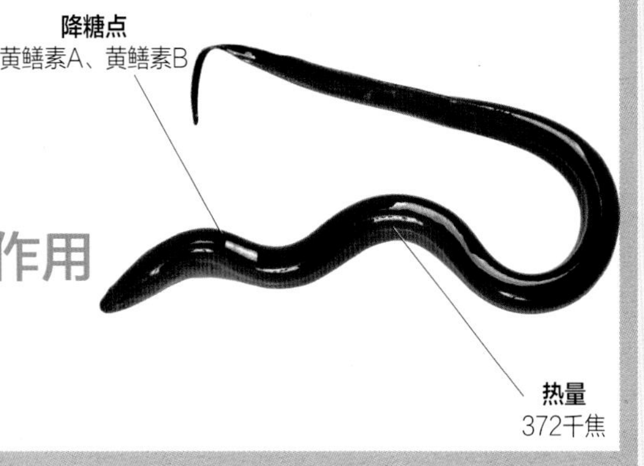

最佳食用时间 夏季食用

推荐摄入量 每日100克为宜

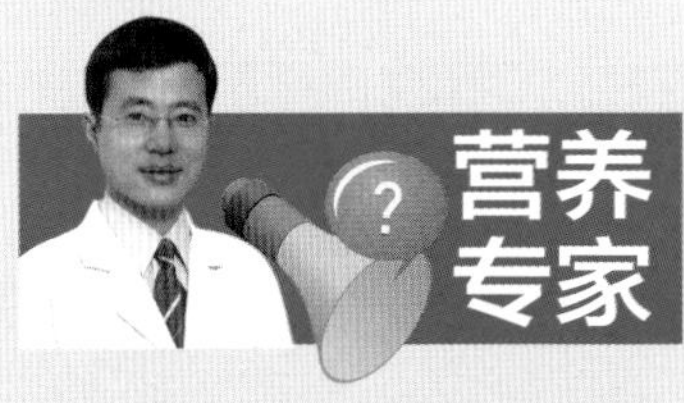

吃对打赢降糖战

百分百推荐理由

具有双向调节血糖的生理作用

黄鳝中含有鳝鱼素A和鳝鱼素B，具有双向调节血糖的生理作用，同时对高血糖有显著的类胰岛素降血糖作用，可辅助治疗糖尿病。

预防糖尿病并发眼病

黄鳝中含有丰富的维生素A，能够增进视力，具有保护视力的作用，可以防治糖尿病并发眼病。

更降糖的吃法

将黄鳝和青椒同食，可控制血糖。

宜吃？忌吃？马上告诉你

鳝鱼宜现杀现烹，因为其死后体内的组氨酸很快就会转化为有毒物质组胺。

每100克可食部基本营养素	
营养成分	含量
蛋白质	18克
脂肪	1.4克
碳水化合物	1.2克
胆固醇	126毫克
维生素A	50微克
维生素B_2	0.98毫克
硒	34.56微克
锰	2.22毫克

费尽心思巧搭配

✔ 莲藕 + 黄鳝 = 维持身体酸碱平衡

吃鳝鱼时最好搭配莲藕。因为鳝鱼和莲藕的黏液都能促进蛋白质的吸收，而且两者酸碱搭配，有利于保持人体的酸碱平衡。

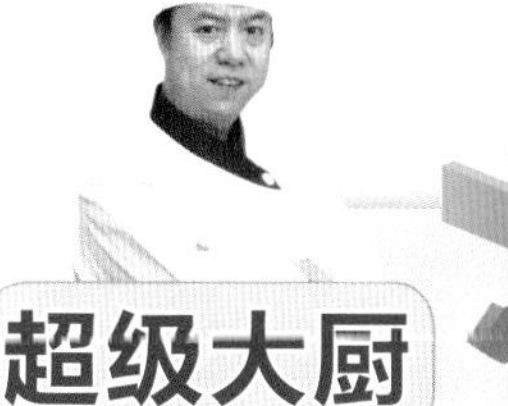
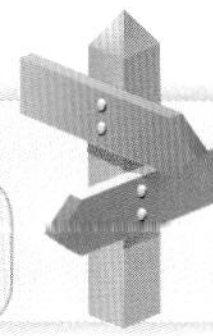

超级大厨　糖尿病吃货的逆袭

大厨支招

鳝鱼合理搭配稳定血糖

黄鳝具有双向调节血糖的作用，加上韭菜含糖量低，食用后不会引起血糖的波动，所以，这道菜适合糖尿病患者食用。

韭菜炒鳝鱼丝

材料： 韭菜 150 克，活鳝鱼 200 克。

调料： 蒜末、姜丝各 5 克，盐 4 克，植物油 3 克。

做法：

1. 鳝鱼宰杀好，去除内脏，冲洗干净，取肉，切丝，放入沸水中焯烫，捞出沥干水分，备用；韭菜择洗干净，切段。
2. 炒锅置火上，倒入植物油烧至五成热，放入鳝鱼丝煸熟，加蒜末、姜丝炒香。
3. 放韭菜段炒 1 分钟，用盐调味即可。

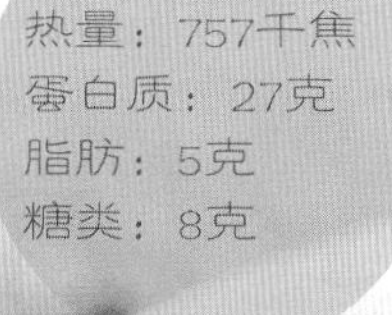

热量：757千焦
蛋白质：27克
脂肪：5克
糖类：8克

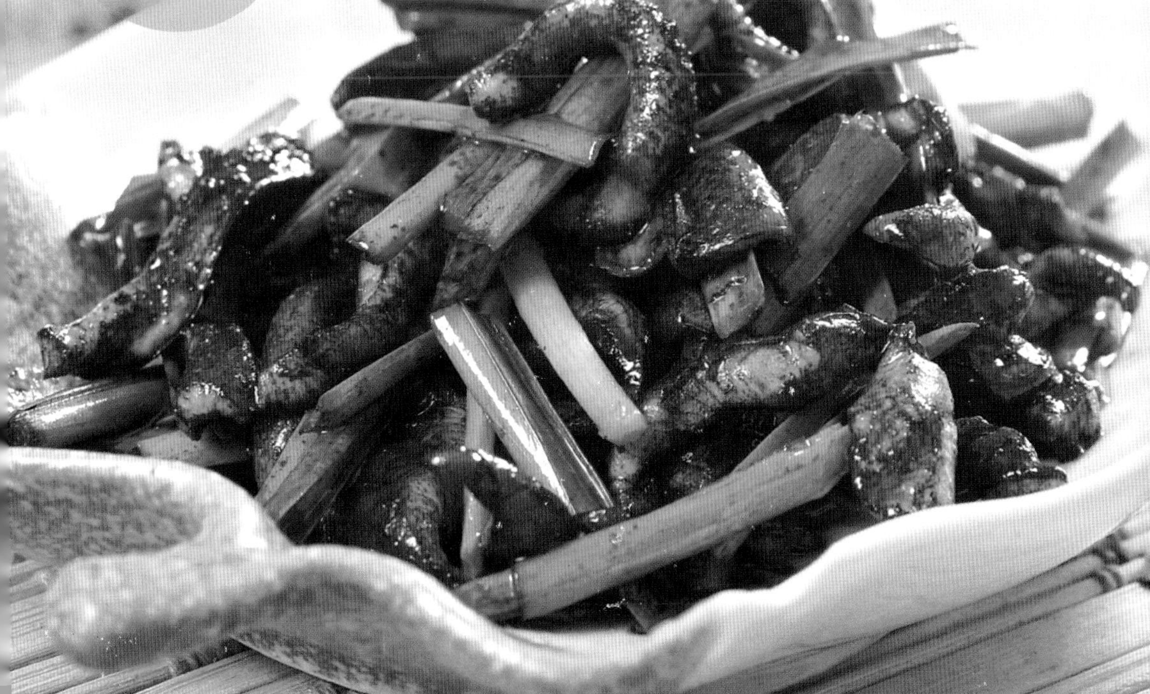

大厨支招

鳝鱼焯烫降低油脂摄入

将鳝鱼用沸水焯烫一下，可以减少煸炒时的用油量，降低油脂的摄入。当炖鳝鱼时，只用清水就行，而不用其他高汤，这样也可以降低油脂的摄入，适合糖尿病患者食用。

椒香鳝鱼

材料：鳝鱼 200 克，青椒、红椒各 50 克。

调料：花椒粉 3 克，酱油 8 克，盐 2 克，葱花、蒜片、姜片各 5 克，植物油 3 克。

做法：

1 鳝鱼杀好，去除内脏，冲洗干净，切丝，放入沸水中焯烫，捞出沥干水分，备用；青椒、红椒分别洗净，切丝。

2 炒锅放植物油烧热，放入鳝鱼丝爆炒，下葱花、蒜片、姜片、花椒粉炒出香味，淋入酱油，加适量水炖熟，放青椒丝、红椒丝炒熟，用盐调味即可。

热量：690千焦
蛋白质：25克
脂肪：5克
糖类：5克

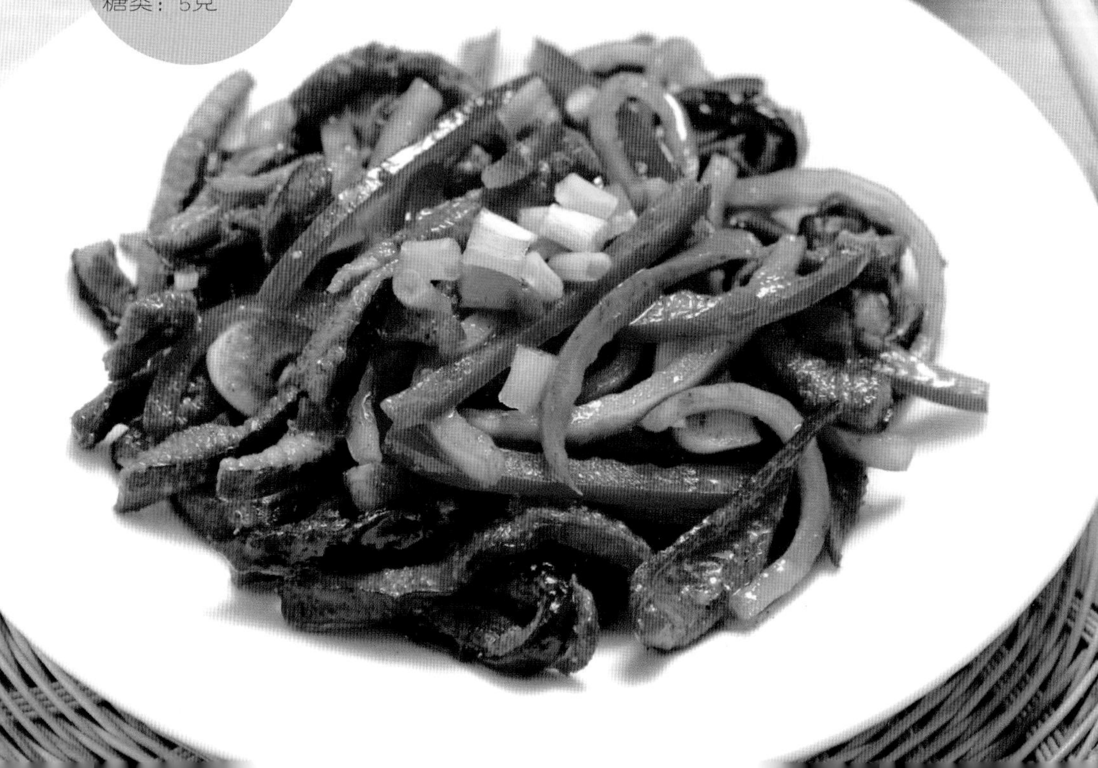

大厨支招

鳝鱼焯烫减少用油量稳定血糖

将腌渍好的鳝鱼，用沸水焯烫一下，既保证鳝鱼入味，又能使翻炒过程中减少用油量，降低油脂的摄入，既可以满足口感的享受，又能稳定血糖，适合糖尿病患者食用。

七彩鳝鱼丝

材料： 鳝鱼 100 克，绿豆芽、红柿子椒、黄柿子椒、青柿子椒、胡萝卜、洋葱各 20 克。

调料： 姜片、酱油、盐各适量，植物油 3 克。

做法：

1 鳝鱼处理干净，切丝，用酱油和水搅拌均匀，腌渍 10 分钟，然后用沸水焯烫一下，备用；绿豆芽择洗干净；红柿子椒、黄柿子椒、青柿子椒、胡萝卜、洋葱洗净，切丝，备用。

2 锅置火上，倒入适量植物油，待油温烧至六成热，放入鳝鱼丝滑熟，捞出沥油。

3 锅留底油，放入洋葱丝和姜片炒香，倒入红柿子椒丝、黄柿子椒丝、青柿子椒丝、胡萝卜丝、绿豆芽翻炒 3 分钟，加入鳝鱼丝翻炒均匀，用盐调味即可。

热量：481千焦
蛋白质：13克
脂肪：4克
糖类：7克

鲫鱼

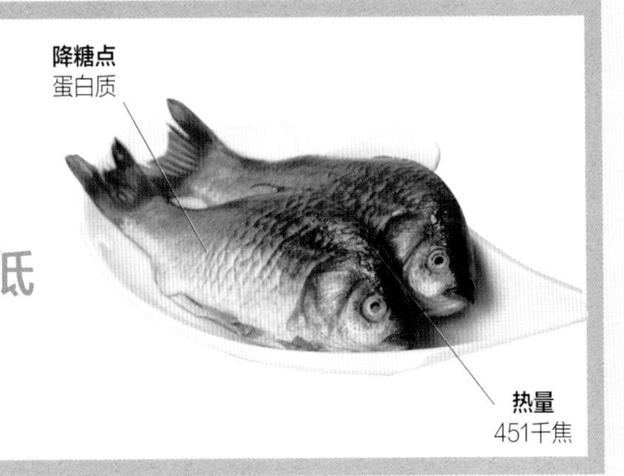

促进糖分解代谢，降低血糖和尿糖病变

最佳食用时间 秋冬食用

推荐摄入量 每日80克为宜

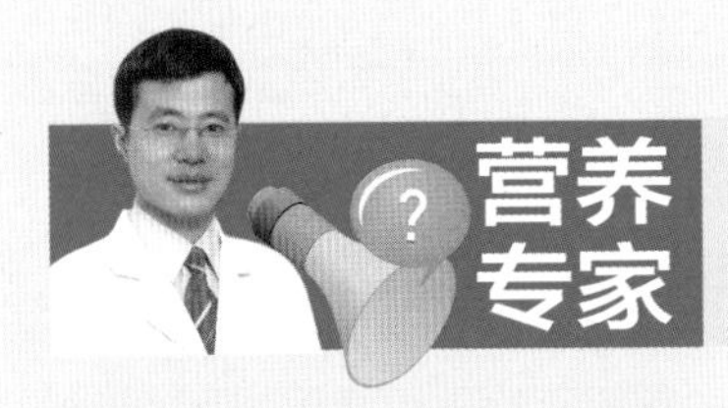

吃对打赢降糖战

百分百推荐理由

促糖分解代谢，降低血糖和尿糖

鲫鱼中的钙等矿物质能促使胰岛素正常分泌，升高血清中胰岛素的水平，促进糖分解代谢，降低血糖和尿糖。

增强糖尿病患者抗病能力

鲫鱼易消化吸收，是肝肾、心脑血管疾病患者的良好蛋白质来源。糖尿病患者经常食用可增强其抗病能力。

更降糖的吃法

鲫鱼煮汤或清蒸营养价值最佳。

宜吃？忌吃？马上告诉你

鲫鱼子含胆固醇较高，高脂血症患者不宜多吃。

每 100 克可食部基本营养素

营养成分	含量
蛋白质	17.1 克
脂肪	2.7 克
碳水化合物	3.8 克
胆固醇	130 毫克
锌	1.94 毫克
硒	14.31 微克

费尽心思巧搭配

✔ 番茄 + 鲫鱼 = 营养更全面

二者搭配食用，能增强机体免疫功能，且营养更加均衡全面，有助于降低血糖。

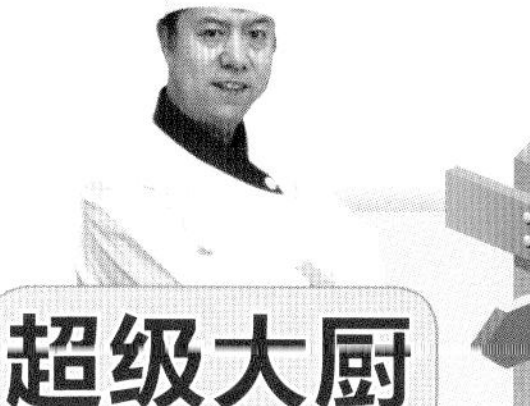
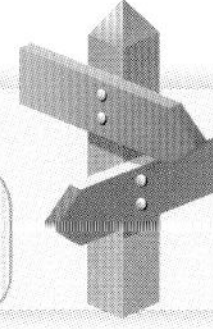

超级大厨

糖尿病吃货的逆袭

大厨支招

鲫鱼焯烫降低油脂摄入

将鱼用沸水焯烫，撇去浮沫和浮油，可以减少油脂的摄入；而且鲫鱼具有促进糖代谢、降低血糖的作用，非常适合糖尿病患者食用。

热量：953千焦
蛋白质：29克
脂肪：10克
糖类：6克

清炖鲫鱼

材料： 鲫鱼 200 克，猪里脊肉 50 克，冬笋 25 克，香菇（鲜）15 克。

调料： 料酒和葱段各 10 克，植物油 3 克，姜片 5 克，盐、胡椒粉各少许。

做法：

1 将鱼洗净，在鱼身上划几刀；里脊肉洗净切成片；香菇洗净切蒂，一开为二；笋切成薄片，焯水。

2 将鱼入热水中焯一下，加少许料酒去腥味，待锅中浮沫变多时捞出。

3 锅置火上，倒入植物油烧至六成热，放入肉片略炒，加入适量清水，放入鱼，随后依次加入葱段、姜片、笋片和香菇，烹入料酒煮半小时，最后加入盐和胡椒粉即可。

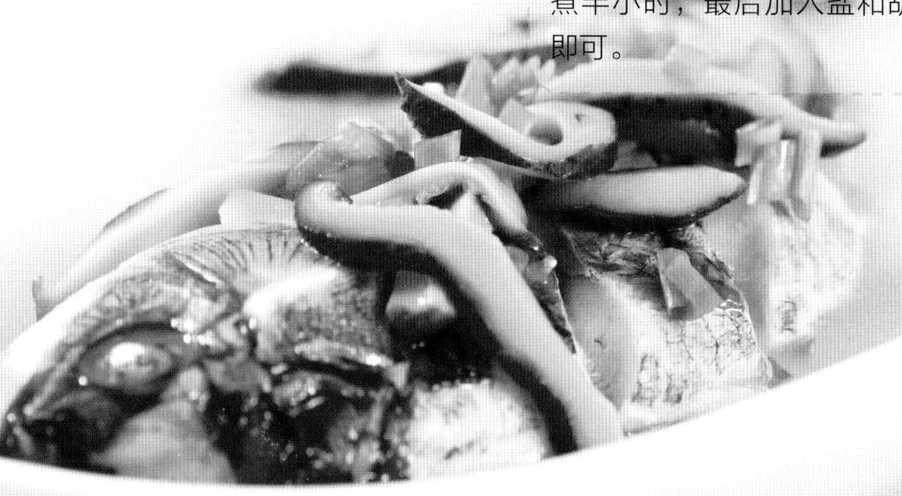

大厨支招

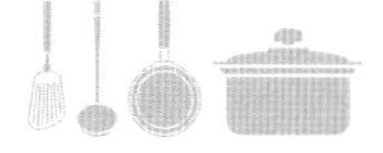

处理掉鱼子减少脂肪摄入

做鲫鱼木瓜汤的时候，要处理掉鱼子；因为鱼子脂肪含量高，不适合糖尿病患者食用。

热量：819千焦
蛋白质：19克
脂肪：4克
糖类：11克

鲫鱼木瓜汤

材料： 鲫鱼250克，木瓜100克。

调料： 香菜末、葱花、姜丝各5克，盐2克，料酒10克，植物油3克。

做法：

1. 鲫鱼去鳞，除鳃和内脏，洗净，抹上料酒，腌渍10分钟；木瓜洗净，去皮除子儿，切块。
2. 锅置火上，倒入植物油，待油温烧至五成热，放入鲫鱼煎至鱼肉变白。
3. 加葱花、姜丝和适量清水大火烧沸，转小火煮20分钟，放入木瓜块煮熟，用盐调味，撒上香菜末即可。

大厨支招

鲫鱼炖汤用清水减少油脂摄入

炖鲫鱼的过程中，要选用清水炖汤，避免油脂多的高汤，可以减少油脂摄入，稳定血糖的作用显著。

鲫鱼炖豆腐

材料： 鲫鱼 500 克，北豆腐 100 克。

调料： 葱花、蒜片、姜片、花椒粉、酱油、醋、盐各适量，植物油 3 克。

做法：

1. 鲫鱼去腮，去内脏，洗净；北豆腐洗净，切块。
2. 炒锅放植物油，待油温烧至四成热，放入鲫鱼两面煎熟，下葱花、蒜片、姜片、花粉炒出香味。
3. 淋入酱油和醋，放入豆腐和适量水与鲫鱼一同炖 15 分钟后，用盐调味即可。

热量：1743 千焦
蛋白质：49 克
脂肪：9 克
糖类：12 克

鳕鱼

提高胰岛素的敏感性

最佳食用时间 四季食用

推荐摄入量 每日100克为宜

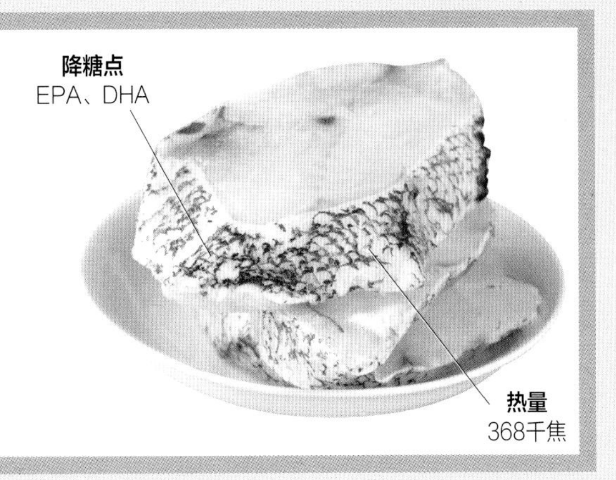

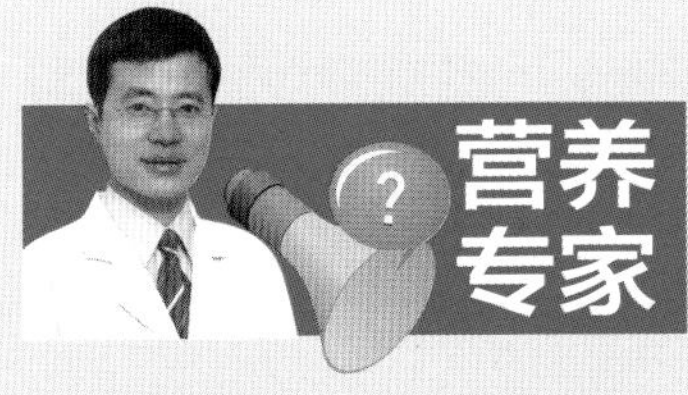

吃对打赢降糖战

百分百推荐理由

提高胰岛素的敏感性

鳕鱼含的ω-3脂肪酸能提高胰岛素的敏感性，使血液中的血糖顺利进入细胞内，从而降低血糖水平。

对心血管系统有很好的保护作用

鳕鱼富含EPA和DHA，能够降低血液中的总胆固醇、甘油三酯和低密度脂蛋白的含量，对心血管系统有很好的保护作用。

更降糖的吃法

鳕鱼去内脏，一般用于清蒸或煮汤。

宜吃？忌吃？马上告诉你

鳕鱼的皮含大量的嘌呤，因此痛风患者和尿酸过高者不宜食用鳕鱼皮。

每 100 克可食部基本营养素	
营养成分	含量
蛋白质	17.6 克
脂肪	4.1 克
碳水化合物	0.5 克
胆固醇	84 毫克
维生素 A	25 微克
维生素 B_1	0.03 毫克
维生素 B_2	0.09 毫克
镁	33 毫克

费尽心思巧搭配

草菇 + 鳕鱼 = 对心血管系统有保护作用

草菇含有丰富的维生素C，与营养丰富的鳕鱼搭配食用，对糖尿病患者的心脑血管系统有很好的保护作用。

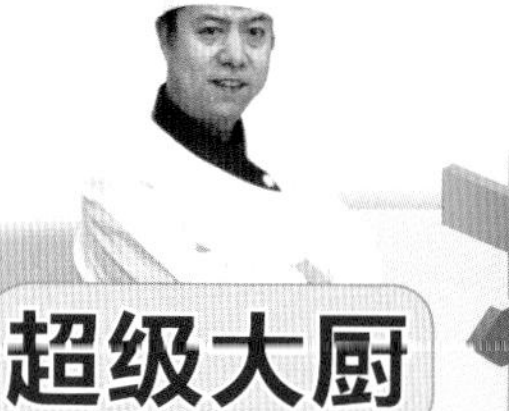
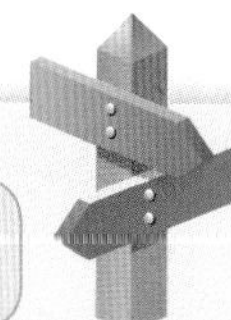

超级大厨 糖尿病吃货的逆袭

大厨支招

清蒸鳕鱼降糖营养素流失少控制血糖效果好

这道菜采用蒸的方法，鳕鱼的营养流失少，更能提高胰岛素的敏感性，所以这道菜适合糖尿病患者食用。

热量：517千焦
蛋白质：23克
脂肪：4克
糖类：1克

清蒸鳕鱼

材料： 鳕鱼 250 克。

调料： 香菜末、葱丝、红椒丝、姜丝各 5 克，盐 2 克，料酒和酱油各 10 克，植物油 3 克，水淀粉适量。

做法：

1. 鳕鱼收拾干净，切段，加盐、料酒、酱油腌 40 分钟。
2. 取盘，放入鳕鱼段，上蒸锅蒸 15 分钟，取出。
3. 炒锅中倒入植物油烧至七成热，下葱丝、红椒丝、姜丝炒出香味，淋入蒸鱼盘内的汤汁，用水淀粉勾芡浇在鳕鱼块上，撒上香菜末即可。

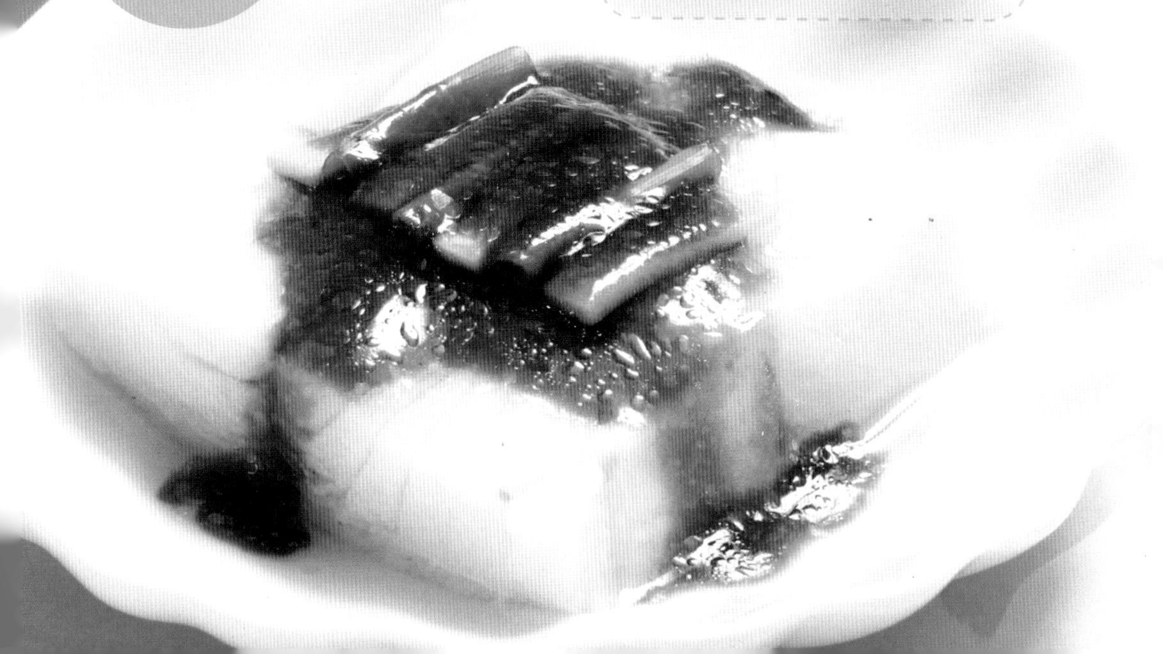

大厨支招

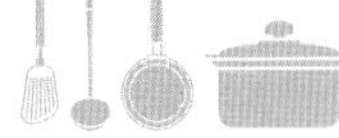

鳕鱼科学搭配适合三高人群食用

将道提高胰岛素敏感性的鳕鱼和具有降低血压、血糖作用的西芹搭配，适合三高人群食用。

西芹鳕鱼

材料：芹菜250克，鳕鱼100克。

调料：葱花5克，花椒粉2克，盐3克，植物油3克。

做法：

1. 西芹择洗干净，切段；鳕鱼处理干净，加盐腌渍10分钟。
2. 炒锅倒入植物油烧至七成热，下葱花、花椒粉炒出香味，放入鳕鱼肉和西芹段翻炒至熟，用盐调味即可。

热量：376千焦
蛋白质：11克
脂肪：3克
糖类：7克

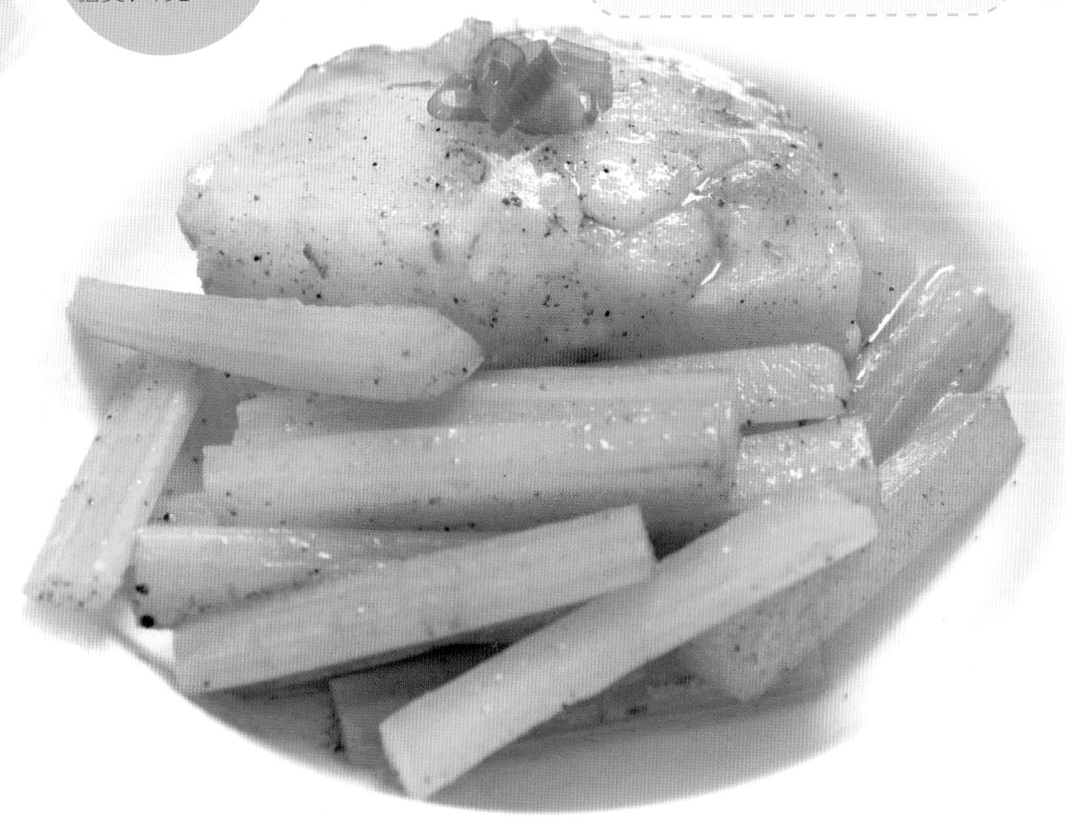

大厨支招

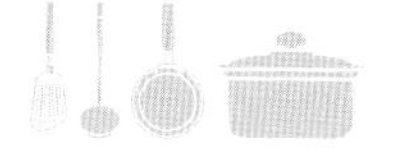

鳕鱼熬粥减少降糖营养素流失

将鳕鱼熬成粥，营养流失少，更能增强鳕鱼提高胰岛素的敏感性，稳定血糖的效果更强。

鳕鱼粥

材料： 鳕鱼 100 克，大米 50 克，鸡蛋 60 克。

调料： 盐 3 克，葱花少许。

做法：

1. 鳕鱼处理干净，切丁；大米淘洗干净；鸡蛋洗净，磕入碗内，打散备用。
2. 大米放沸水中煮滚，改中火煮 15 分钟，加盐、鳕鱼丁搅拌均匀，大火煮 3 分钟，倒入鸡蛋液煮熟，撒上葱花即可。

热量：1208千焦
蛋白质：20克
脂肪：5克
糖类：41克

牡蛎

预防糖尿病周围神经病变

最佳食用时间 冬至到清明时期食用
推荐摄入量 每日15~30克为宜

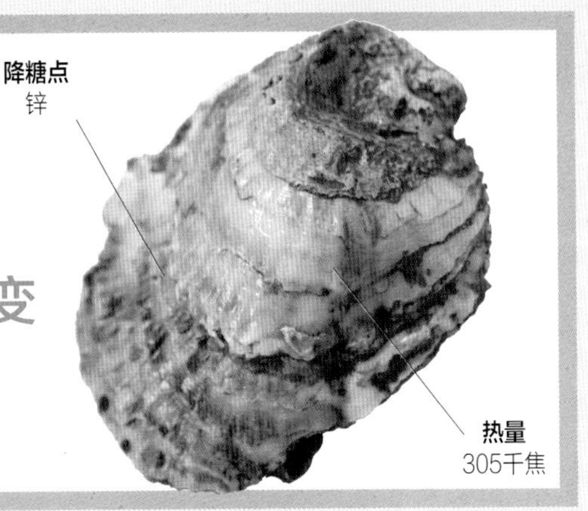

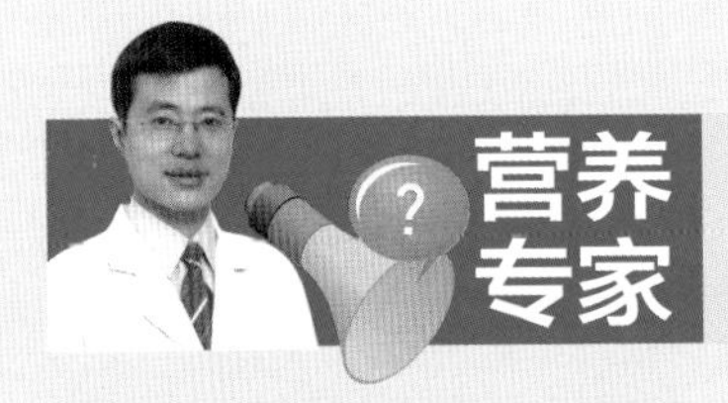

吃对打赢降糖战

百分百推荐理由

减轻胰腺负担

牡蛎中的牛磺酸可促进肝糖原转化，直接为人体吸收利用，从而减轻胰腺负担，对糖尿病患者有益。

辅助治疗糖尿病周围神经病变

牡蛎含有丰富的B族维生素，有利于维护神经系统的健康，可预防和辅助治疗糖尿病周围神经病变。

更降糖的吃法

牡蛎、珍珠母、大米同食，有平肝潜阳的作用，适用于糖尿病性脑血栓患者食用。

宜吃？忌吃？马上告诉你

生吃牡蛎可引发腹泻等中毒症状，因此要煮熟后才可以安全食用。

每100克可食部基本营养素

营养成分	含量
蛋白质	5.3克
脂肪	2.1克
碳水化合物	8.2克
胆固醇	100毫克
铁	7.1微克
锌	9.39毫克
硒	86.64微克
钙	131毫克

费尽心思巧搭配

✔ 小米 + 牡蛎 = 充分发挥牡蛎的作用

牡蛎中缺乏色氨酸、蛋氨酸，搭配蛋氨酸和色氨酸含量较高的食物，如小米、豆腐等食用，能更好地发挥牡蛎的营养功效。

大厨支招

翻炒牡蛎时坚持热锅凉油

将油放入锅中时，坚持热锅凉油，可以减少油脂释放有害物质。牡蛎可以预防糖尿病周围神经病变，适合糖尿病患者食用。

牡蛎蒸饭

材料： 牡蛎100克、大米100克。

调料： 酱油、葱、蒜蓉、芝麻、胡椒粉各适量，植物油3克。

做法：

1. 将牡蛎用盐水冲洗干净，沥干水分。
2. 大米淘洗干净，加入牡蛎，放入电饭锅一起蒸熟。
3. 另起锅，倒入油，烧至六成热，放入调料，翻炒均匀。
4. 吃的时候将调料汁浇在牡蛎饭上，拌匀即可。

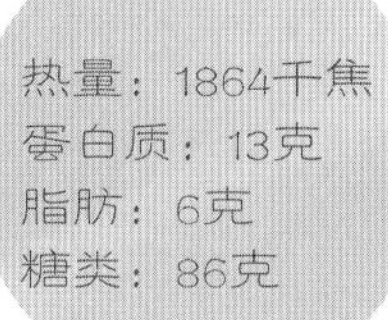

大厨支招

牡蛎合理搭配稳血糖

牡蛎中的牛磺酸可增强胰岛素促进肝糖原转化的作用，糖原可直接为人体吸收利用，从而减轻胰腺负担，对糖尿病患者十分有益，和降低餐后血糖的白萝卜搭配食用，降糖功效更好。

牡蛎萝卜丝汤

材料： 白萝卜200克，牡蛎50克。

调料： 葱丝、花椒粉、姜丝、香油各适量，盐2克，植物油3克。

做法：

1. 白萝卜去根须，洗净，切丝；牡蛎去壳，洗净泥沙。
2. 锅置火上，加适量清水烧沸，倒入白萝卜丝煮至九成熟，放入牡蛎肉、葱丝、姜丝煮至白萝卜丝熟透，用盐调味，淋上香油即可。

热量：431千焦
蛋白质：4克
脂肪：4克
糖类：14克

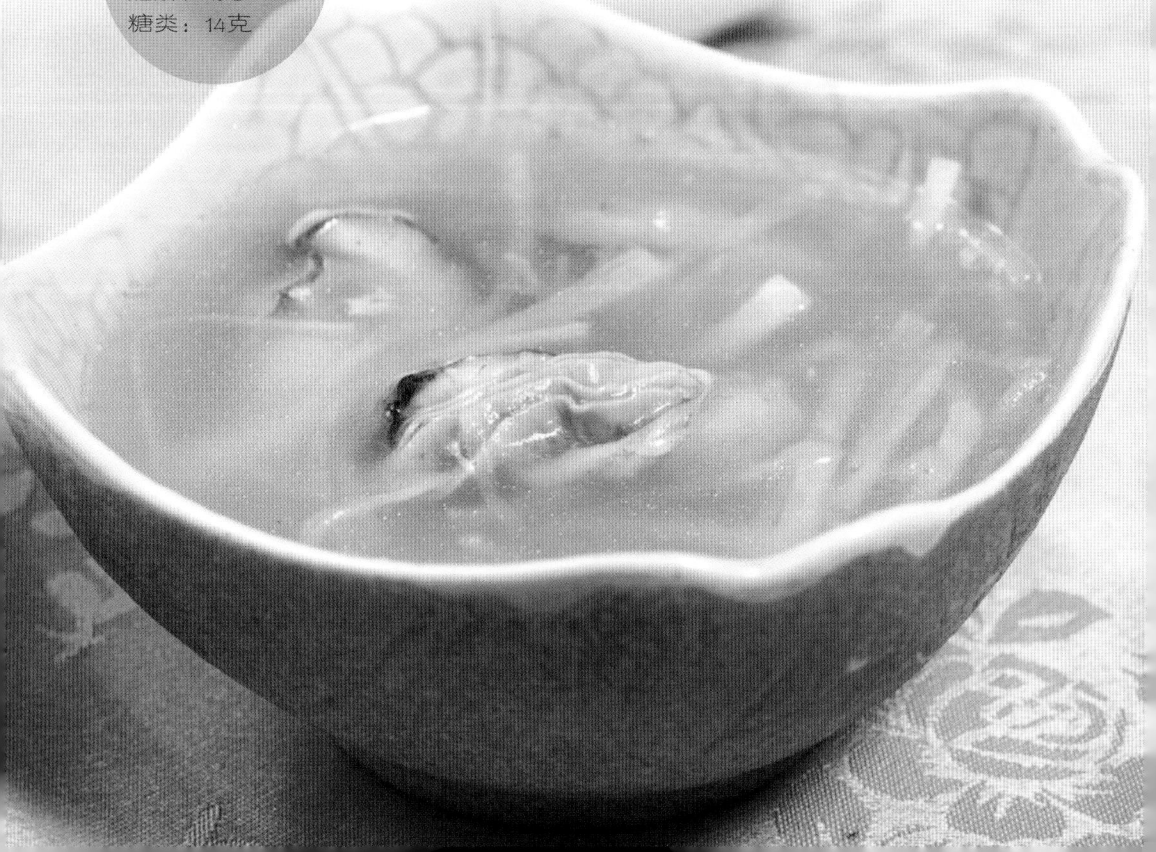

海带

促进胰岛素分泌和葡萄糖代谢

最佳食用时间　一年四季皆可食用

推荐摄入量　每日宜吃150～200克（水发）

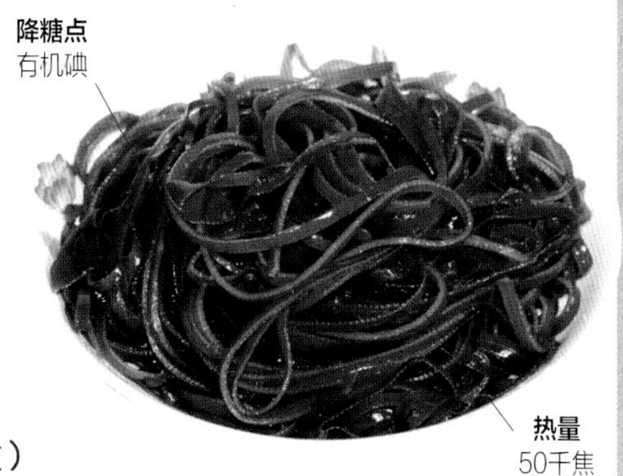

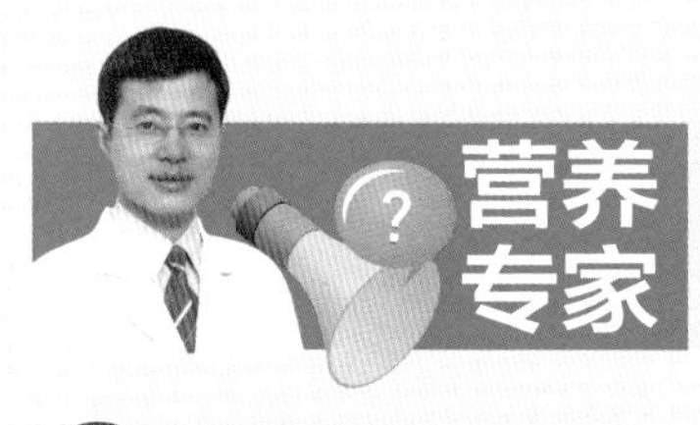

吃对打赢降糖战

百分百推荐理由

促进胰岛素分泌，降低血糖

海带中含有大量的有机碘，可促进胰岛素及肾上腺皮质激素的分泌和葡萄糖在肝脏、肌肉组织中的代谢，从而降低血糖。

预防糖尿病并发心脑血管疾病

海带中含有硫酸多糖，能吸收血管中的胆固醇，并排出体外，可预防糖尿病并发心脑血管疾病。

更降糖的吃法

海带凉拌或炖汤都是不错的吃法。

宜吃？忌吃？马上告诉你

海带碘含量很高，不适合孕妇大量食用，因为碘可随血液循环进入胎儿体内，可能引起甲状腺功能障碍。

每 100 克可食部基本营养素	
营养成分	含量
蛋白质	1.2 克
脂肪	0.1 克
碳水化合物	2.1 克

费尽心思巧搭配

✔ 豆腐 + 海带 = 平衡碘元素

海带最适宜搭配豆腐食用，因为豆腐中的皂角苷会造成机体碘的缺乏，同时海带含碘多，也可诱发甲状腺肿大，二者同食，可使体内碘元素处于平衡状态。

✔ 菠菜 + 海带 = 防止结石

菠菜和海带同食可促使草酸钙溶解排出，防止结石。

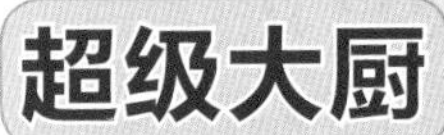

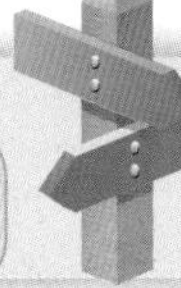

糖尿病吃货的逆袭

大厨支招

凉拌海带降低油脂摄入

这道凉拌菜，不用植物油，直接用香油提香，降低了油脂的摄入，适合糖尿病患者食用。

姜拌海带

材料： 水发海带150克。

调料： 盐3克，酱油、醋各10克，姜末、香油各2克，鸡精少许。

做法：

1 水发海带用温水洗净，切成细丝；将姜末、盐、酱油、醋、香油、鸡精调成调味汁。

2 海带放入沸水中焯透，捞出沥干水分，浇上调味汁拌匀即可。

热量：160千焦
蛋白质：89克
脂肪：4克
糖类：0克

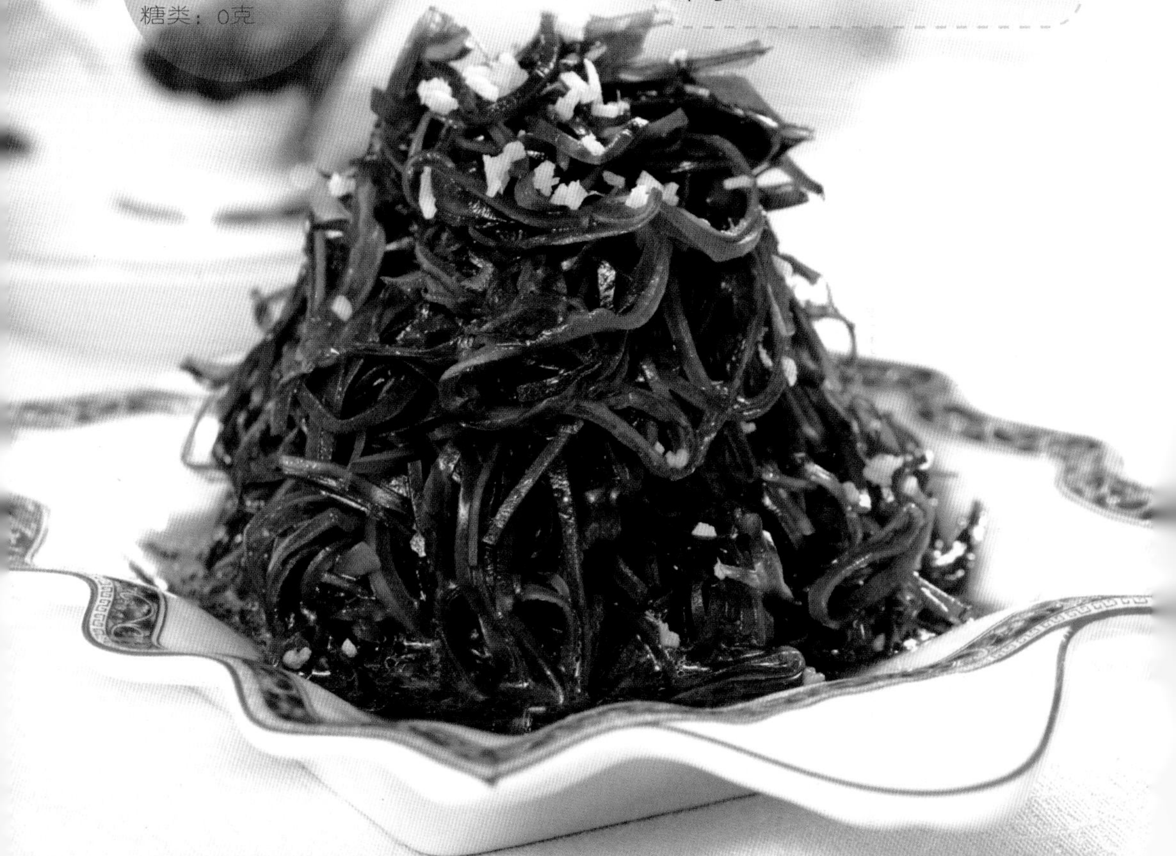

大厨支招

海带熬煮选对合理放入时间

在粥煮到七成熟的时候，再放入海带丝，可以保持海带丝的原味不被破坏，更好地发挥海带促进胰岛素代谢和葡萄糖的代谢，更适合糖尿病患者食用。

海带豆香粥

材料： 大米 100 克，海带丝 50 克，黄豆 25 克。

调料： 葱末、鸡精各 5 克，盐 3 克。

做法：

1 黄豆洗净，用水浸泡 6 小时；大米淘洗干净，用水浸泡 30 分钟；海带丝洗净。

2 锅置火上，加入清水烧开，再放入大米和黄豆，大火煮沸后改小火慢慢熬煮至七成熟，放入海带丝煮约 10 分钟，加盐、鸡精调味，最后撒入葱末即可。

热量：1852 千焦
蛋白质：18 克
脂肪：5 克
糖类：88 克

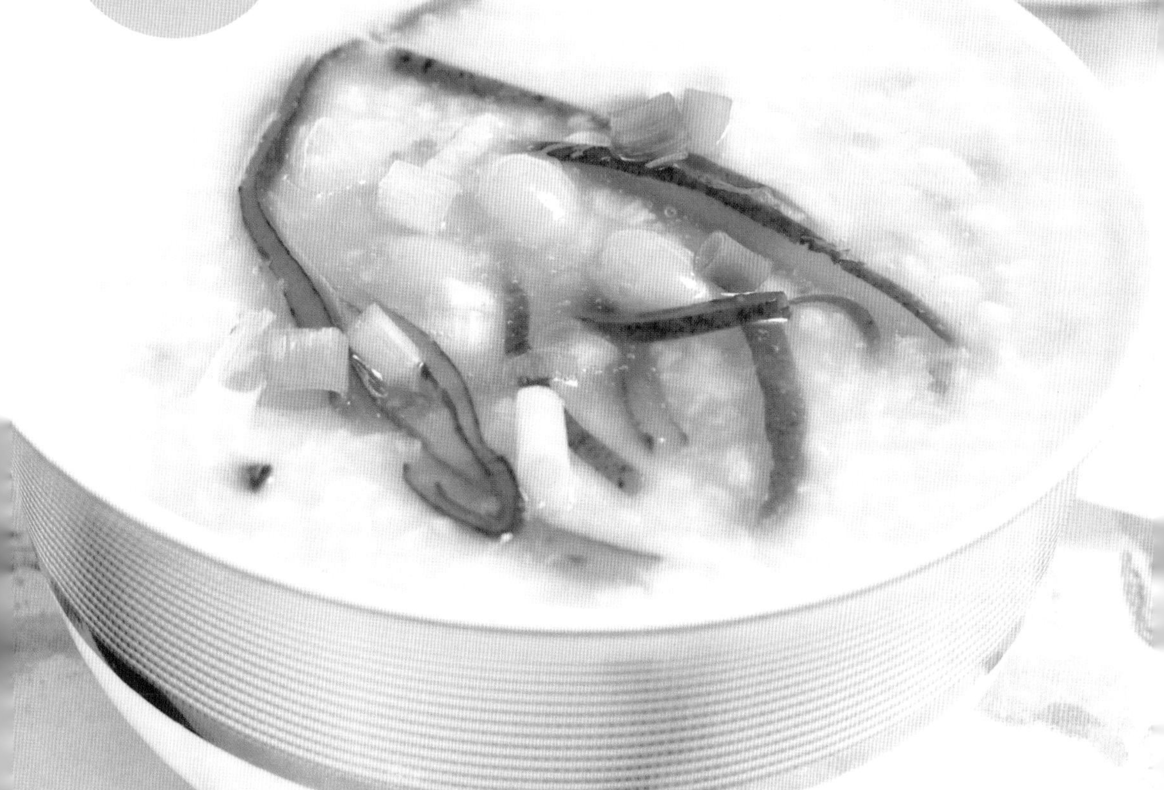

其他

大蒜

防止胰岛 β 细胞氧化破坏葡萄糖代谢

最佳食用时间 四季皆可食用

推荐摄入量 每日生蒜2~3瓣，熟蒜3~4瓣为宜

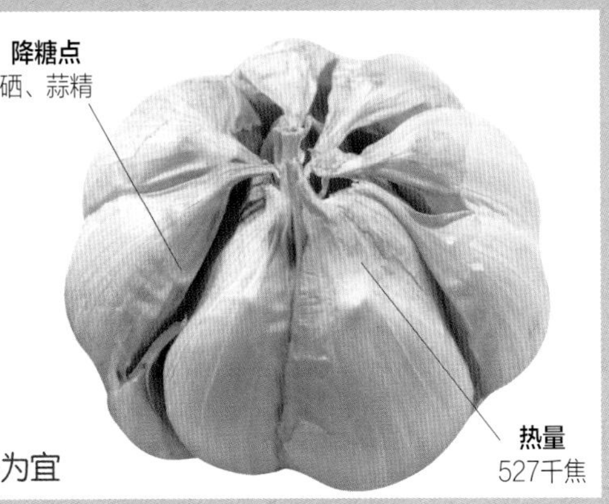

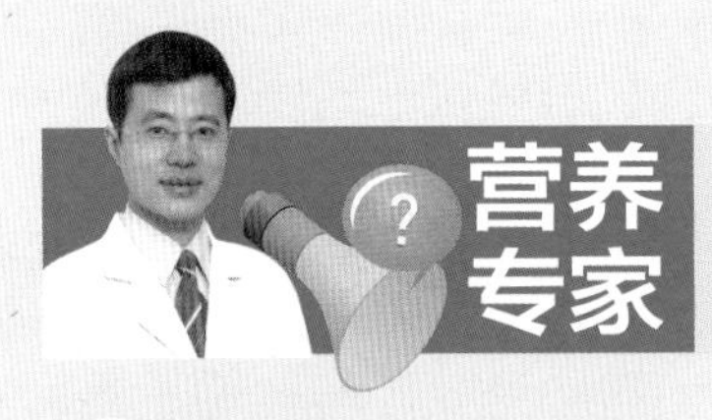

吃对打赢降糖战

百分百推荐理由

修复胰岛细胞

大蒜中含有的硒能防止胰岛 β 细胞被氧化破坏，使其功能正常，降低血糖和尿糖。

抑制血栓的形成和预防动脉硬化

大蒜可防止心脑血管中的脂肪沉积，促使血管舒张，增加血管的通透性，从而预防动脉硬化。

更降糖的吃法

如果想通过吃大蒜降低血糖，又因为大蒜太辣而无法多吃，可以将大蒜煮熟来吃。

宜吃？忌吃？马上告诉你

大蒜不宜过量食用，否则会动火、耗血，影响视力。

每 100 克可食部基本营养素	
营养成分	含量
蛋白质	4.5 克
脂肪	0.2 克
碳水化合物	27.6 克
膳食纤维（不溶性）	1.1 克
磷	117 毫克
锌	0.88 毫克
硒	3.09 微克

费尽心思巧搭配

✔ 瘦肉 + 大蒜 = 增强体质

瘦肉中含有维生素 B_1，与大蒜中蒜素结合，不仅可以使维生素 B_1 的析出量提高，延长维生素 B_1 在人体内的停留时间，还能促进血液循环以及尽快消除身体疲劳，增强体质。

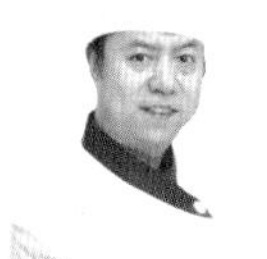

超级大厨 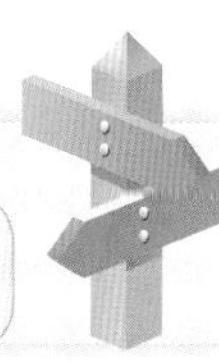

糖尿病吃货的逆袭

大厨支招

大蒜生吃促进糖代谢降血糖

如果想通过大蒜达到降低血糖的作用，可以将大蒜捣成蒜泥，用于凉拌菜食用，降糖作用也不错。

蒜泥肉片

材料： 猪瘦肉250克，大蒜25克。

调料： 香菜末、鲜酱油各适量，香油2克。

做法：

1. 猪瘦肉洗净，煮熟，切片，装盘；大蒜去皮，捣成蒜泥，加鲜酱油和香油调匀。
2. 将蒜泥淋在肉片上，撒上香菜末即可。

热量：1680千焦
蛋白质：52克
脂肪：18克
糖类：10克

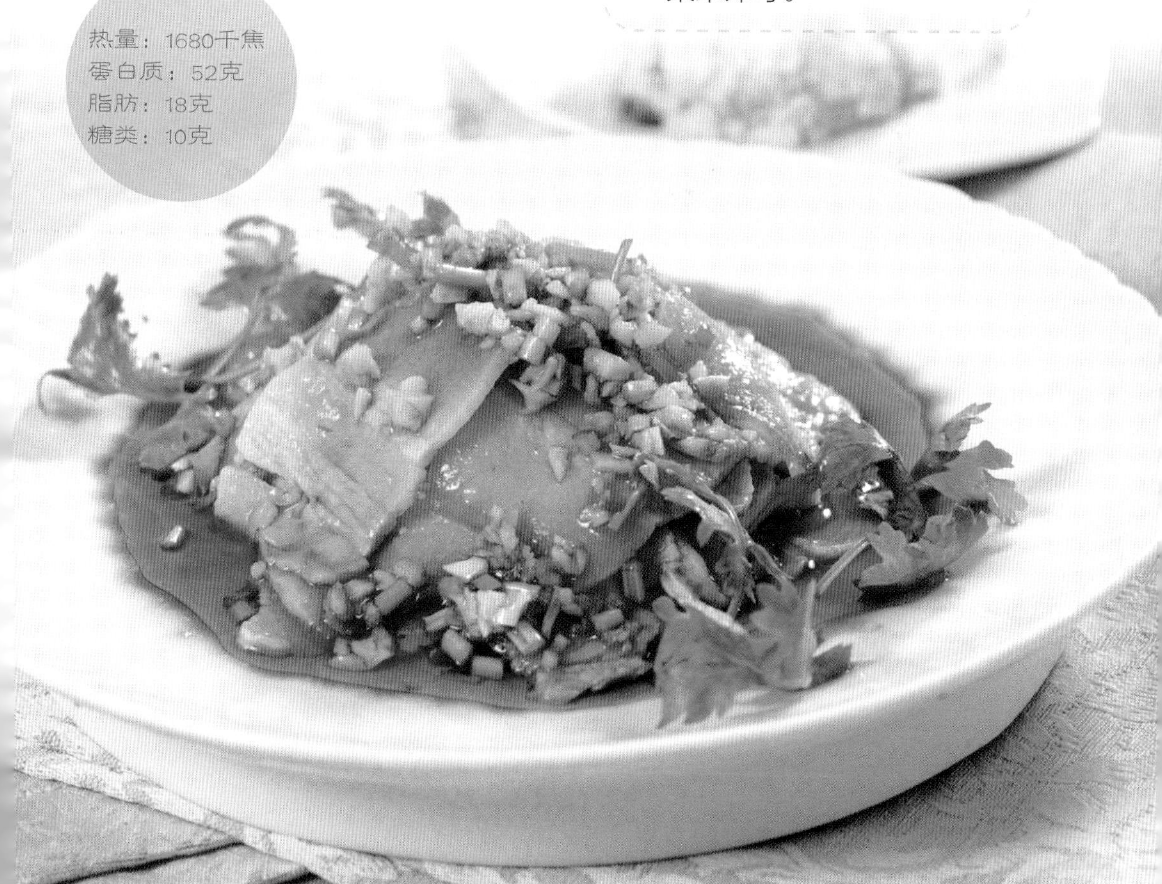

生姜

减少糖尿病的并发症

最佳食用时间 早、中食用
推荐摄入量 每日10克为宜

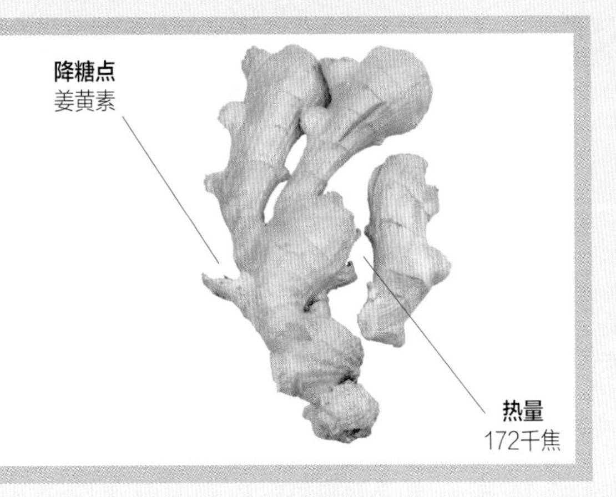

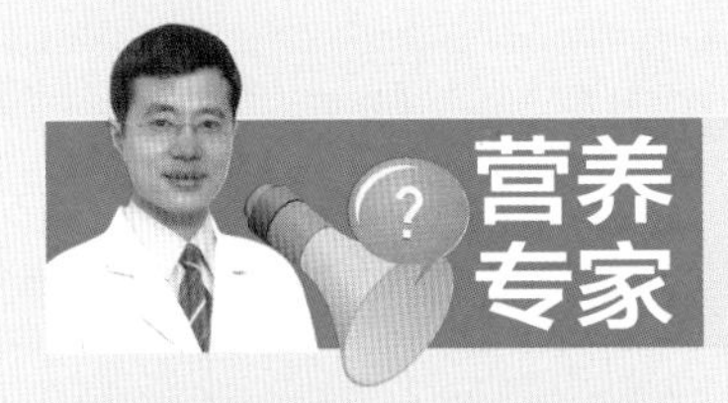

吃对打赢降糖战

百分百推荐理由

减少并发症的发病

姜中所含的姜黄素是其主要活性成分，能够降低血糖，减少并发症的发病概率。

辅助治疗糖尿病及酒精性脂肪肝

生姜中的姜黄素能改善糖尿病所伴随的脂质代谢紊乱，辅助治疗糖尿病及酒精性脂肪肝。

更降糖的吃法

把生姜和绿茶用开水冲泡，代茶饮，对糖尿病性腹泻者有很好的疗效。

宜吃？忌吃？马上告诉你

腐烂的生姜会产生一种毒性很强的物质，可使肝细胞变性坏死，诱发肝癌、食道癌等，不宜食用。

每 100 克可食部基本营养素	
营养成分	含量
蛋白质	1.3 克
脂肪	0.6 克
碳水化合物	10.3 克
膳食纤维（不溶性）	2.7 克
钙	27 毫克
镁	44 毫克

费尽心思巧搭配

生姜 + 羊肉 = 辅助治疗腰背冷痛、四肢风湿疼痛等

烹调羊肉时适宜搭配些生姜。因为生姜既能去羊肉的腥膻味，又有助于羊肉温阳去寒，可辅助治疗腰背冷痛、四肢风湿疼痛等。

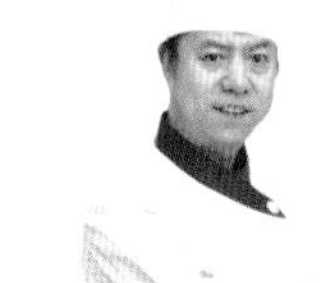

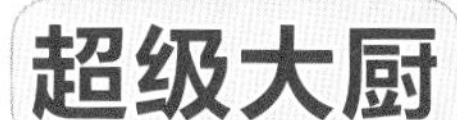

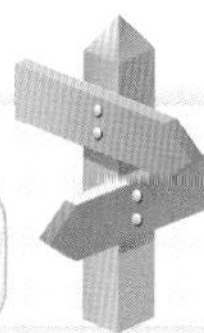

糖尿病吃货的逆袭

大厨支招

生姜熬粥减少降糖营养素流失

用生姜熬粥，降糖营养素流失少，可以降低糖尿病并发症的发生概率，所以，糖尿病患者可以常食。

生姜粥

材料： 生姜 25 克，大米 100 克，枸杞子 10 克。

做法：

1. 将生姜洗净去皮，切成末；大米淘洗干净；枸杞子洗净，备用。
2. 锅置火上，倒入适量清水煮沸，放入大米、生姜末煮沸，加入枸杞子小火熬煮 30 分钟即可。

热量：1593千焦
蛋白质：9克
脂肪：1克
糖类：87克

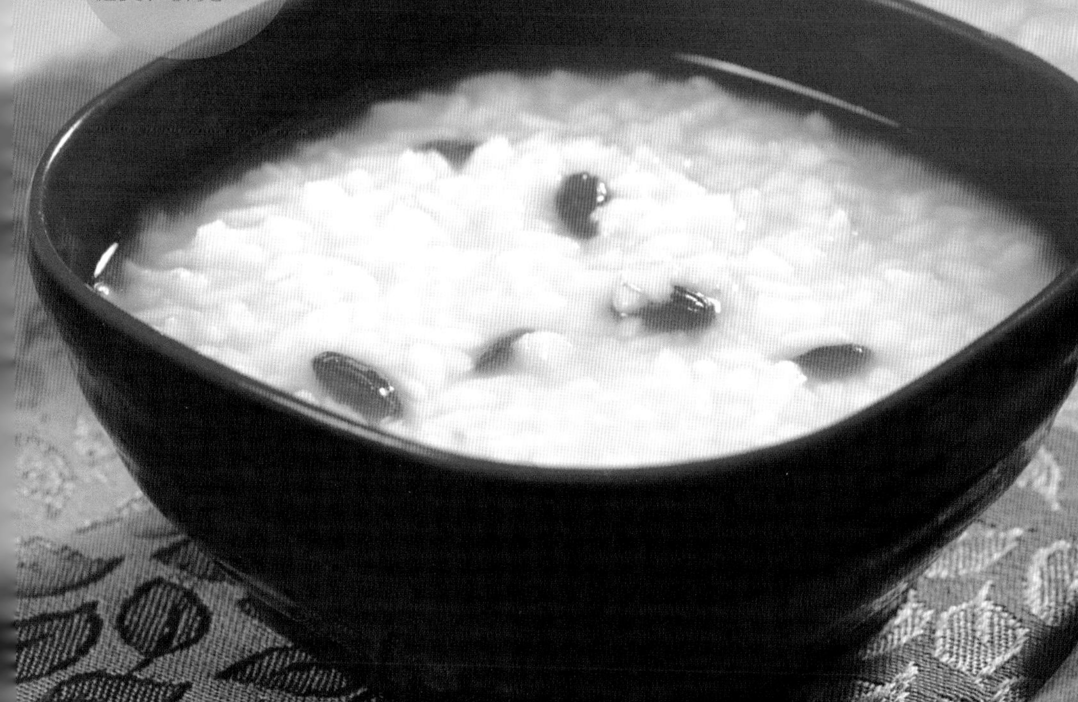

醋

减缓血糖上升的速度

最佳食用时间 早、中、晚餐随饭食用

推荐摄入量 每日20~40克为宜

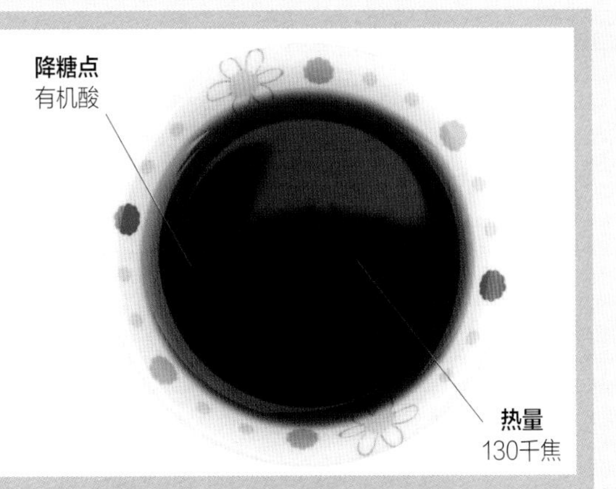

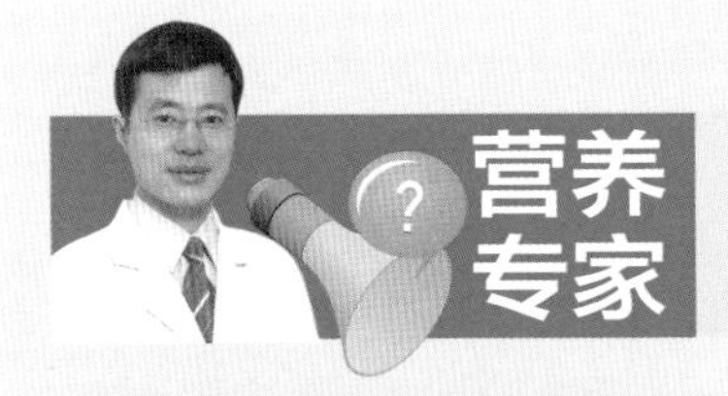

吃对打赢降糖战

百分百推荐理由

能够抑制血糖上升速度

醋中的有机酸能够显著降低蔗糖酶等双糖酶的活性，使食物的血糖指数降低，改善糖尿病患者的病情。

防治动脉硬化

醋中的醋酸可软化血管，帮助糖尿病患者防治动脉硬化。

更降糖的吃法

糖尿病患者吃炒土豆丝或者白菜丝的时候放一点醋，不仅可以调味，还能控制血糖上升。

宜吃？忌吃？马上告诉你

正在服碳酸氢钠、复方氢氧化铝等碱性药时，不宜吃醋，否则醋中的醋酸会中和碱性药，使其失效。

每 100 克可食部基本营养素

营养成分	含量
蛋白质	2.1 克
脂肪	0.3 克
碳水化合物	4.9 克
钙	17 毫克
铁	6 毫克
硒	2.43 微克
钾	351 毫克

费尽心思巧搭配

鲫鱼 + 醋 = 抑制血糖上升

二者搭配食用，不仅具有利湿消肿的功效，还能抑制血糖上升。

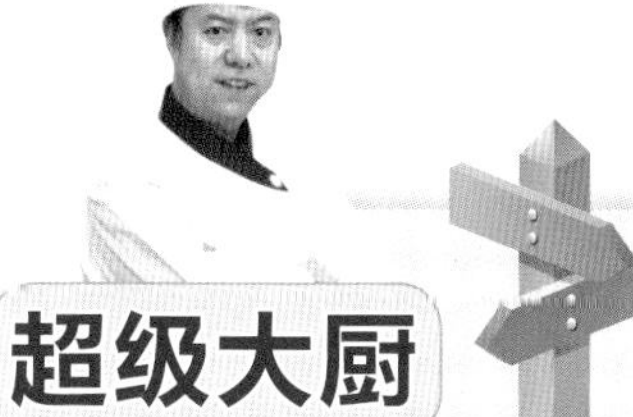
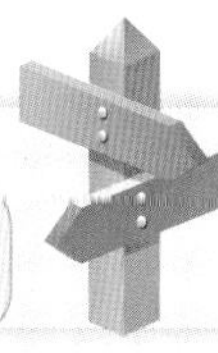

超级大厨

糖尿病吃货的逆袭

大厨支招

醋合理搭配降糖作用更佳

能缓解血糖上升速度的醋与具有降低血糖和胆固醇作用的绿豆芽，搭配食用，降糖作用更佳。

醋熘绿豆芽

材料： 绿豆芽 200 克，醋 20 克。

调料： 葱丝、植物油各 3 克，花椒 10 粒，盐、鸡精各 2 克。

做法：

1. 将绿豆芽洗净，用沸水快速焯一下，在凉水中浸泡后捞起，沥干。
2. 锅内倒入植物油，将花椒在油锅内炸焦，去掉花椒，放葱丝炝锅，然后放入绿豆芽，加盐、醋、鸡精翻炒几下即可。

热量：288千焦
蛋白质：5克
脂肪：3克
糖类：7克

橄榄油

减缓血糖上升的速度

最佳食用时间 早、中、晚餐食用
推荐摄入量 每日25克以内为宜

降糖点
单不饱和脂肪酸
MUELOLIVA
热量
3696千焦

营养
专家

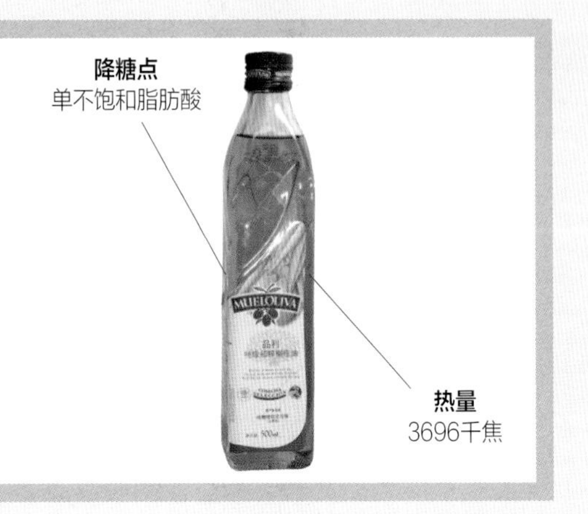

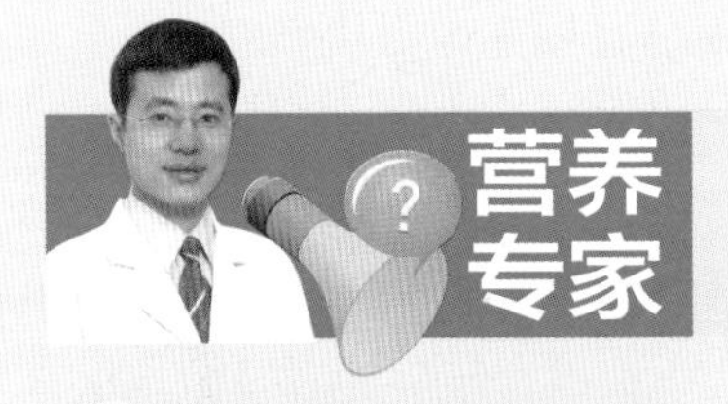

吃对打赢降糖战

百分百推荐理由

降低胰岛素抵抗，调节血糖

橄榄油中的油酸可增加胰岛素的敏感性，降低胰岛素抵抗，能够调节和控制血糖水平，改善糖尿病患者的总体代谢状况。

使血液流通顺畅、降低血压

橄榄油所含的 ω-3 脂肪酸能舒张血管平滑肌，使血液流通顺畅，从而降低血压。橄榄油中还含有一种多酚类物质，可降低血黏度，调节血压。

更降糖的吃法

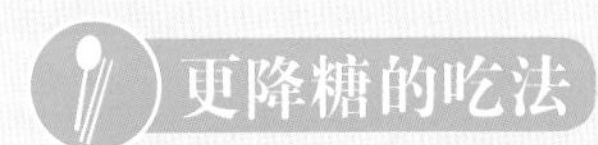

糖尿病患者可以在吃凉拌菜的时候滴入一点橄榄油。

宜吃？忌吃？马上告诉你

橄榄油不要放入金属器皿中长时间保存，否则橄榄油会与金属发生反应，影响油质。

每 100 克可食部基本营养素	
营养成分	含量
脂肪	99.9 克
铁	0.4 克

费尽心思巧搭配

✔ 花生油 + 橄榄油 = 营养更全面

橄榄油缺乏 ω-3 和 ω-6 脂肪酸，与花生油、葵花子油等食用油配合吃效果最好。

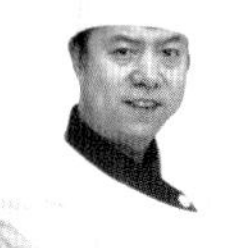

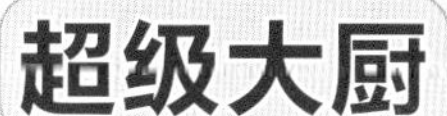

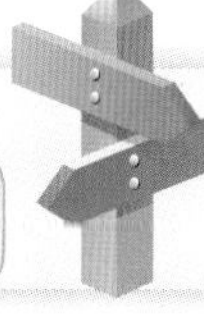

糖尿病吃货的逆袭

大厨支招

橄榄油合理搭配稳定血糖

可以调控血糖水平的橄榄油和能充分改善胰岛素分泌功能的黑木耳一起食用，能更好地稳定血糖，适合糖尿病患者食用。

苦瓜拌木耳

材料： 苦瓜 200 克，水发黑木耳和红椒各 25 克，橄榄油 3 克。

调料： 蒜末 10 克，盐 2 克，生抽 4 克，醋 8 克。

做法：

1. 苦瓜洗净切片；木耳掰成小朵；红椒洗净切丝；将蒜末、盐、生抽、醋、橄榄油调成汁备用。
2. 将黑木耳、苦瓜分别焯熟，捞起放入凉开水中备用。
3. 将所有材料放在盘中，倒入调味汁，拌匀即可。

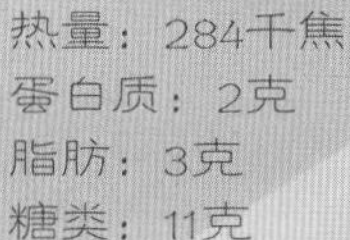

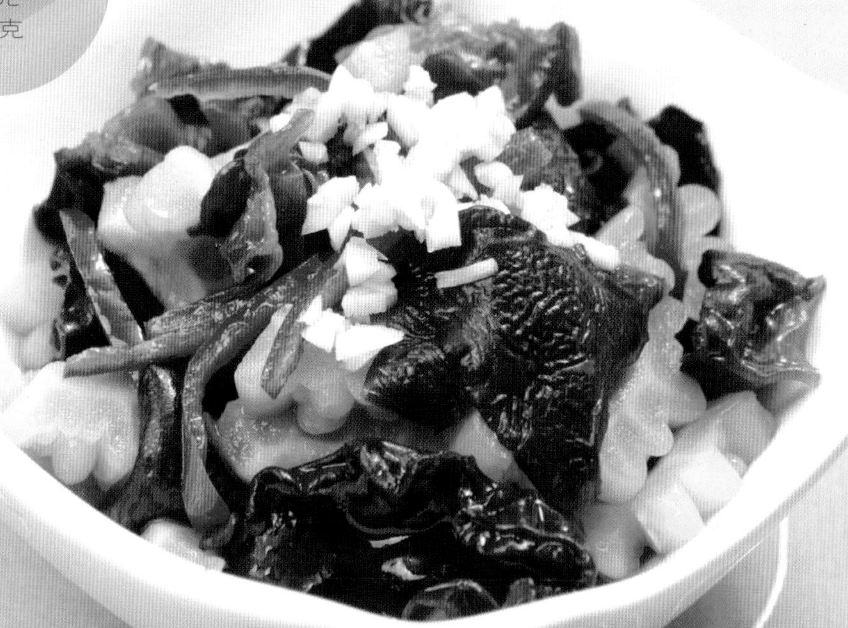

香油

改善机体对胰岛素的敏感性

最佳食用时间 早、中、晚餐食用

推荐摄入量 每日20克以内

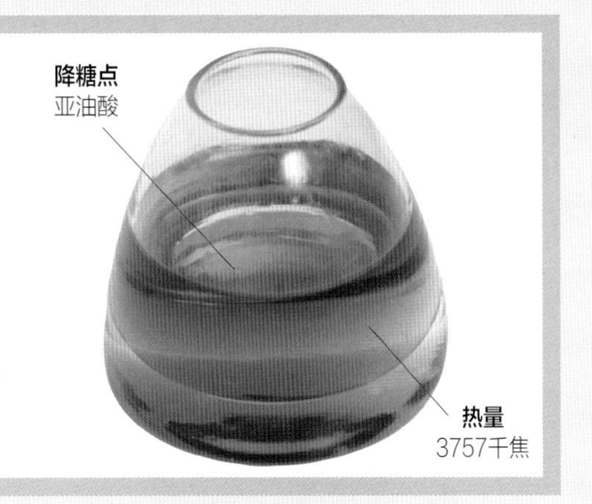

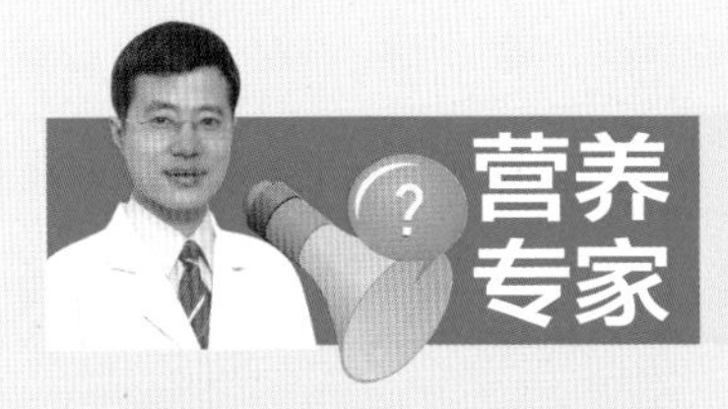

吃对打赢降糖战

百分百推荐理由

保护胰岛细胞免受自由基的侵害

香油中含有的维生素 E 能保护胰岛细胞免受自由基的侵害，同时改善机体对胰岛素的敏感性，有利于血糖的控制。

减轻动脉硬化及微血管病变

香油中所含的维生素 E 可通过促进前列腺素合成、抑制血栓素生成等，改善机体血液的高凝状态，减轻动脉硬化及微血管病变。

更降糖的吃法

香油具有浓郁的香气，多数情况用于凉拌菜，而且凉拌菜热量低，适合糖尿病患者食用。

宜吃？忌吃？马上告诉你

患有牙周炎、口臭、扁桃体炎、牙龈出血时，每天含半匙香油可减轻症状。

每 100 克可食部基本营养素	
营养成分	含量
脂肪	99.7 克
碳水化合物	0.2 克
维生素 E	68.53 毫克
不饱和脂肪酸	81.8 克

费尽心思巧搭配

✔ 菠菜 + 香油 = 预防老年性视网膜退化

二者搭配食用，可以预防老年性视网膜退化，有利于糖尿病并发眼病患者。

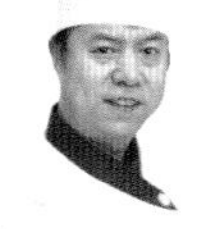

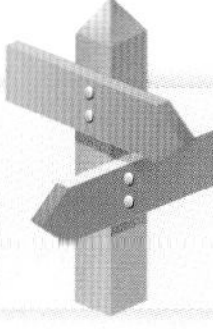

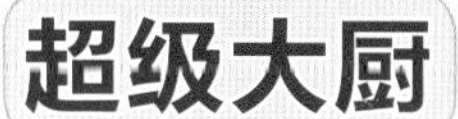

超级大厨 糖尿病吃货的逆袭

大厨支招

香油用于凉拌菜稳定血糖

做这道凉拌菜的时候，不用植物油，只用香油提香，既不影响口感，还不会导致血糖升高，所以很适合糖尿病患者食用。

凉拌芹菜叶

材料： 芹菜叶150克，豆腐干50克，香油2克。

调料： 盐、鸡精各2克，酱油5克。

做法：

1. 芹菜叶洗净，放入沸水中焯一下，捞出凉凉，切碎；豆腐干放入沸水中焯一下，捞出切成小丁。
2. 将芹菜叶和豆腐丁放入大碗中，加入盐、鸡精、酱油、香油拌匀即可。

热量：564千焦
蛋白质：12克
脂肪：5克
糖类：15克

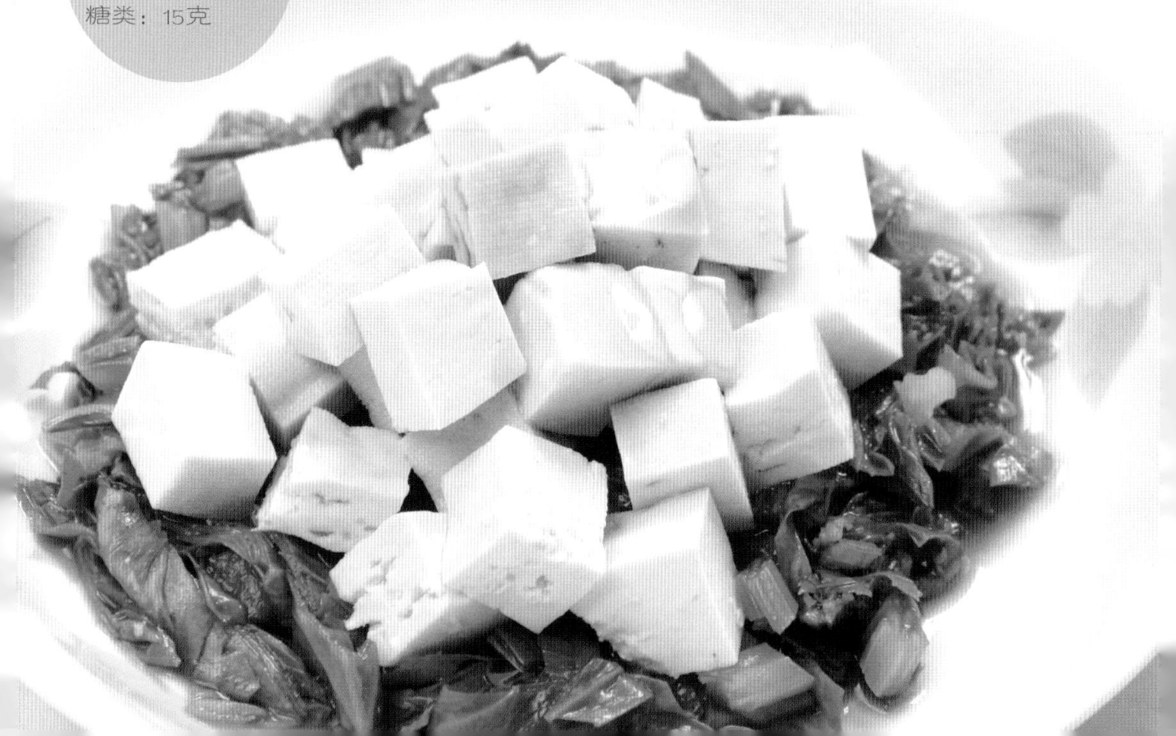

黑芝麻

避免引发动脉硬化

最佳食用时间 早上食用
推荐摄入量 每日20克为宜

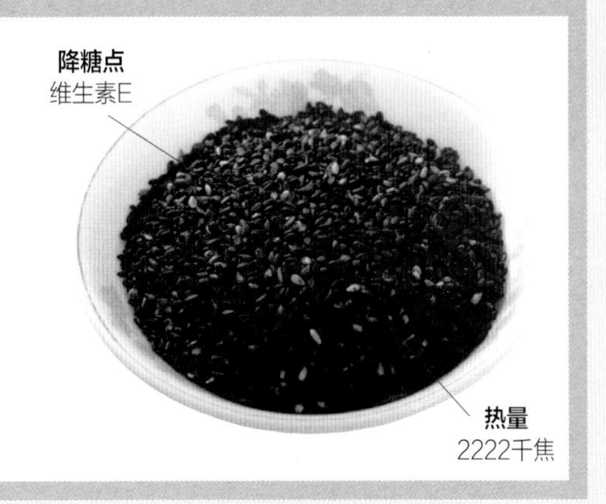

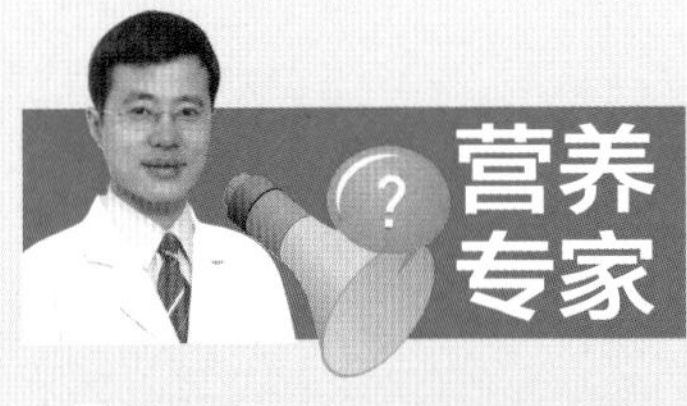

吃对打赢降糖战

百分百推荐理由

增加肝脏及肌肉中的糖原含量

芝麻可增加肝脏中的糖原含量，降低血糖。芝麻的维生素E可保护胰岛细胞免受损害，保护心血管健康。

降低血液中胆固醇的含量

芝麻中的亚油酸，可降低血液中胆固醇的含量，避免过多的胆固醇沉积在血管壁上，引发动脉硬化。

更降糖的吃法

黑芝麻、鲜玉米粒和红小豆同煮粥，既可以补中健胃、除湿利尿，还能缓解糖尿病患者的水肿情况。

宜吃？忌吃？马上告诉你

减肥期间，每天配合食用一些芝麻，可使粗糙的皮肤变得细腻有光泽。

每100克可食部基本营养素

营养成分	含量
蛋白质	19.1克
脂肪	46.1克
碳水化合物	24克
膳食纤维（不溶性）	14克
维生素E	50.4毫克
钙	780毫克
铁	22.7毫克

费尽心思巧搭配

✓ 海带 + 黑芝麻 = 促进甲状腺素的合成

黑芝麻适合与海带同食，因为芝麻能改善血液循环，降低胆固醇；海带则能净化血液，促进甲状腺素的合成，两者同食，美容、抗衰老的效果较佳。

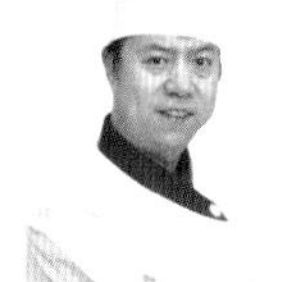

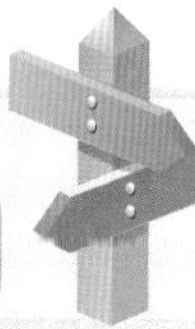

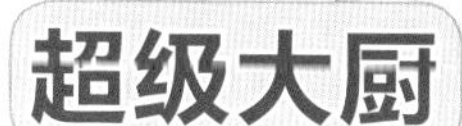

超级大厨 糖尿病吃货的逆袭

大厨支招

黑芝麻巧搭配稳定血糖

富含维生素 E 的黑芝麻和能保持血糖稳定的菠菜搭配食用，可以很好地保护胰岛细胞免受自由基的损害，也可以避免引发动脉硬化，所以对糖尿病患者是不错的选择。

黑芝麻拌菠菜

材料： 菠菜 250 克，黑芝麻 5 克。

调料： 盐 3 克，香油 2 克。

做法：

1. 菠菜择洗干净，切小段，沸水焯烫；黑芝麻炒熟，备用。
2. 将菠菜放入盘中，加盐拌匀，撒上黑芝麻，滴上香油即可。

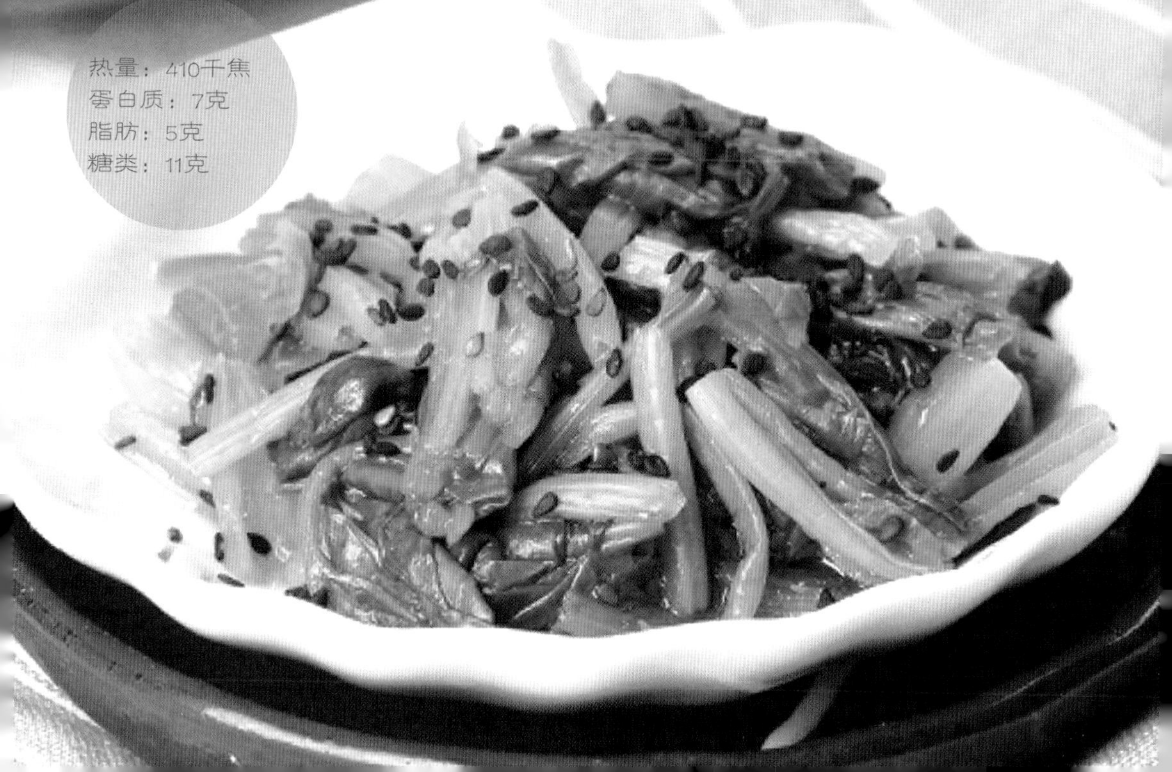

热量：410千焦
蛋白质：7克
脂肪：5克
糖类：11克

牛奶

维持胰岛素正常分泌

最佳食用时间 早饭后饮用

推荐摄入量 每日250克为宜

降糖点
钙
升糖指数
27.6
热量
226千焦

营养
专家

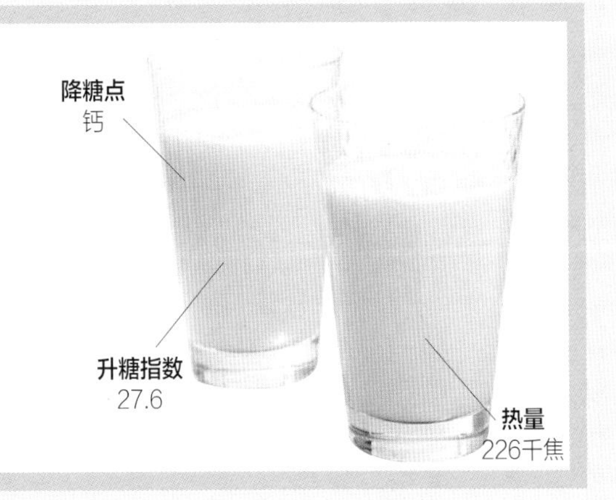

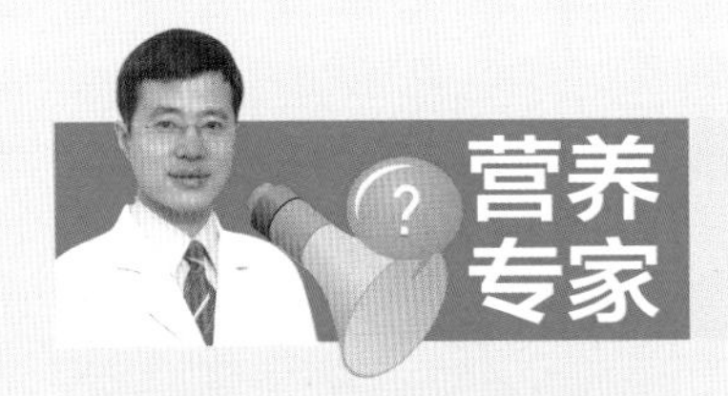

吃对打赢降糖战

百分百推荐理由

促进胰岛素的正常分泌

牛奶富含钙，有刺激胰脏 β 细胞的作用，能够促进胰岛素的正常分泌，同时还能避免骨质疏松。

减少中风危险

牛奶中的钙可增加尿钠的排泄，减轻钠对血压的不利影响，有利于降低血压。此外，其所含的钾可使动脉血管在高压时保持稳定，减少中风风险。

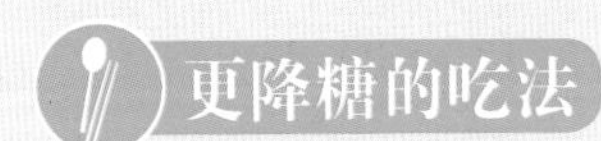

更降糖的吃法

糖尿病患者适合喝低脂牛奶，既可以补充营养，还能减少热量和脂肪的摄入量。

宜吃？忌吃？马上告诉你

牛奶宜放在阴凉干燥处，如果放在灯光、日光下会破坏牛奶中的维生素，还会丧失其特有的芳香。

每 100 克可食部基本营养素	
营养成分	含量
蛋白质	3 克
脂肪	3.2 克
碳水化合物	3.4 克
钙	104 毫克
锌	0.42 毫克

费尽心思巧搭配

✔ 番茄 + 牛奶 = 有降脂、降糖的作用

二者搭配食用，具有生津止渴、降糖降脂的作用。

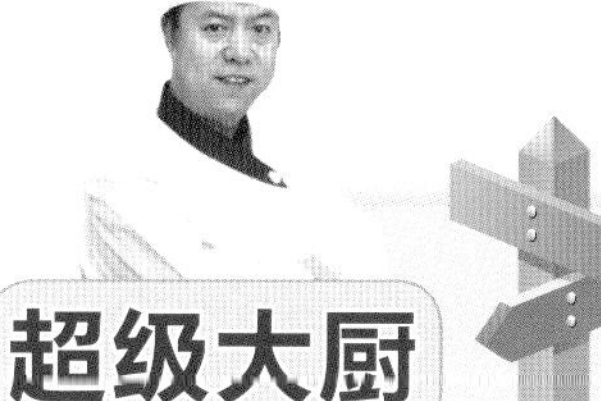
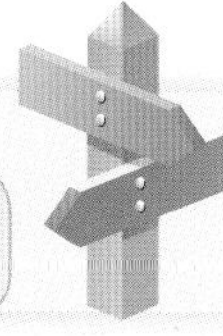

超级大厨

糖尿病吃货的逆袭

大厨支招

牛奶蒸着吃稳定血糖

用牛奶蒸蛋，不用植物油，可以用香油提香，口感也是不错的，而且营养不流失，能很好地维持胰岛素的正常分泌，适合糖尿病患者食用。

牛奶蒸蛋

材料：鸡蛋 120 克，鲜牛奶 200 毫升，海虾 20 克。

调料：盐、香油各 2 克。

做法：

1. 鸡蛋打入碗中，加鲜牛奶搅匀，再放盐化开；海虾处理干净成虾仁。
2. 鸡蛋液入蒸锅大火蒸约 3 分钟，此时蛋羹已略成形，将虾仁摆放在上面，改中火再蒸 5 分钟，出锅前淋上香油即可。

热量：1196千焦
蛋白质：22克
脂肪：18克
糖类：10克

花生

加速胰岛素的分泌

最佳食用时间 四季皆可食用
推荐摄入量 每日20克为宜

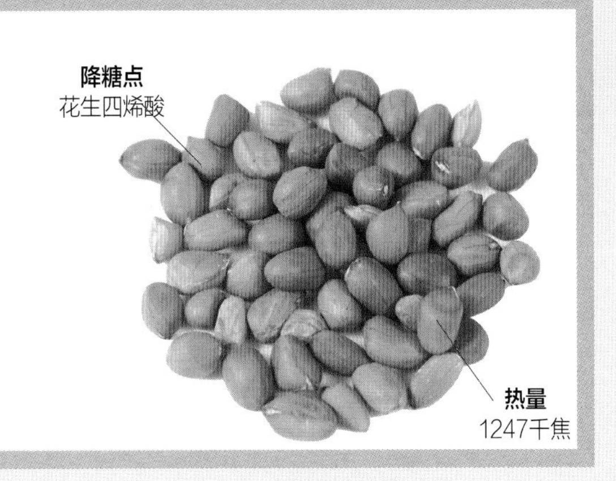

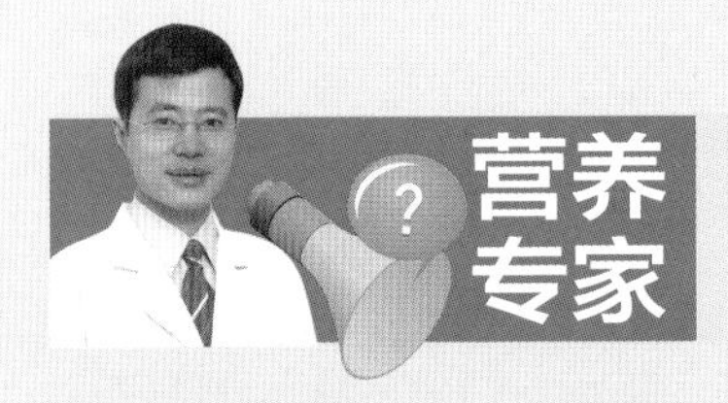

吃对打赢降糖战

百分百推荐理由

有利于增强胰岛素的敏感性

花生仁中含有的油脂成分花生四烯酸，能增强胰岛素的敏感性，降低Ⅱ型糖尿病的危险性。

预防动脉硬化和心脑血管疾病

花生中的白藜芦醇，不仅是肿瘤疾病的化学预防剂，也可降低血小板聚集，预防动脉硬化和心脑血管疾病。

更降糖的吃法

花生、芝麻和大米熬粥，适合糖尿病患者补益身体，还适用于贫血患者食用。

宜吃？忌吃？马上告诉你

花生的红衣能增强凝血，促进血栓形成，血黏度高的人宜去掉红衣后食用。

每 100 克可食部基本营养素	
营养成分	含量
蛋白质	12 克
脂肪	25.4 克
碳水化合物	13 克
膳食纤维（不溶性）	7.7 克
烟酸	14.1 毫克
维生素 C	14 毫克
磷	250 毫克

费尽心思巧搭配

✔ 红葡萄酒 + 花生 = 预防血栓的形成

红葡萄酒中含有阿司匹林的成分，花生中含白藜芦醇，二者同吃能预防血栓形成。

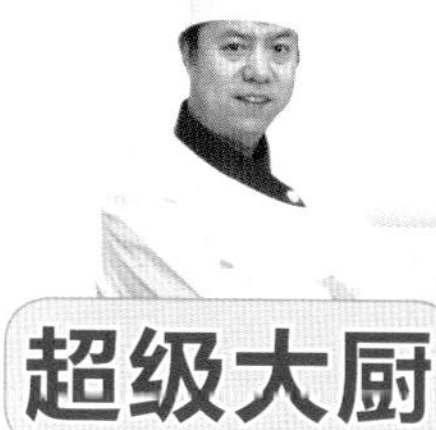

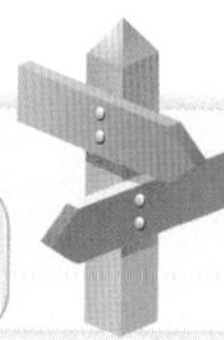

超级大厨　糖尿病吃货的逆袭

大厨支招

花生合理搭配降低血糖

可以加速胰岛素分泌的花生与可以刺激胰腺分泌的菠菜一起食用，可以降低血糖，糖尿病患者可常食用。

花生菠菜

材料： 熟花生米 50 克，菠菜 250 克。

调料： 蒜末、盐、鸡精各适量，香油 2 克。

做法：

1. 菠菜择洗干净，入沸水中焯 30 秒，捞出，凉凉，沥干水分，切段。
2. 取小碗，加蒜末、盐、鸡精和香油搅匀。
3. 取盘，放入菠菜段、花生米，淋入调味汁拌匀即可。

热量：1513千焦
蛋白质：18克
脂肪：25克
糖类：23克

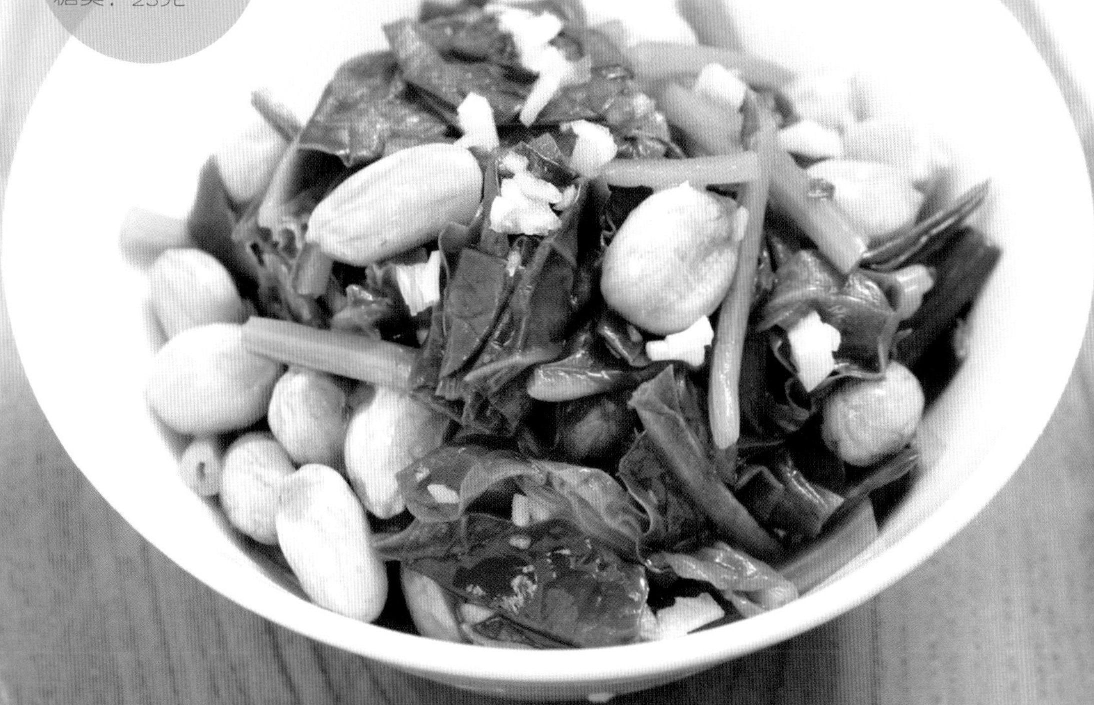

干莲子

改善糖尿病患者的多饮、多尿症状

最佳食用时间 早、中、晚食用

推荐摄入量 每日15 克为宜

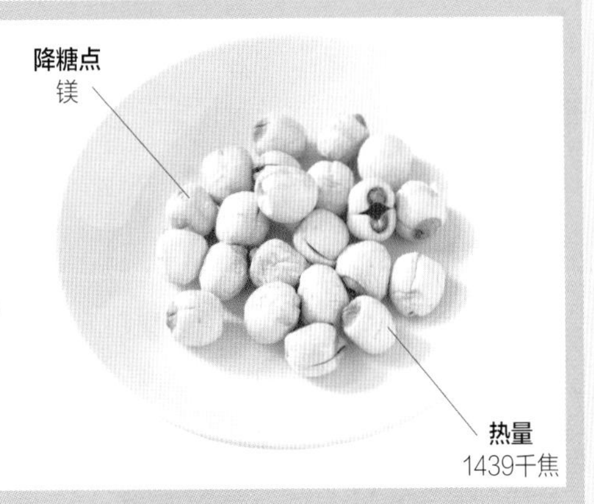

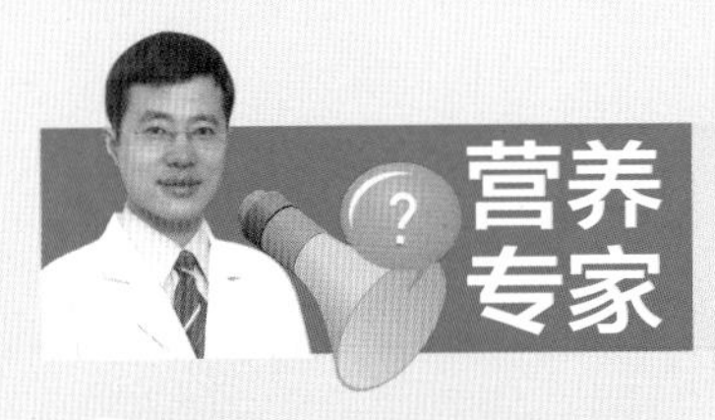

吃对打赢降糖战

百分百推荐理由

改善乏力、多饮、多尿的症状

莲子心中的莲心碱能改善 II 型糖尿病患者乏力、多饮、多尿的症状。莲子含的钙质，能促使胰岛素正常分泌，稳定血糖。

有较强的降血压功效

莲子所含生物碱 N-9 有较强的降血压功效，作用机制主要通过释放组胺，使周围血管扩张，从而降低血压。

更降糖的吃法

猪瘦肉和莲子一起煮汤，有清润滋补的作用，适合糖尿病患者食用。

宜吃？忌吃？马上告诉你

莲子应放在干燥处保存，可加几粒花椒防虫，隔段时间翻晒一次。

每 100 克可食部基本营养素	
营养成分	含量
蛋白质	17.2 克
脂肪	2 克
碳水化合物	12.9 克
膳食纤维（不溶性）	9.1 克
维生素 E	31.06 毫克
烟酸	3.3 毫克
锌	7.77 毫克

费尽心思巧搭配

✔ 猪肚 + 莲子 = 具有益肾、健脾胃的作用

猪肚是补脾胃的佳品，主治虚弱、泄泻、消渴、小便频数等症；莲子也有补脾胃、润肺养心、补肾的功效。两者搭配同食，益肾、健脾胃的功效更强。

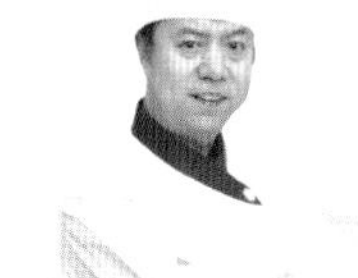

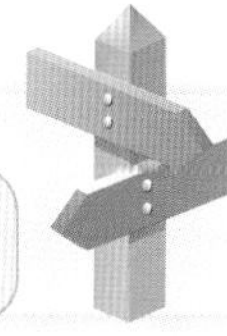

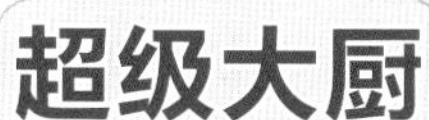

超级大厨　糖尿病吃货的逆袭

大厨支招

莲子羹中加入木糖醇香甜可口

这是一道甜品，需要放一些糖类来提高甜味，但是糖类会升高血糖，所以我们选用代糖食品木糖醇来提升甜味，既能满足口感的享受，又不会升高血糖，适合糖尿病患者食用。

热量：368千焦
蛋白质：4克
脂肪：1克
糖类：20克

银耳莲子羹

材料： 银耳（干）10克，莲子20克。

调料： 木糖醇适量。

做法：

1. 将银耳洗净，浸泡两小时，去蒂，撕成小朵；将莲子洗净，去心。
2. 锅置火上，放入莲子、银耳，倒入适量水，熬煮一小时至所有材料熟烂，最后加入木糖醇调味即可。

绿茶

能调节人体糖代谢障碍

最佳食用时间 饭后1小时饮用

推荐摄入量 每日5~10克为宜

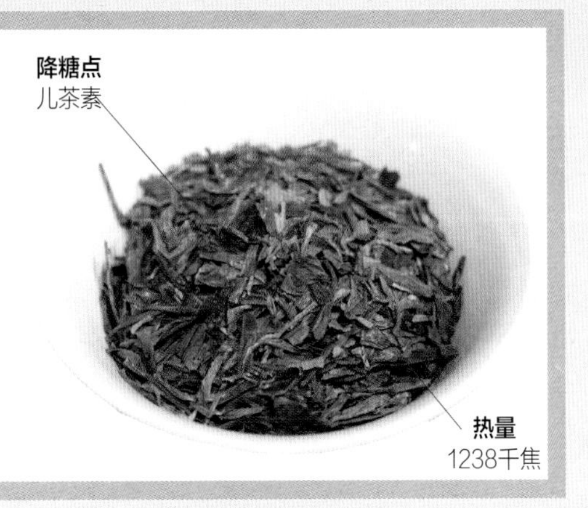

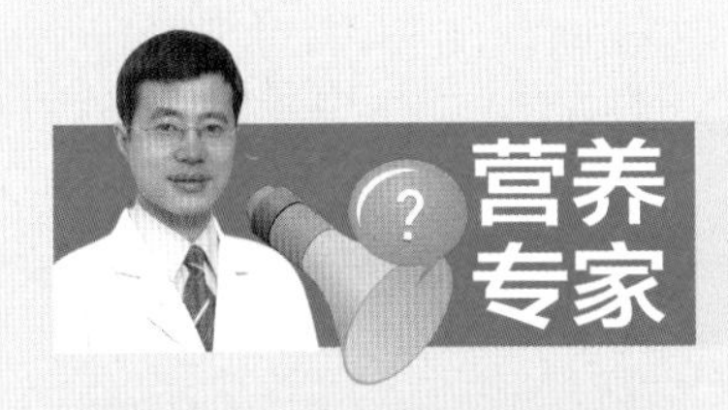

吃对打赢降糖战

百分百推荐理由

对人体糖代谢障碍具有调节作用

绿茶中的水杨酸甲酯、二苯胺、多糖化合物和儿茶素、茶多酚对人体的糖代谢障碍具有调节作用，能降低血糖水平。

预防糖尿病合并动脉硬化

绿茶中的儿茶素有防止血管氧化的作用，能预防糖尿病合并动脉硬化。

更降糖的吃法

绿茶和菊花泡茶代饮，既可疏风清热、养肝明目，还可抑制血糖上升。

宜吃？忌吃？马上告诉你

绿茶具有明目、抗辐射的功效，经常使用电脑的人群可每天饮用。

每 100 克可食部基本营养素	
营养成分	含量
蛋白质	34.2 克
脂肪	2.3 克
碳水化合物	50.3 克
膳食纤维（不溶性）	15.6 克
维生素 A	967 微克
维生素 C	19 毫克
维生素 E	9.57 毫克

费尽心思巧搭配

✔ 柠檬 + 绿茶 = 增加机体免疫力

绿茶中的儿茶素有防止血管氧化的作用，能有效预防糖尿病合并动脉硬化。此外，其含有的氨茶碱可扩张血管，也有利于降低血压。

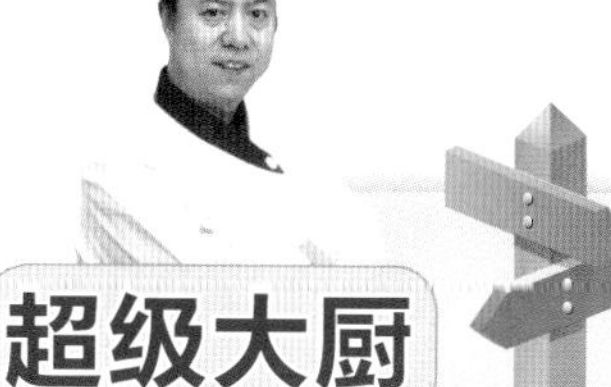
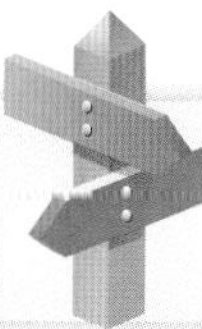

超级大厨　糖尿病吃货的逆袭

大厨支招

绿茶配菜合理处理稳定血糖

将娃娃菜沸水焯烫一下，可以减少翻炒过程中的用油量，降低油脂的摄入；绿茶可以调节人体糖代谢的障碍，让糖尿病患者的血糖更加稳定，更适合糖尿病患者食用。

热量：426千焦
蛋白质：7克
脂肪：4克
糖类：15克

绿茶娃娃菜

材料：娃娃菜300克，绿茶、枸杞子各5克，海带丝25克。

调料：植物油3克，葱段、姜片各5克，盐3克，胡椒粉少许。

做法：

1. 娃娃菜洗净，焯水过凉；绿茶用开水泡好；枸杞子泡发。
2. 锅内倒油烧热，用葱段、姜片炝锅，下娃娃菜、枸杞子炒匀，加水，放盐、胡椒粉调味。
3. 海带丝放入盘底，上面摆好娃娃菜，原汤撇净浮沫及葱、姜，倒入绿茶水，二次调好咸香味，浇在菜上即可。

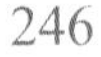

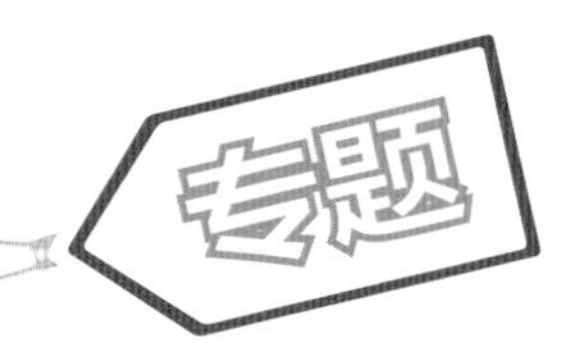

糖尿病不宜多吃的食物

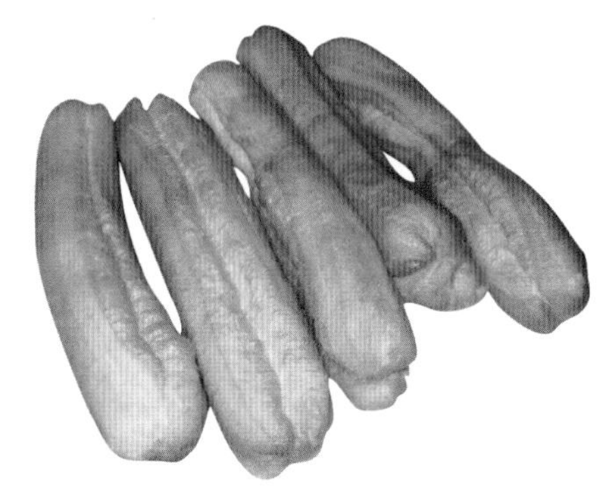

> 油条 含油量高，不利于稳定血糖

你须知的忌吃理由

油条属于高温油炸食品，糖尿病患者食用后不但会升高血糖、血脂，还易使身体发胖。

此外，老年糖尿病患者由于生理功能日趋减退，胃功能降低，肠道吸收能力差，也不宜吃油腻及难消化的食物。

> 方便面 脂肪高、热量高，容易引发并发症

你须知的忌吃理由

方便面是高脂肪、高热量的食品，且经过高温油炸又造成了营养成分的大量流失。糖尿病患者食用后不仅吸收不到营养物质，还会升高血糖，诱发心脑血管疾病。

方便面的调料包中含盐量一般超过6克，相当于每天盐摄入量的总和，长期食用易诱发糖尿病并发高血压。

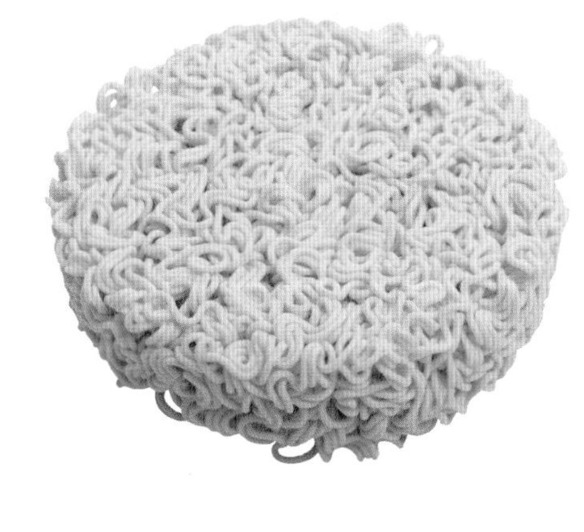

> 蛋糕 高热、高糖、高油，能加速血糖升高

你须知的忌吃理由

蛋糕是高热、高糖、高油食品，糖尿病患者食用后会快速升高血糖，不利于糖尿病患者控制病情。即使是“无糖”蛋糕，其主料仍是面粉，其主要成分淀粉经过消化分解后也会变成葡萄糖，加重胰岛细胞的负担，因此糖尿病患者不宜食用蛋糕。

> 糯米 升糖指数较高

你须知的忌吃理由

糯米食物血糖生成指数高，会快速升高餐后血糖，不利于糖尿病病情的控制。而且糯米香糯黏滑，常被用来添加各种馅料制成风味小吃，但是这些甜点，其碳水化合物和钠的含量都很高，其馅料含糖量又极高，会增加胰岛细胞的负担，易诱发心脑血管疾病。

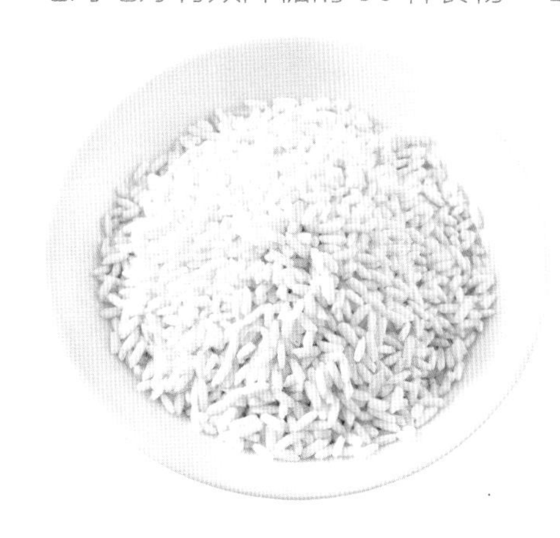

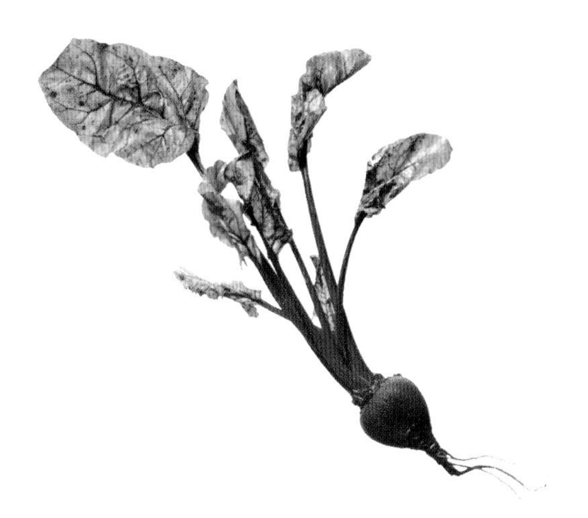

> 甜菜 能迅速升高餐后血糖

你须知的忌吃理由

甜菜中的甜菜糖由蔗糖和转化糖组成，易溶于水，在人的消化器官中通过蔗糖酶的作用，能分解成葡萄糖和果糖，可迅速被人体吸收。食用后血糖会明显升高，因此糖尿病患者不宜食用。

> 芋头 淀粉含量高，不利于控制血糖

你须知的忌吃理由

虽然芋头的营养价值很高，但是因为芋头是富含黏性的食物，不易消化吸收，且淀粉含量高。糖尿病患者如果吃了过多的芋头，就会使血糖难以控制、使餐后血糖急剧上升，产生各种急性和慢性并发症。

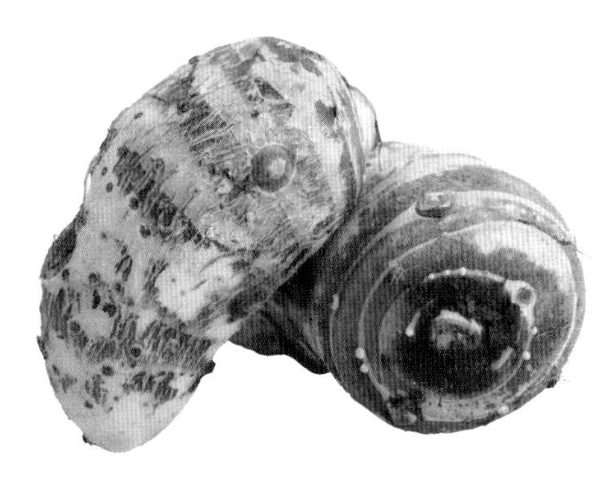

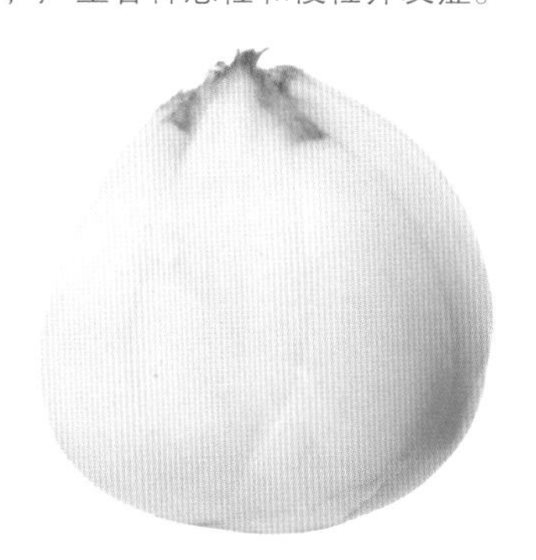

> 百合 碳水化合物含量高，能加速餐后血糖升高

你须知的忌吃理由

百合的碳水化合物含量较高，不应算在蔬菜种类中，而是应该作为主食来食用。因此对于糖尿病患者来说，虽然可以食用，但必须做好食物交换份。

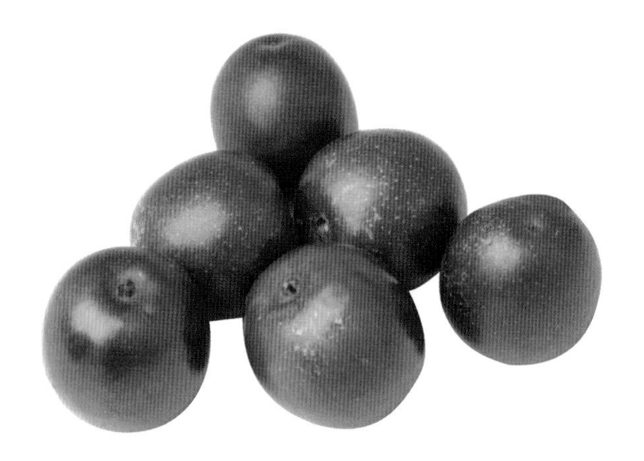

> 大枣 易加速血糖升高的速度

😟你须知的忌吃理由

虽然大枣中含有丰富的营养物质，但是大枣的含糖量很高，尤其是晒干后的大枣（每100克鲜枣含糖20%以上，干枣达到60%~70%），食用后会快速升高血糖。

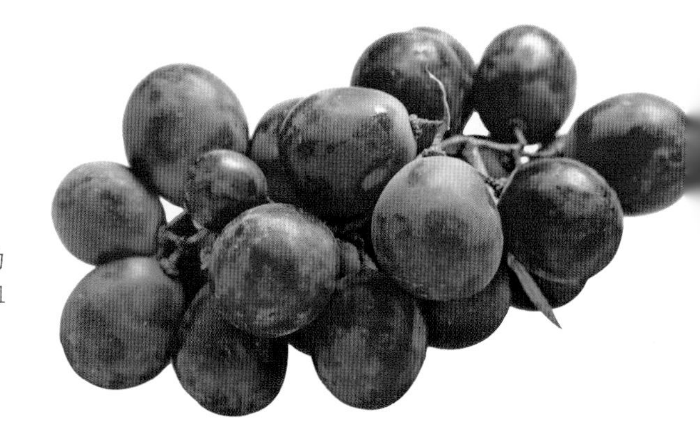

> 葡萄 含糖量高，易加速血糖升高

😟你须知的忌吃理由

葡萄的含糖量较高，且以葡萄糖为主，能很快地被人体吸收，迅速升高血糖，不利于血糖的控制。

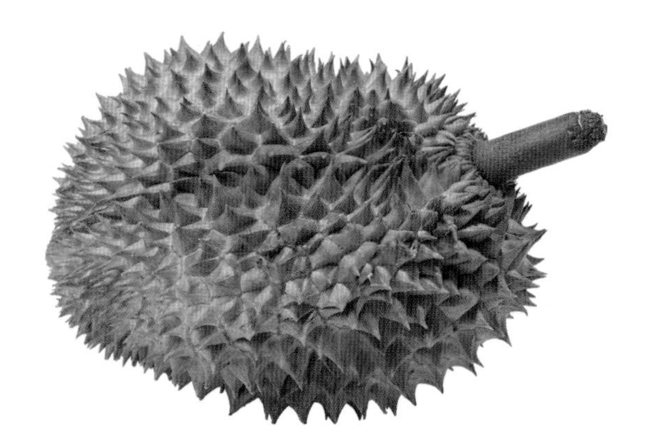

> 榴莲 高热、高糖，易导致胰岛功能受损

😟你须知的忌吃理由

榴莲的热量及含糖量都较高，而糖尿病患者的胰岛功能受损，胰岛素分泌相对不足，葡萄糖利用减少，因此糖尿病患者食用后会升高血糖。

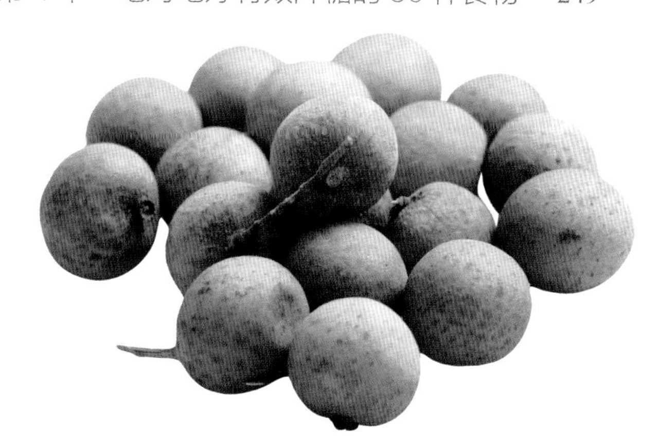

> 桂圆 含糖量高，易导致血糖迅速升高

☹ 你须知的忌吃理由

桂圆含糖量较高，食后消化吸收的速度快，可迅速导致血糖升高，不利于糖尿病患者控制病情。

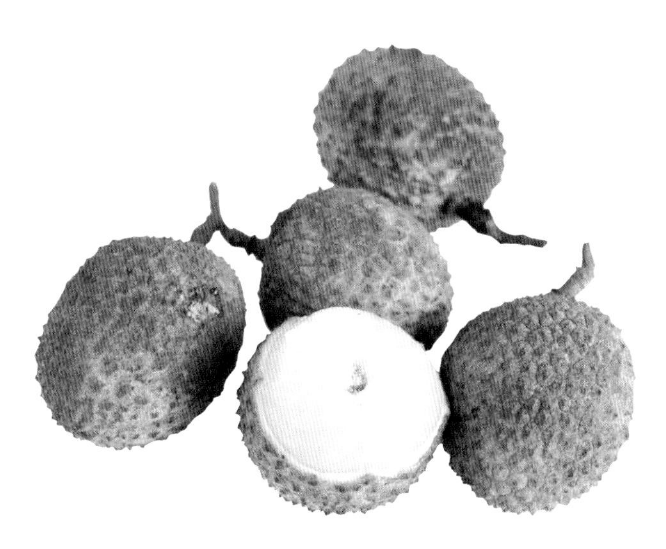

> 荔枝 加速血糖升高

☹ 你须知的忌吃理由

荔枝果肉中含糖量高达 20%，其中葡萄糖含量占糖总量的 66%，而糖尿病患者体内的葡萄糖无法完全利用，食用荔枝后会使血糖迅速升高。

> 柿子 血糖控制欠佳者不宜食用

☹ 你须知的忌吃理由

柿子是含糖量较高的水果，食用后会迅速升高血糖，因此糖尿病患者食用柿子一定要注意不要过量，否则会加重胰岛细胞的负担。

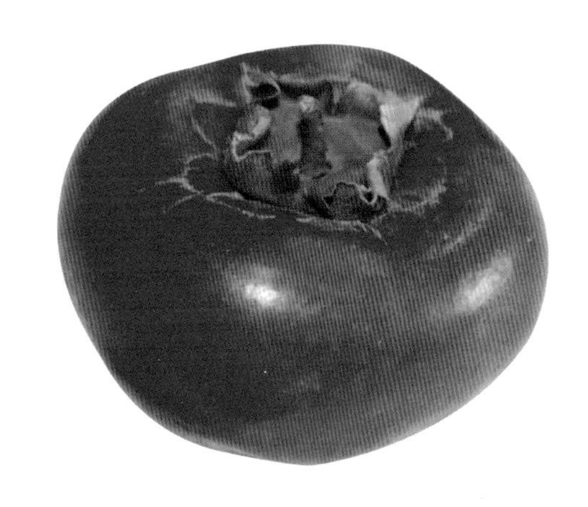

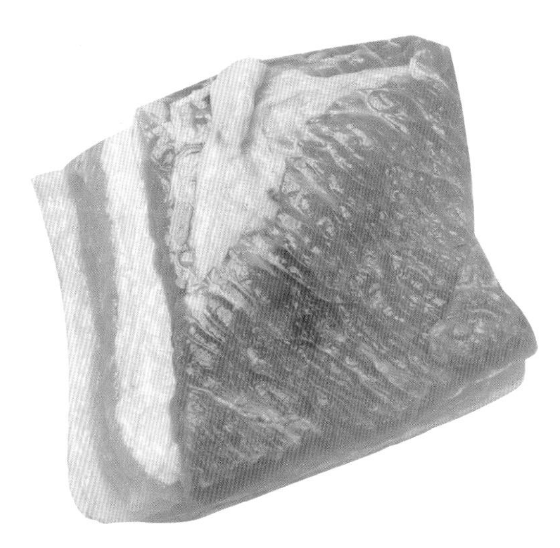

> 肥猪肉 高脂肪，易引发并发症

☹ 你须知的忌吃理由

肥猪肉的脂肪含量为 90.8%，每百克肥猪肉含胆固醇 107 毫克，能提供给人体的热量为 3469 千焦。由此可见，肥猪肉基本上是脂肪构成的。糖尿病患者食用后，易引起脂质代谢紊乱，使血液中的胆固醇含量升高，引起糖尿病并发血脂异常症。

> 腊肉　加重糖尿病患者的肾脏负担

☹ 你须知的忌吃理由

做腊肉时一般都是选用肥瘦相间的五花肉，脂肪含量极高，易加重脂质代谢紊乱，引起糖尿病并发心脑血管疾病。

腊肉含盐量较高，糖尿病患者食用后，会加重肾脏的负担，同时也不利于血压的控制，因此糖尿病并发肾病及高血压患者更不宜食用。

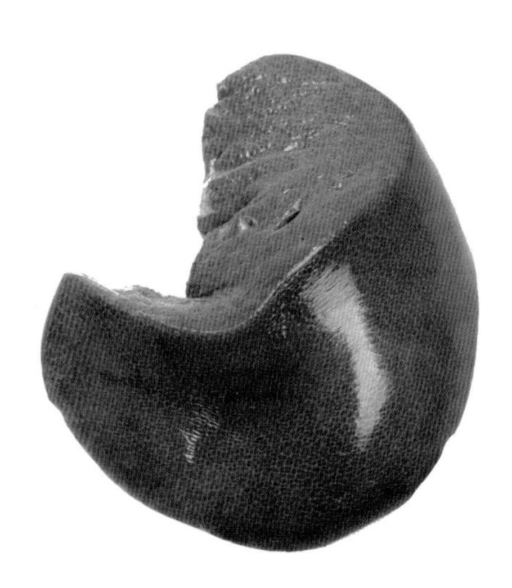

> 猪肝 加重脂质代谢的紊乱

☹ 你须知的忌吃理由

猪肝会在体内储存较多的血红素铁，不利于血糖的控制。因为过量血红素铁可能会促进自由基的生成，从而加重机体的氧化损伤，使病情加重。

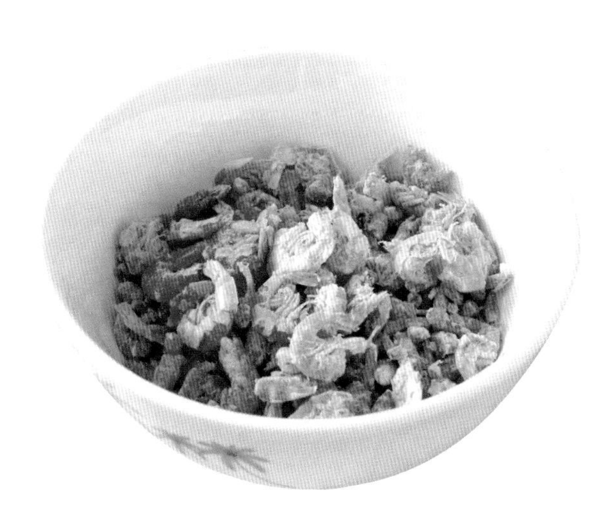

> 海米　易引发糖尿病并发症

☹ 你须知的忌吃理由

海米中胆固醇含量很高，食用过多会导致动脉血管粥样硬化，引发心血管并发症。因此糖尿病患者在食用海米时一定要适量。

海米的含盐量较高，不利于糖尿病并发高血压的患者控制血压。

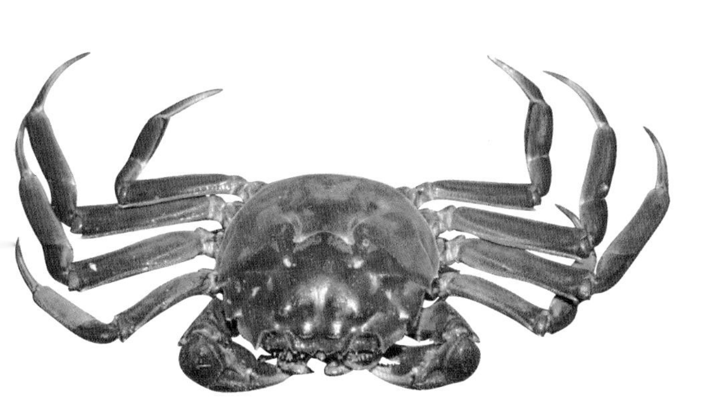

> 螃蟹　易引发糖尿病心脑血管并发症

☹ 你须知的忌吃理由

螃蟹中的胆固醇含量很高，每 100 克蟹肉含胆固醇 235 毫克，每 100 克蟹黄含胆固醇 460 毫克，每人每日胆固醇的摄入量以不超过 300 毫克为宜。

糖尿病患者及并发肾病患者，不宜多吃螃蟹。此外，患有高血压、心脏病、动脉硬化的人，也不宜多吃。

> 墨鱼　易造成动脉血管粥样硬化

☹ 你须知的忌吃理由

墨鱼的胆固醇含量很高，过多摄入会加重糖尿病患者的脂类代谢紊乱，促进脂肪转化为血糖，从而使血糖升高，所以糖尿病患者不宜过量食用墨鱼。

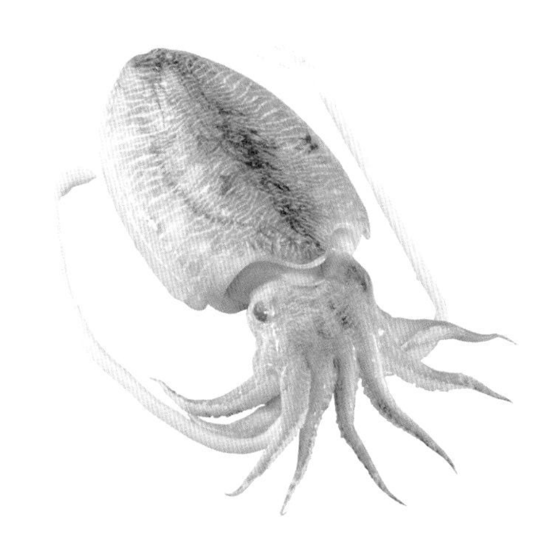

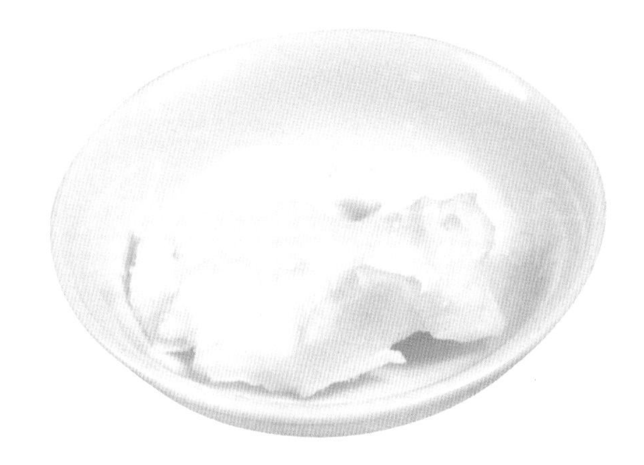

> 猪油　容易升高体内胆固醇的含量

☹ 你须知的忌吃理由

猪油中含有较多的饱和脂肪酸和胆固醇，饱和脂肪酸能促进人体对胆固醇的吸收，升高体内胆固醇的含量，导致动脉硬化。糖尿病患者食用猪油后，易引发血脂异常症、高血压、冠心病等心脑血管并发症。

> 冰糖、白糖　加速血糖升高速度

☹ 你须知的忌吃理由

冰糖和白糖会在人体内转变为葡萄糖，糖尿病患者吃糖后，会导致血糖迅速升高，不利于控制血糖水平。

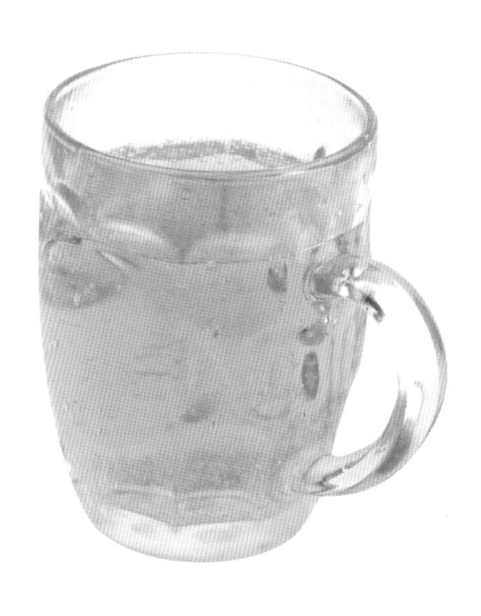

> 啤酒　易导致机体对葡萄糖的吸收

☹ 你须知的忌吃理由

啤酒中的啤酒花含有异草酮，可增加人体对葡萄糖的吸收，若饮酒后未进主食，会加速机体低血糖反应，加上其本身有镇静、催眠作用，在机体出现低血糖的情况下，更易出现低血糖深昏迷的严重后果。

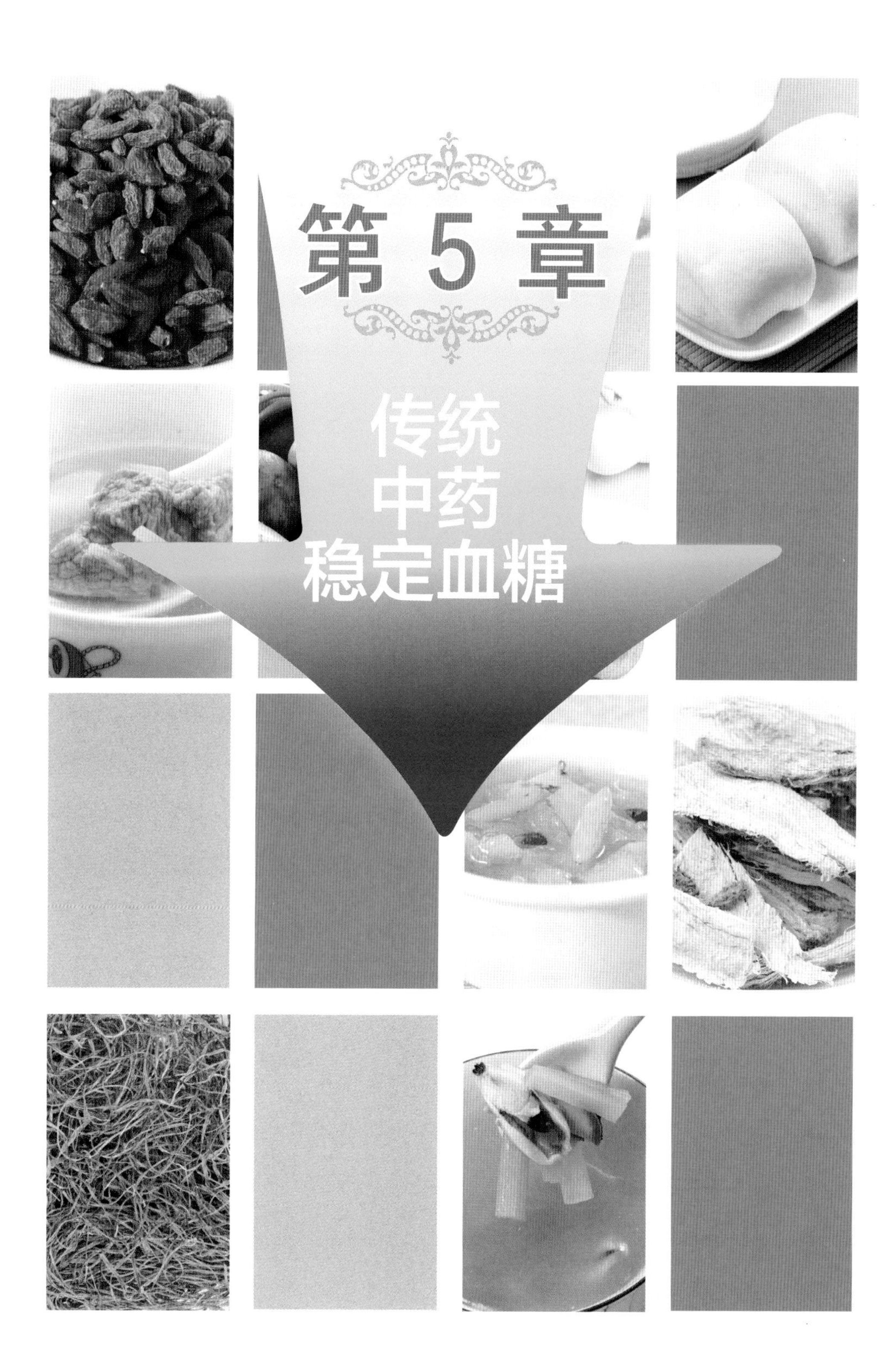

第5章 传统中药稳定血糖

西洋参双向调节血糖

降糖点：皂苷　推荐摄入量：每日 100 克为宜

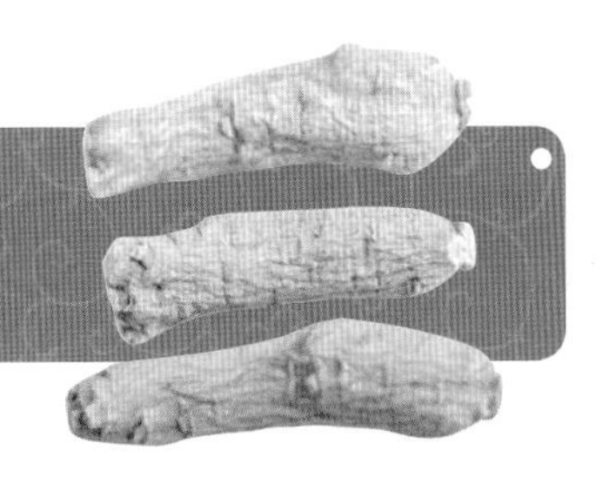

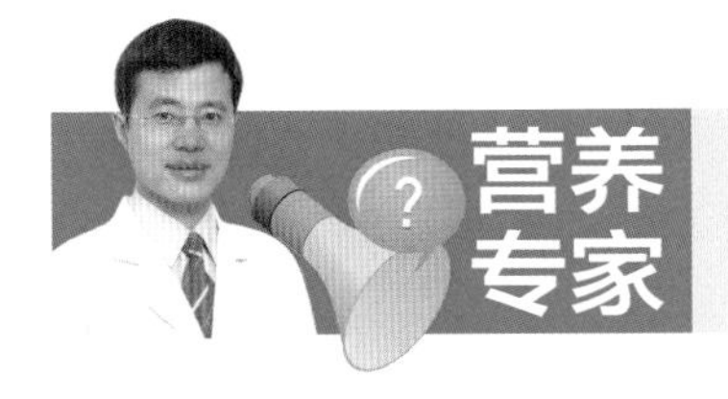

吃对打赢降糖战

百分百推荐理由

具有双向调节血糖的作用

西洋参中含有的西洋参皂苷具有双向调节血糖的作用，也就是说既可以降低过高的血糖水平，又能够升高低血糖。

有效降低短暂性和持久性血压

西洋参能够调节血压，可有效降低暂时性和持久性血压，有助于高血压、心律失常、冠心病、急性心肌梗死、脑血栓等疾病的恢复。

宜吃？忌吃？马上告诉你

服用西洋参时不能喝浓茶，因为茶叶中的鞣酸会破坏西洋参中的有效成分，最好在服用西洋参 2~3 天后再喝茶。

降糖食疗方

西洋参茶

材料：西洋参干品 3 片。

做法：

将西洋参片放入杯中，倒入沸水，盖盖子闷泡约 8 分钟后饮用。

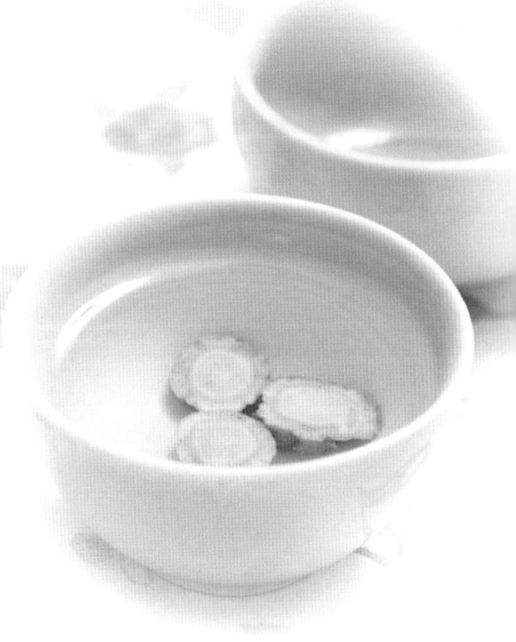

玉米须辅助治疗糖尿病

降糖点：皂甙类物质　推荐摄入量：每日 15~30 克为宜

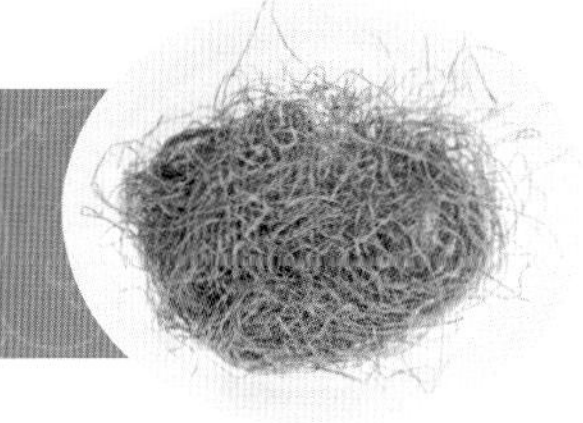

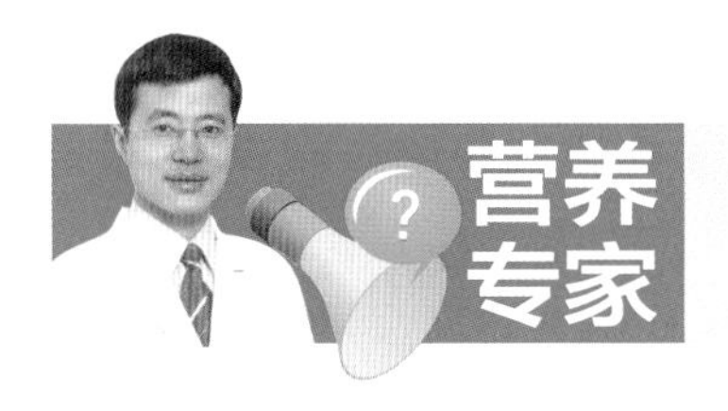

吃对打赢降糖战

百分百推荐理由

促进肝糖原的合成

玉米须中的多糖能显著降低血糖，促进肝糖原的合成，其所含的皂苷类物质也有辅助治疗糖尿病的作用。

对各种原因引起的水肿有一定疗效

玉米须具有利尿、降血压、促进胆汁分泌、降低血液黏稠度等功效，对高血压有一定的辅助治疗作用。此外，玉米须的利尿作用是肾外性的，所以对各种原因引起的水肿都有一定的疗效。

降糖食疗方

玉米须煲鲜蚌

材料： 玉米须 60 克，鲜蚌肉 100 克，西芹 100 克。

调料： 姜片、葱段、盐各 5 克，植物油 10 克。

做法：

1. 玉米须洗净；鲜蚌肉洗净，切薄片；西芹择洗干净，切 5 厘米长的段。
2. 将玉米须、蚌肉放入炖锅内，加水适量，用大火烧沸，转小火煮 20 分钟，放入西芹段稍煮，去玉米须，吃肉喝汤。

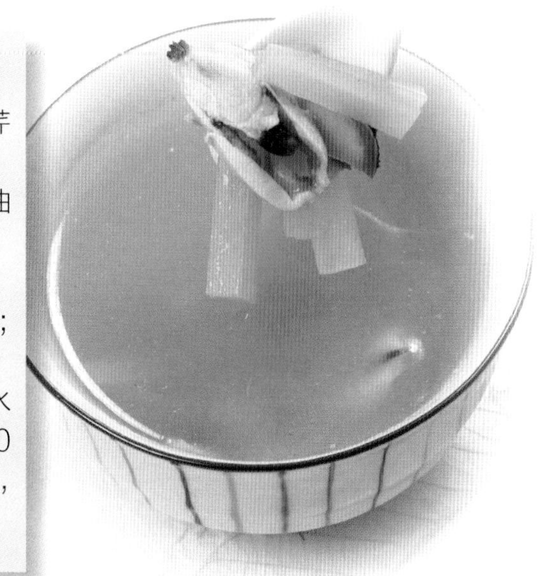

枸杞子增加胰岛素的敏感性

降糖点：枸杞多糖　　推荐摄入量：每日 6~15 克为宜

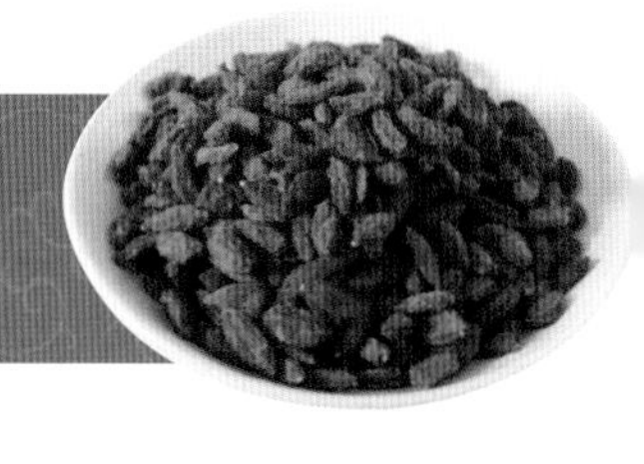

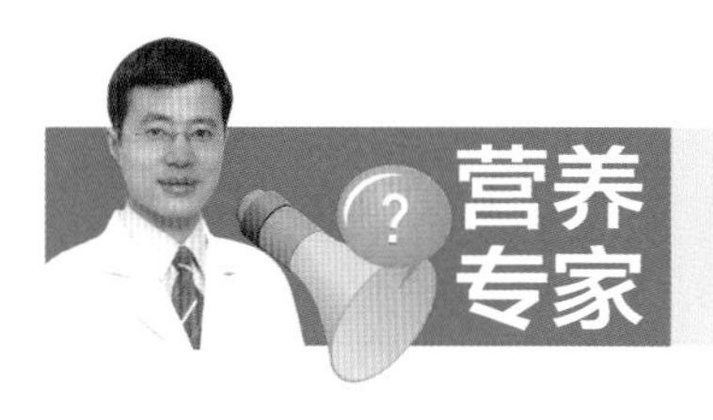

营养专家 吃对打赢降糖战

百分百推荐理由

增强 Ⅱ 型糖尿病患者胰岛素的敏感性

枸杞子中含有的枸杞多糖能增强 Ⅱ 型糖尿病患者胰岛素的敏感性，提高糖耐量，降低血糖水平。

双向调节血压

枸杞子中含的维生素 A 和胡萝卜素，能预防糖尿病并发眼病。此外，枸杞子可显著降低胆固醇、甘油三酯含量，有利于预防糖尿病并发血脂异常症。

宜吃？忌吃？马上告诉你

枸杞子温热身体的作用相当强，所以患有感冒发热、身体有炎症、腹泻的人尽量不要吃。

降糖食疗方

枸杞鸡腿

材料：母鸡腿 2 只，枸杞子 15 克，人参 8 克。

调料：葱花、姜末各 5 克，料酒、酱油各 10 克，盐 3 克。

做法：

1. 将人参洗净，泡两小时，切薄片，继续放入水中浸泡；鸡腿洗净，沸水焯烫，洗去血沫，去皮。
2. 锅中倒入人参片和泡人参的水，加入鸡腿、料酒、酱油、葱花、姜末，大火烧开，加入枸杞子，转小火煮至肉烂即可。

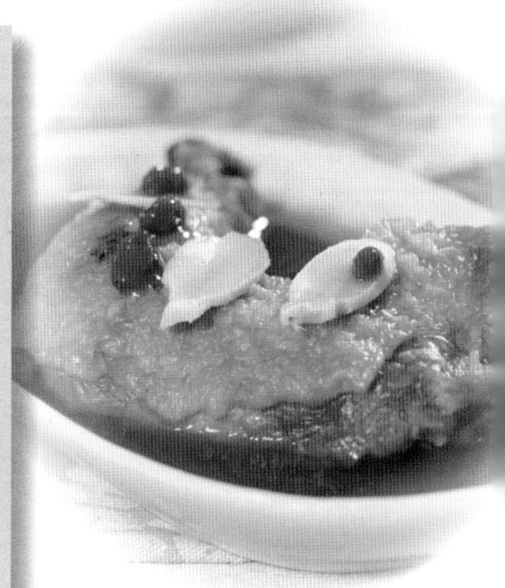

人参具有增强胰岛素的作用

降糖点：肽类物质　　推荐摄入量：每日3~15克为宜

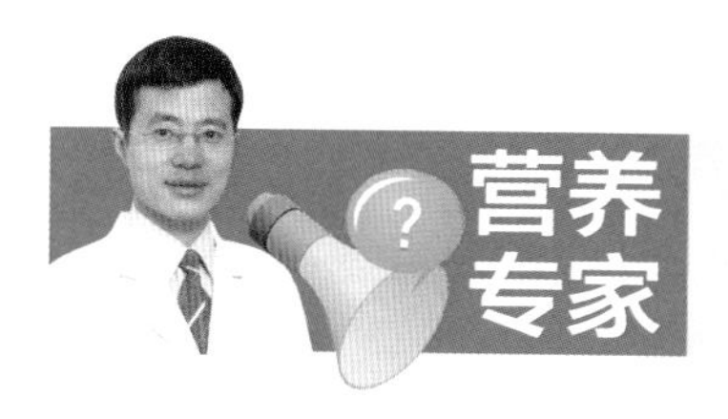

吃对打赢降糖战

百分百推荐理由

能增强胰岛素的作用

人参中的人参皂苷能增强胰岛素的功效，具有“类胰岛素”的作用，不仅可以刺激胰腺释放胰岛素，也可以促进葡萄糖引起的胰岛素释放。

预防糖尿病合并动脉硬化

人参能够改善心脏功能，增加心肌收缩力，对预防糖尿病并发高血压、冠心病、动脉硬化有一定的作用。此外，人参还能降低血液中胆固醇的含量。

宜吃？忌吃？马上告诉你

人参对大脑皮质有兴奋作用，所以睡前不宜服用人参，有可能会导致失眠。

降糖食疗方

人参羊肉汤

材料：羊肉250克，人参50克。

调料：葱段、姜片、盐各适量。

做法：

1. 人参洗净，放入砂锅中，用清水浸泡30分钟，置火上，大火烧开后转小火煎30分钟，取汁；羊肉洗净，切块。
2. 人参汁倒入沙锅中，放入羊肉、葱段、姜片和没过锅中食材的清水，小火炖至羊肉烂，加少许盐调味即可。

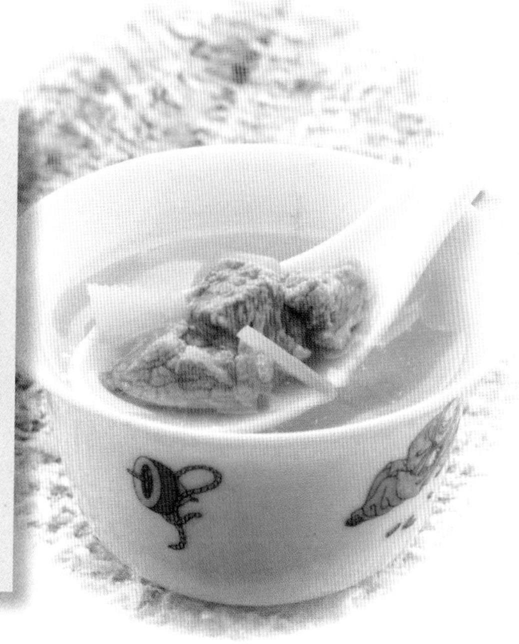

黄芪双向调节血糖和血压

降糖点：黄芪多糖　　推荐摄入量：每日 9~30 克为宜

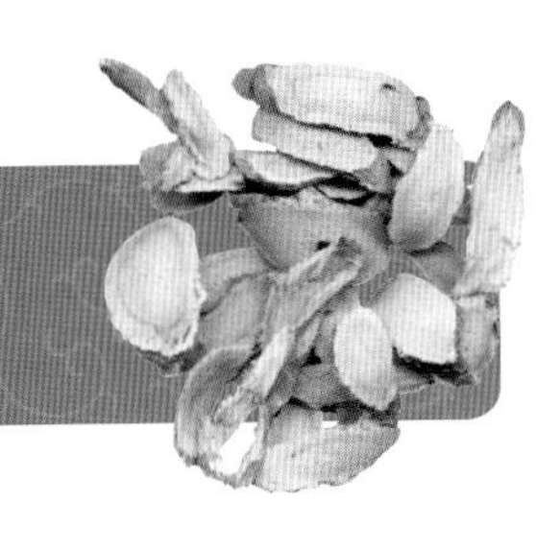

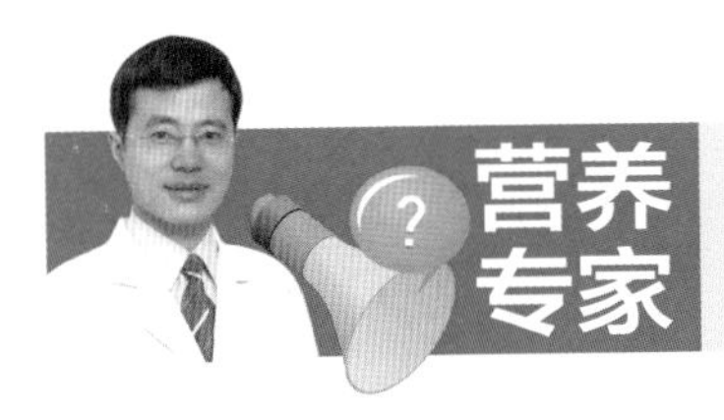

吃对打赢降糖战

百分百推荐理由

改善糖耐量异常，减少腹部脂肪

黄芪中含有黄芪多糖，能改善糖耐量异常，减少腹部脂肪，增加胰岛素敏感性，但不影响胰岛素分泌。此外，黄芪还能双向调节血糖水平。

双向调节血压

黄芪中含有降压成分 γ-氨基丁酸和黄芪皂苷甲，对低血压有升高作用，又可使高血压降低，保持稳定，具有双向调节作用。

宜吃？忌吃？马上告诉你

服用黄芪时不可擅自加大剂量。

黄芪不宜与萝卜搭配烹调，两者同食有损健康。

降糖食疗方

黄芪乌鸡汤

材料：黄芪 50 克，乌鸡 250 克。

调料：葱段、姜片、盐、花椒、料酒各适量。

做法：

1. 乌鸡宰杀，去毛及内脏，洗净，切块，放入沸水中汆 3 分钟，捞出后用凉水洗去血沫；黄芪洗净，用温水浸软，切片备用。
2. 将黄芪及葱段、姜片、花椒、鸡块放入汤盆，加入适量水、料酒，大火烧开，转小火煮熟，加盐调味即可。

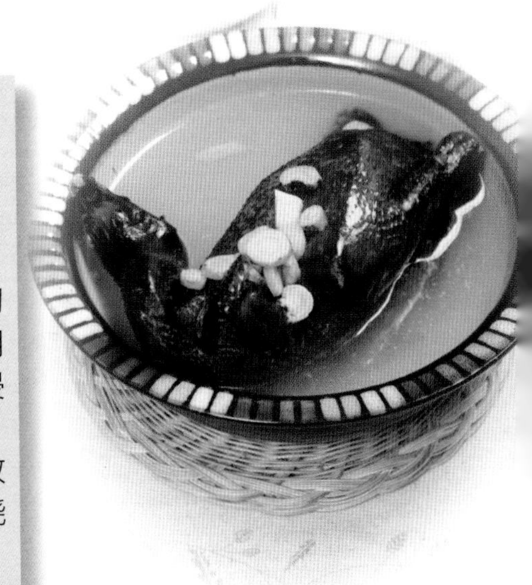

葛根改善心肌的氧代谢，扩张血管

降糖点：黄酮类物质　推荐摄入量：每日 10~15 克为宜

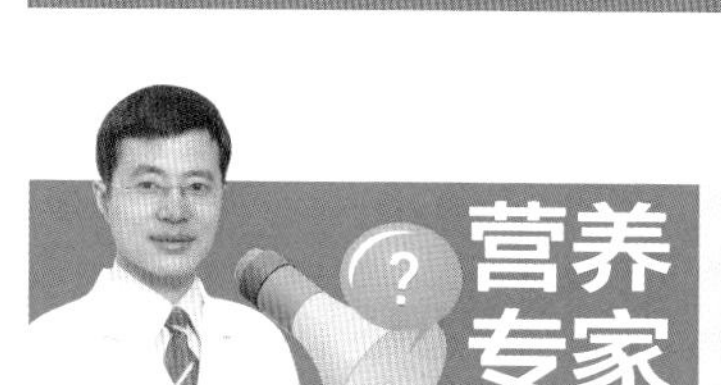

吃对打赢降糖战

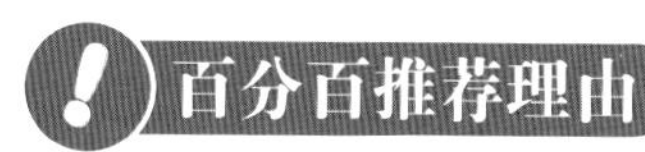

减轻胰岛素抵抗

葛根中含有的葛根素可通过抑制蛋白非酶糖基化反应和醛糖还原酶活性，提高胰岛素敏感性，减轻胰岛素抵抗，并清除自由基而产生降血糖作用。

扩张血管，改善微循环

葛根中的总黄酮和葛根素能改善心肌的氧代谢，同时能扩张血管，改善微循环，降低血管阻力，故可用于心肌梗死、心律失常、高血压、动脉硬化等病症。

宜吃？忌吃？马上告诉你

葛根能刺激雌激素分泌，因此乳腺增生患者及妊娠期、哺乳期妇女不宜食用。

降糖食疗方

葛根山楂炖牛肉

材料： 葛根 10 克，山楂片 15 克，牛肉 500 克，白萝卜 150 克。

调料： 料酒 10 克，盐 5 克，生姜 8 克。

做法：

1. 葛根洗净，切片；牛肉和白萝卜洗净，切成 3 厘米见方的块；生姜拍松。
2. 将葛根、山楂、牛肉、料酒、白萝卜、生姜放入炖锅内，加水适量，用大火烧沸，再改小火炖两小时，加盐调味即可。

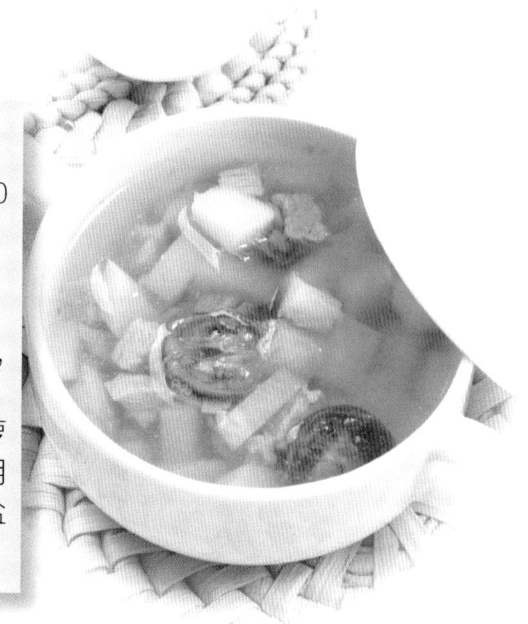

桔梗有益糖尿病并发口渴、烦热等症

降糖点：桔梗皂甙　推荐摄入量：每日 3~10 克为宜

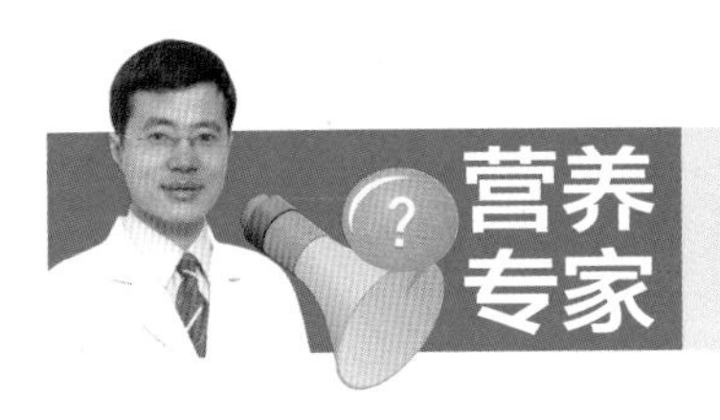

吃对打赢降糖战

百分百推荐理由

抑制食物性血糖上升

桔梗中含有的桔梗皂苷有显著的降血糖作用，可恢复降低的肝糖原，抑制食物性血糖上升。对糖尿病咽干、口渴、烦热也有很好的疗效。

降低血糖、血脂，保护肝脏

桔梗中含有大量的三萜皂苷，能很好地降低血糖、血脂，保护肝脏，改善肝功能，对糖尿病肝病的防治有积极意义。

宜吃？忌吃？马上告诉你

桔梗性凉主泻，所以阴虚久咳及咯血者禁服；脾胃虚弱者慎服。

降糖食疗方

桔梗香菇汤

材料：鲜桔梗 250 克，鲜香菇 100 克。

调料：盐 2 克，香油 5 克，大葱 5 克。

做法：

1. 将桔梗的鲜嫩茎叶择洗干净，用开水焯一下，再用清水浸洗两遍，捞出控净水分，切成 2 厘米长的段；将香菇清洗干净，去蒂，切成片。
2. 汤锅置火上，加入水、香菇片、葱花，烧开后加入桔梗、盐，烧 3 分钟，淋入香油，起锅盛入汤碗中即可。

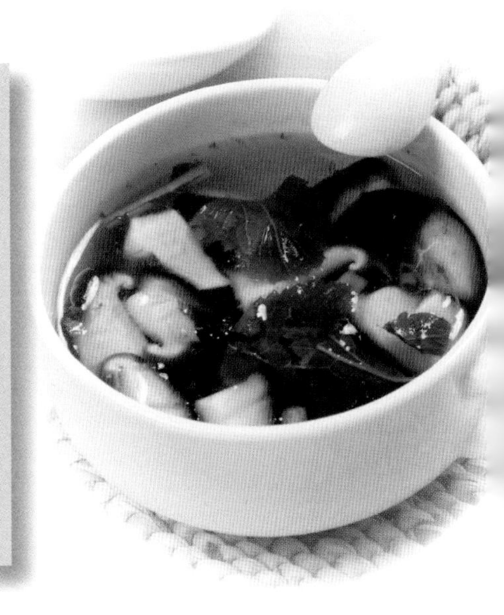

淮山 增加胰岛素的分泌

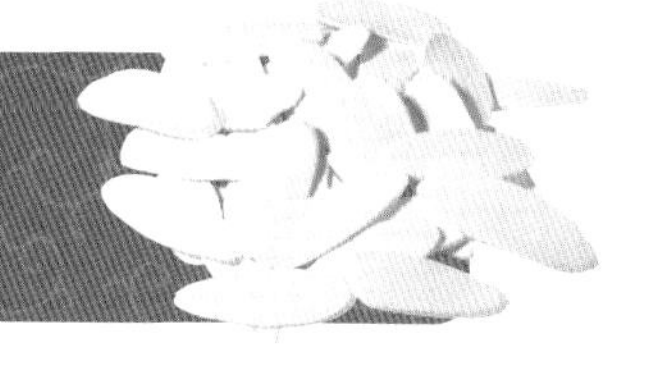

降糖点：山药多糖　　推荐摄入量：每日 15~30 克为宜

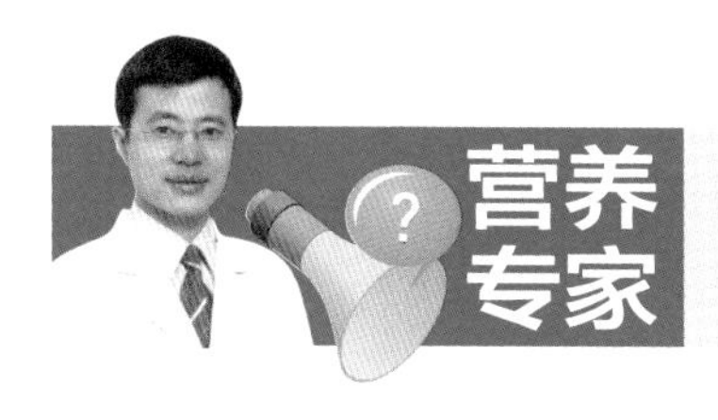

吃对打赢降糖战

百分百推荐理由

改善受损的胰岛 β 细胞的功能

淮山中的山药多糖，有增加胰岛素分泌、改善受损胰岛 β 细胞的功能，从而能降低血糖，有利于糖尿病患者控制病情。

保持血管的弹性

淮山中含有的黏液蛋白能保持血管的弹性，防止动脉粥样硬化过早发生，减少皮下脂肪堆积，避免出现肥胖，具有预防心血管疾病的功效。

宜吃？忌吃？马上告诉你

淮山有收涩的作用，故大便燥结者不宜食用；另外，有实邪者忌食山药。

降糖食疗方

淮山炖乌鸡汤

材料： 乌骨鸡 100 克，淮山 150 克。

调料： 老姜 30 克，青葱 10 克，盐 3 克，米酒 10 克。

做法：

1. 乌骨鸡剁小块，放入滚水汆烫 1 分钟后捞出备用。
2. 淮山去皮，切滚刀块，放入滚水汆烫 1 分钟后捞出备用。
3. 老姜去皮切片；青葱去头部切段。
4. 将处理好的所有食材、水和调味料，放入锅中大火煮开，小火慢炖 1 小时后，捞出姜片、葱段即可。

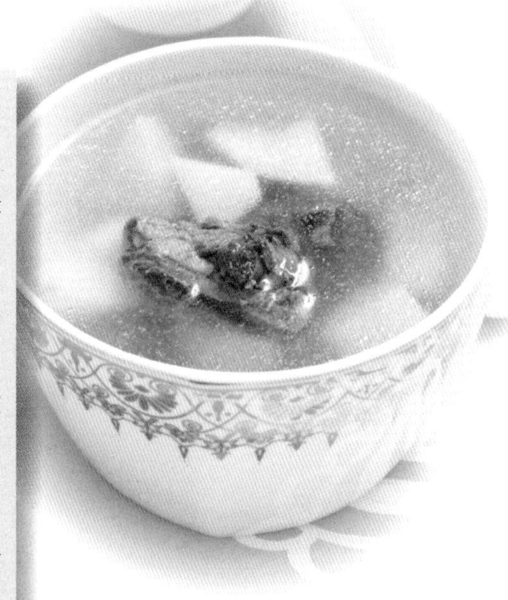

玉竹消除胰岛素抵抗，修复胰岛细胞

降糖点：铃兰苷、山柰酚苷　　推荐摄入量：每日 6~12 克为宜

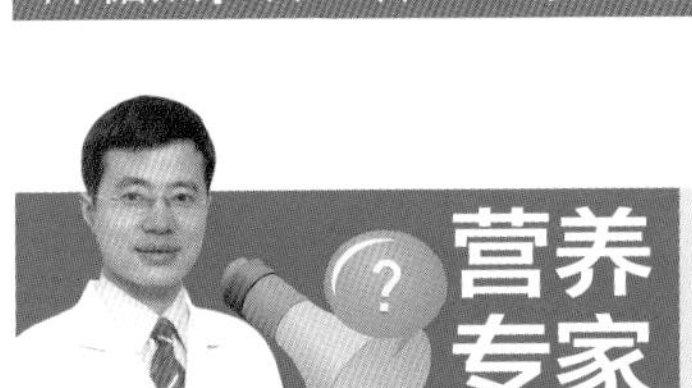

吃对打赢降糖战

百分百推荐理由

对肾上腺素引起的高血糖有抑制作用

玉竹对肾上腺素引起的高血糖有抑制作用。此外，玉竹中含有的铃兰苷、山柰酚苷和黏液质等，可消除胰岛素抵抗，修复胰岛细胞，增加胰岛素的敏感性。

缓解动脉粥样硬化

玉竹中的维生素 A、维生素 C 可以降低甘油三酯，对动脉粥样硬化斑块的形成有一定的缓解作用。此外，玉竹还有强心、抗氧化、抗衰老的作用。

宜吃？忌吃？马上告诉你

脾虚便溏者慎服，痰湿内蕴者禁服。

降糖食疗方

玉竹麦冬银耳羹

材料： 玉竹、麦冬各 25 克，银耳 15 克，枸杞子 10 克。

做法：

1. 先将银耳泡发，去蒂，洗净。
2. 将玉竹、麦冬、枸杞子和银耳同入锅中，加适量水，煎煮取汤饮用，每日 1 剂，分两次服食即可。

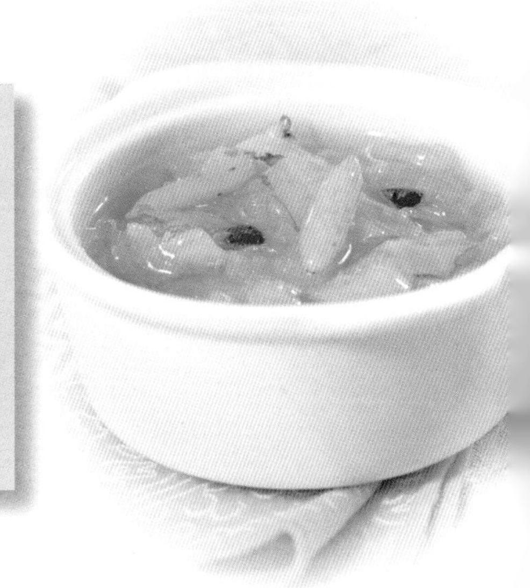

茯苓调节人体内糖代谢过程

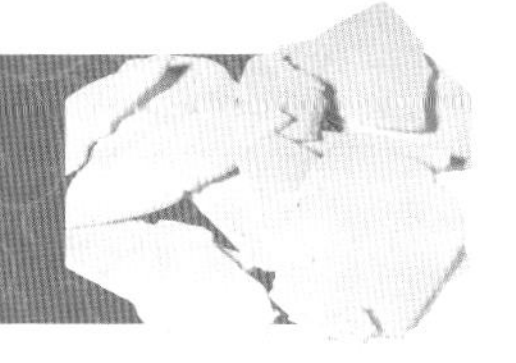

降糖点：茯苓多糖、不溶性膳食纤维　推荐摄入量：遵医嘱

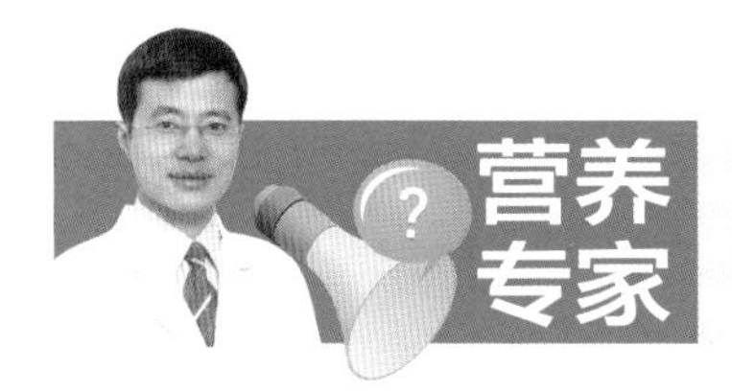

吃对打赢降糖战

百分百推荐理由

减少胰岛素需要量

茯苓中的多糖成分和不溶性膳食纤维，可以促进胃的排空，减少小肠对于糖类与脂肪的吸收，降低糖尿病患者的空腹血糖浓度，减少胰岛素需要量，控制餐后血糖的代谢。茯苓还能直接渗透并修复受损细胞基因，恢复自身胰岛素功能，从而达到降糖的效果。

辅助治疗糖尿病性肾病

茯苓具有利尿作用，尤其对肾性和心性水肿病人利尿作用显著，可辅助治疗糖尿病性肾病。茯苓中富含的茯苓多糖能增强人体免疫功能，提高人体的抗病能力，起到防病、延缓衰老的作用。

宜吃？忌吃？马上告诉你

口干舌燥、便秘、滑精者不宜多用。

降糖食疗方

豆蔻茯苓馒头

材料： 白豆蔻10克，茯苓30克，面粉500克，发酵粉7克。

做法：

1. 白豆蔻去壳，烘干研成细粉；茯苓烘干，研成细粉。
2. 将面粉、豆蔻粉、茯苓粉、发酵粉和匀，加水适量，揉成面团，发酵待用。
3. 将面团制成每只重20克的馒头坯，上笼蒸20分钟即可。

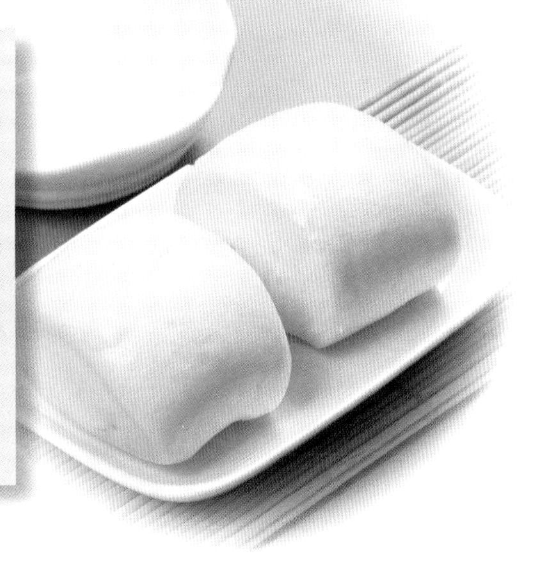

灵芝促进胰岛细胞产生胰岛素的能力

降糖点：水溶性多糖　推荐摄入量：遵医嘱

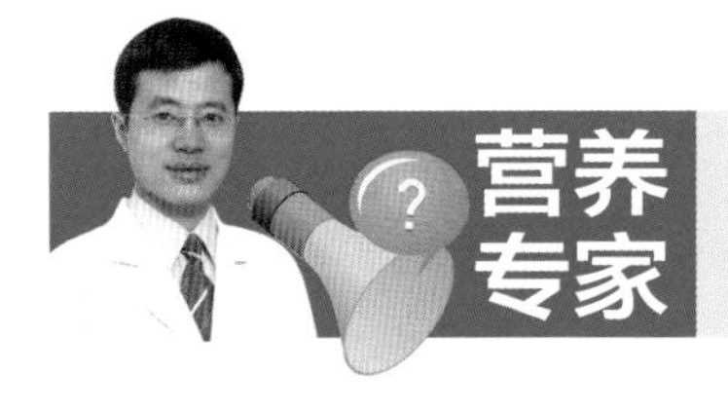

吃对打赢降糖战

百分百推荐理由

避免低血糖、乳糖性酸中毒等不良反应

灵芝中的氨基酸和铬、钙、锌等微量元素，具有促进胰岛细胞产生胰岛素的能力，能加速胰岛细胞血液循环，促进胰岛素分泌，从而纠正机体糖、蛋白质、脂肪的代谢紊乱，恢复原有的代谢平衡状态。灵芝还可以避免低血糖、乳糖性酸中毒等不良反应。

预防动脉粥样硬化斑块的形成

灵芝中含有的灵芝多糖、灵芝多肽，可扩张冠状动脉，增加冠脉血流量，改善心肌微循环，增强心肌氧和能量的供给，对冠心病、心绞痛有治疗和预防作用。灵芝还能降低血胆固醇、脂蛋白和甘油三酯，预防动脉粥样硬化斑块的形成。

宜吃？忌吃？马上告诉你

手术前后一周内，或正在大出血的病人不宜食用。

降糖食疗方

灵芝瘦肉汤

材料：瘦猪肉100克、灵芝15克。

调料：姜5克、盐2克。

做法：

1. 将灵芝刮去杂质，洗净，切成小块；猪瘦肉洗净，切块。
2. 把全部用料一齐放入锅内，加清水适量，大火煮沸后，小火煮3小时，调味即可。

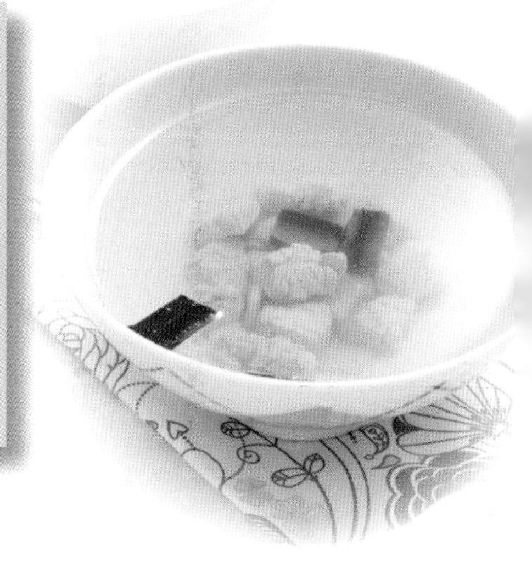

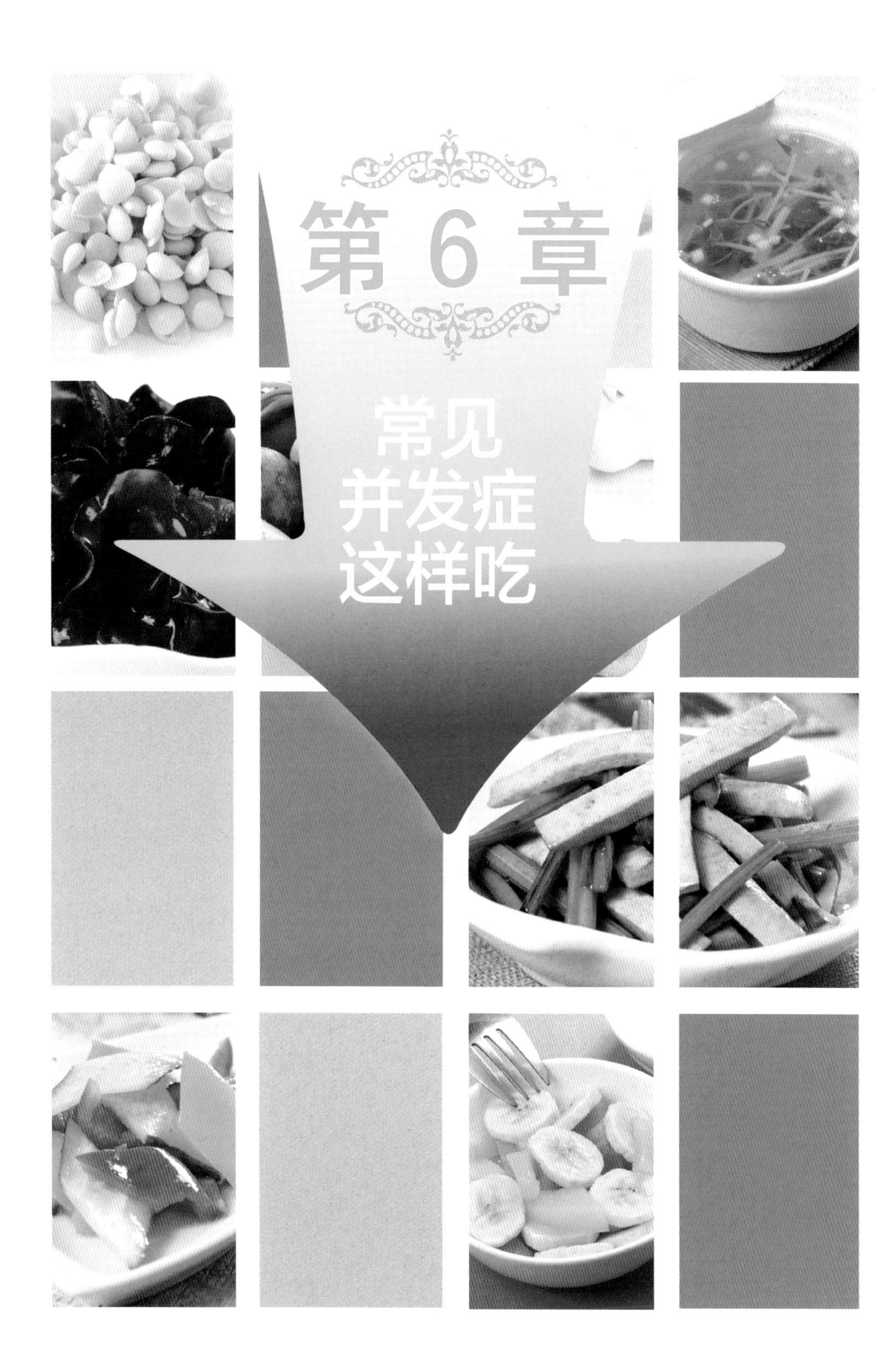
第6章
常见
并发症
这样吃

糖尿病性高血压

糖尿病性高血压患者的饮食原则

1. 每天计算总热量，不要超标。肥胖患者应减少热能的摄入，以减轻体重；消瘦患者应提高热能的摄入，增加体重，使之接近标准体重。

2. 原则上应根据病人的具体情况限制碳水化合物的摄入量，但不能过低。饮食中碳水化合物太少，病人不易耐受；同时，机体因缺少糖而利用脂肪代谢供给热能，更容易发生酮症酸中毒。

3. 脂肪的摄入量应根据病人的具体情况而定。肥胖病人应严格限制脂肪的摄入量，每日不宜超过 40 克。消瘦病人由于碳水化合物限量，热能来源不足，可相应提高脂肪摄入量。

4. 饮水量应适当限制，每天至少喝 2000 毫升水，可少量多次饮用。

5. 进食以八成饱为宜，进食时间要有规律，忌饥饱无常。

糖尿病性高血压患者宜吃禁忌食物名单

	食物种类	具体食物	代表食物图片
宜吃食物	谷物类	玉米、燕麦、黄豆、绿豆、红豆。	黄豆
	果蔬类	苹果、山楂、火龙果、芹菜、菠菜、茼蒿、茭白、西蓝花、紫甘蓝、番茄、芦笋、洋葱。	番茄
	肉蛋奶类	瘦牛肉、鸡肉、鸭肉、鸽肉、鹌鹑、牛奶、酸奶、鸡蛋。	酸奶
	水产及菌藻类	海参、鲫鱼、鳝鱼、带鱼、香菇、草菇、金针菇、银耳、木耳、海带、紫菜。	木耳
	其他类	花生油、玉米油、葵花子油、大豆油、菜籽油、橄榄油。	橄榄油
禁忌食物		蜂蜜、白糖、砂糖、红糖、冰糖、软糖、硬糖、巧克力、果脯、蜜枣、可乐、雪碧、冰激凌、甜点、炸鸡块、肥肉、咸鸭蛋、酱菜、皮蛋、板鸭、香肠、火腿等。	蜂蜜

糖尿病并发高脂血症

糖尿病并发高脂血症患者的饮食原则

1. 限制富含饱和脂肪酸的动物脂肪的摄入，如猪、牛、羊等动物脂肪，而应多食用富含不饱和脂肪酸的植物油，如橄榄油、菜籽油、花生油、玉米油、芝麻油等，但通常每日摄入油量不应超过 25 克。

2. 每日摄入的胆固醇不应超过 300 毫克，如已患冠心病或其他动脉粥样硬化症，每日摄取的胆固醇应减少至 200 毫克。动物内脏、动物油脂、蛋类（主要是蛋黄）以及墨鱼、干贝、鱿鱼、蟹黄等海产食品中均含很多胆固醇，应加以限制。

3. 增加粗粮和蔬菜，以补充膳食纤维，膳食纤维量每天应大于 25 克，以降低有害血脂。

4. 避免大油、油煎、油炸和腌制品，适当地减少钠盐的摄入，每日食盐的摄入量应在 4 克以下或酱油在 10 克以内。

5. 最好不饮酒，或饮少量低度酒，如 50 克葡萄酒。

糖尿病并发高脂血症患者宜吃禁忌食物名单

	食物种类	具体食物	代表食物图片
宜吃食物	谷物类	玉米、荞麦、燕麦、莜麦、黄豆、红豆、黑豆、绿豆。	黑豆
	果蔬类	火龙果、山楂、苹果、猕猴桃、木瓜、黄瓜、莴笋、圆白菜、扁豆、白菜、大蒜。	猕猴桃
	肉蛋奶类	鸡肉、鸽肉、瘦猪肉、瘦牛肉、脱脂牛奶。	鸡肉
	水产及菌藻类	金枪鱼、带鱼、青鱼、沙丁鱼、木耳、银耳、金针菇、香菇、草菇、海带、紫菜。	金针菇
	其他类	橄榄油、茶花子油、花生油、葵花子油。	花生油
禁忌食物		油炸食品、面包、黑枣、芋头、柿子、大枣、枇杷、桂圆、金橘、杨梅、甘蔗、动物内脏、肥肉、蛋黄、腊肉、螃蟹、墨鱼、鱼子、动物油、黄油、浓茶、咖啡、糖类。	炸鸡腿

糖尿病合并冠心病

糖尿病合并冠心病患者的饮食原则

1. 饮食中的总热量宜低于正常生理需要，以防热量过多而导致肥胖。建议每日热量分配的比例为早餐 30%、午餐 50%、晚餐 20%。

2. 蛋白质按劳动强度供给，其中轻度体力劳动为 1.26 克 / 千克标准体重，极重体力劳动可达 1.75 克 / 千克标准体重。蛋白质应占总热能 15%。

3. 限制脂肪摄入的质和量。一般认为膳食中的多不饱和脂肪酸、饱和脂肪酸、单不饱和脂肪酸之比以 1:1:1 为宜。每日胆固醇摄入量应控制在 300 毫克以下，有助于降低血清胆固醇的含量。

4. 要严格控制碳水化合物摄入总量，尤其是控制食糖摄入量，一般以不超过总热量的 10% 为宜。

5. 食盐的摄入量应限制在每天 2 克以内，以减轻心脏负担。

6. 少用或不用浓茶、咖啡、辣椒、芥末、酒等兴奋神经系统的食物。

7. 少量多餐，定点用餐，不宜吃得过饱、过多，不可暴饮暴食。

糖尿病合并冠心病患者宜吃禁忌食物名单

	食物种类	具体食物	代表食物图片
宜吃食物	谷物类	燕麦、玉米、黑米、荞麦、大豆、豆腐、豆浆等。	豆腐
	果蔬类	草莓、橄榄、无花果、猕猴桃、苹果、石榴、仙人掌、青椒、洋葱、甜椒、白萝卜、冬瓜、空心菜、芥菜等。	洋葱
	肉蛋奶类	驴肉、鸽肉。	驴肉
	水产及菌藻类	鲤鱼、金枪鱼、鳕鱼、香菇、猴头菇、木耳、银耳、紫菜、海带。	猴头菇
	其他类	板栗、莲子、胡桃。	莲子
禁忌食物		香蕉、黑枣、桂圆、甜瓜、香椿、菱角、百合、甜菜等。	桂圆

糖尿病并发痛风

糖尿病并发痛风患者的饮食原则

1. 在总能量限制的前提下，蛋白质的热比为 10% ~ 15%，或每公斤理想体重给予 0.8 ~ 1.0 克，并以牛奶、鸡蛋为主。

2. 脂肪摄取应控制在总热量的 20% ~ 25%，其中饱和脂肪酸、单不饱和脂肪酸、多不饱和脂肪酸比例约为 1 : 1 : 1，全日脂肪包括食物中的脂肪及烹调油在 50 克以内。

3. 避免暴饮暴食，避免食用高嘌呤食品。

4. 在痛风急性发作期的两三天内，选食嘌呤含量很少或基本不含嘌呤的食品。

5. 在痛风缓解期应以蔬菜瓜果为主要食品，将每日膳食中嘌呤含量限制在 100 ~ 150 毫克以内。

6. 每日喝水 2000 ~ 3000 毫升，促进尿酸排出。以普通开水、淡茶水、矿泉水、鲜果汁、菜汁、豆浆等为宜。

7. 酒精尤其是啤酒本身含大量嘌呤，可使血尿酸浓度增高。因此，糖尿病合并痛风患者不宜饮酒，更不能空腹饮酒。

糖尿病并发痛风患者宜吃禁忌食物名单

	食物种类	具体食物	代表食物图片
宜吃食物	谷物类	大米、面粉、面食制品、高粱、通心粉。	大米
	果蔬类	柚子、橘子、火龙果、猕猴桃、木瓜、樱桃、白菜、生菜、莴笋、紫甘蓝、番茄、茄子。	橘子
	肉蛋奶类	瘦肉、鸡蛋、脱脂牛奶。	鸡蛋
	水产及菌藻类	海蜇皮、海带。	海带
	其他类	菜籽油、橄榄油、杏仁、核桃、榛子、矿泉水、苏打水、茶。	杏仁
禁忌食物		黄豆、香菇、扁豆、紫菜、动物内脏、肉脯、浓肉汁、肉馅、鱼类（鱼皮、鱼卵、鱼干以及沙丁鱼、凤尾鱼等海鱼）、贝壳类、虾类、海参、啤酒、白酒、红酒。	白酒

糖尿病并发肾病

糖尿病并发肾病患者的饮食原则

1. 控制总热量，原则上基准体重以 125 千焦 / 千克为一般日常消耗量。

2. 糖尿病性肾病患者要控制碳水化合物的摄入，热能不应大于 70 %。

3. 植物蛋白，比如豆制品、日常的馒头、米饭中所含的蛋白，应该限制，以免增加肾脏负担。

4. 早期糖尿病肾病患者的肾功能正常，可予优质蛋白（动物蛋白）每日 0.8 克 / 千克体重；肾衰竭尿毒症期优质蛋白每日 0.5 克 / 千克体重。

5. 限制脂肪摄入量为总热量的 25% 以内，30 ~ 40 克（以糖尿病饮食单位计算约 0.8 单位）。植物油日摄入量也应控制在 25 克以下。

糖尿病并发肾病患者宜吃禁忌食物名单

	食物种类	具体食物	代表食物图片
宜吃食物	谷物类	玉米、薏米、小米、荞麦、绿豆。	荞麦
	果蔬类	柚子、樱桃、无花果、西瓜、南瓜、冬瓜、西葫芦、白萝卜、青椒、荠菜。	南瓜
	肉蛋奶类	瘦猪肉、瘦牛肉、猪肾、蛋清、脱脂牛奶。	猪肾
	水产及菌藻类	鲫鱼、草鱼、黑鱼、香菇、草菇。	草鱼
	其他类	玉米油、橄榄油、核桃、胡桃。	核桃
禁忌食物		油炸加工过的面食、面包、蛋糕、大枣、黑枣、香蕉、桃、甜瓜、莲藕、菠菜、香菜、莴笋、菱角、土豆、红薯、芋头、猪肝、羊肝、鹅肝、咸鸭蛋、松花蛋、腊肉、海米、鲍鱼、芥末、干辣椒。	干辣椒

糖尿病并发脂肪肝

糖尿病并发脂肪肝患者的饮食原则

1. 根据糖尿病性脂肪肝患者的具体情况限制热量的摄入，并控制体重。体重正常的患者，从事轻体力活动，每日应按每千克标准体重 105 ~ 125 千焦供给；对于超重及肥胖者每日每千克标准体重供给 84 ~ 105 千焦，使体重逐渐下降。

2. 糖尿病性脂肪肝患者摄入的碳水化合物一般应占全日总能量的 60% 为宜，主要来源于粗杂粮，少吃加工精细的谷类食品。

3. 提高蛋白质占全体总能量比重，蛋白质的供给量为每日每千克标准体重 1.2 ~ 1.5 克。

4. 忌高动物脂肪、高胆固醇饮食，按标准体重计算，每千克标准体重每天供给脂肪 0.5 ~ 0.8 克。宜适量摄入植物油类，植物油的总量不超过 20 克。

5. 忌过咸，以免水钠潴留，体重增加，一般每天食盐摄入量以 4 克以内为宜。

6. 宜有规律的饮食习惯，应做到定时、定量、细嚼慢咽、粗细粮搭配。

7. 限制饮酒。

糖尿病并发肾病患者宜吃禁忌食物名单

	食物种类	具体食物	代表食物图片
宜吃食物	谷物类	莜麦、玉米、大豆。	莜麦
	果蔬类	苹果、猕猴桃、西葫芦、芹菜、白萝卜、黄瓜、南瓜、仙人掌、黄豆芽等。	黄豆芽
	肉蛋奶类	精瘦肉、脱脂牛奶、蛋清等。	精瘦肉
	水产及菌藻类	泥鳅、黄鳝、鲫鱼、鳗鱼、裙带菜等。	裙带菜
	其他类	橄榄油、菜籽油、大蒜、生姜等。	橄榄油
禁忌食物		香蕉、大枣、桂圆、柿子、葡萄、黑枣、甜菜、方便面、油条、腊肉、浓茶、咖啡、咸菜、胡椒、辣酱、烧烤、肉汤等。	咖啡

附录一 食物血糖生成指数（GI）表

糖类

食物名称	食物血糖生成指数	食物名称	食物血糖生成指数
葡萄糖	100.0	麦芽糖	105.0
绵白糖	83.8	蜂蜜	73.0
蔗糖	65.0	胶质软糖	90.0
果糖	23.0	巧克力	49.0
乳糖	46.0		

薯类、淀粉制品

食物名称	食物血糖生成指数	食物名称	食物血糖生成指数
土豆	62.0	土豆泥	73.0
土豆（煮）	66.4	土豆粉条	13.6
土豆（烤）	60.0	红薯（煮）	76.7
土豆（蒸）	65.0	藕粉	32.6
土豆（用微波炉烤）	82.0	苕粉	34.5
土豆（烧烤，无油脂）	85.0	粉丝汤（豌豆）	31.6

豆类

食物名称	食物血糖生成指数	食物名称	食物血糖生成指数
黄豆（浸泡，煮）	18.0	黄豆（罐头）	14.0
黄豆挂面	66.6	蚕豆（五香）	16.9
豆腐（炖）	31.9	鹰嘴豆	33.0
豆腐（冻）	22.3	鹰嘴豆（罐头）	42.0
豆腐干	23.7	咖喱鹰嘴豆（罐头）	41.0
绿豆	27.2	青刀豆	39.0

食物名称	食物血糖生成指数	食物名称	食物血糖生成指数
绿豆挂面	33.4	青刀豆（罐头）	45.0
扁豆	38.0	黑眼豆	42.0
扁豆（红，小）	26.0	黑豆汤	64.0
扁豆（绿，小）	30.0	四季豆	27.0
扁豆（绿，小，罐头）	52.0	四季豆（高压处理）	34.0
小扁豆汤（罐头）	44.0	四季豆（罐头）	52.0

谷类及其制品

食物名称	食物血糖生成指数	食物名称	食物血糖生成指数
小麦（整粒，煮）	41.0	稻麸	19.0
粗麦粉（蒸）	65.0	糯米饭	87.0
面条（小麦粉）	81.6	大米糯米饭	65.3
面条（强化蛋白粉，细，煮）	27.0	黑米粥	42.3
面条（全麦粉，细）	37.0	大麦（整粒，煮）	25.0
面条（白，细，煮）	41.0	大麦粉	66.0
面条（硬质小麦粉，细，煮）	55.0	黑麦（整粒，煮）	34.0
线面条（实心，细）	35.0	玉米（甜，煮）	55.0
通心面（管状，粗）	45.0	玉米面（粗粉，煮）	68.0
面条（小麦粉，硬、扁、粗）	46.0	玉米面粥	50.9
面条（硬质小麦粉，加鸡蛋，粗）	49.0	玉米粥	51.8
面条（硬质小麦粉，细）	55.0	玉米片（高纤维）	74.0

食物名称	食物血糖生成指数	食物名称	食物血糖生成指数
馒头（富强粉）	88.1	玉米片	78.5
烙饼	79.6	小米（煮）	71.0
油条	74.9	米饼	82.0
小米粥	61.5	荞麦（黄）	54.0
大米粥	69.4	荞麦面条	59.3
大米饭	83.2	荞麦面馒头	66.7
黏米饭（含支链淀粉高，煮）	50.0	黏米饭（含支链淀粉低，煮）	88.0
糙米（煮）	87.0	燕麦麸	55.0

水果类及其制品

食物名称	食物血糖生成指数	食物名称	食物血糖生成指数
苹果	36.0	猕猴桃	52.0
梨	36.0	李子	24.0
桃	28.0	樱桃	22.0
桃（罐头，含果汁）	30.0	葡萄干	64.0
桃（罐头，含糖浓度高）	58.0	葡萄（淡黄色，小，无核）	56.0
桃（罐头，含糖浓度低）	52.0	柑	43.0
杏干	31.0	柚子	25.0
杏（罐头，含淡味果汁）	64.0	菠萝	66.0
芒果	55.0	芭蕉	53.0
西瓜	72.0	香蕉	52.0

蔬菜类

食物名称	食物血糖生成指数	食物名称	食物血糖生成指数
甜菜	64.0	胡萝卜	71.0
南瓜（倭瓜、番瓜）	75.0	麝香瓜	65.0
山药	51.0	血魔芋	17.0
芋头（蒸）（芋艿、毛芋）	47.0		

饮料类

食物名称	食物血糖生成指数	食物名称	食物血糖生成指数
苹果汁	41.0	柚子果汁（不加糖）	48.0
水蜜桃汁	32.7	橘子汁	57.0
菠萝汁（不加糖）	46.0	可乐饮料	40.3
芬达软饮料	68.0	冰淇淋（低脂）	50.0
冰淇淋	61.0		

乳类及乳制品

食物名称	食物血糖生成指数	食物名称	食物血糖生成指数
牛奶	27.6	降糖奶粉	26.0
牛奶（加糖和巧克力）	34.0	老年奶粉	40.8
牛奶（加人工甜味剂和巧克力）	24.0	酸奶（加糖）	48.0
全脂牛奶	27.0	酸乳酪（普通）	36.0
脱脂牛奶	32.0	酸乳酪（低脂）	33.0
低脂牛奶	11.99	酸乳酪（低脂，加人工甜味剂）	14.0

谨慎食品

食物名称	食物血糖生成指数	食物名称	食物血糖生成指数
大米（即食，煮 1 分钟）	46.0	面包（80%~100%大麦粉）	66.0
大米（即食，煮 6 分钟）	87.0	面包（黑麦粒）	50.0
小麦片	69.0	面包（45%~50%燕麦麸）	47.0
桂格燕麦片	83.0	面包（80% 燕麦粒）	65.0
荞麦方便面	53.0	面包（混合谷物）	45.0
即食羹	69.4	新月形面包	67.0
营养饼	65.7	棍子面包	90.0
油酥脆饼干	64.0	燕麦粗粉饼干	55.0
高纤维黑麦薄脆饼干	65.0	比萨饼（含乳酪）	60.0
苏打饼干	72.0	竹芋粉饼干	66.0
汉堡包	61.0	小麦饼干	70.0
白面包	87.9	面包（全麦粉）	69.0
面包（粗面粉）	64.0	华夫饼干	76.0
面包（黑麦粉）	65.0	香草华夫饼干	77.0
面包（小麦粉，高纤维）	68.0	膨化薄脆饼干	81.0
面包（小麦粉，去面筋）	70.0	达能闲趣饼干	47.1
面包（小麦粉，含水果干）	47.0	达能牛奶香脆	39.3
面包（50%~80%碎小麦粒）	52.0	酥皮糕点	59.0
面包（75%~80%大麦粒）	34.0	土豆片（油炸）	60.3
面包（50% 大麦粒）	46.0	爆玉米花	55.0

混合膳食及其他

食物名称	食物血糖生成指数	食物名称	食物血糖生成指数
馒头 + 芹菜炒鸡蛋	48.6	米饭 + 蒜薹	57.9
馒头 + 酱牛肉	49.4	米饭 + 蒜薹 + 鸡蛋	68.0
馒头 + 黄油	68.0	米饭 + 猪肉	73.3
饼 + 鸡蛋炒木耳	48.4	玉米面加人造黄油（煮）	69.0
饺子（三鲜）	28.0	猪肉炖粉条	16.7
包子（芹菜猪肉）	39.1	番茄汤	38.0
硬质小麦粉肉馅馄饨	39.0	两合面窝头（玉米面 + 面粉）	64.9
牛肉面	88.6	牛奶蛋糊（牛奶 + 淀粉 + 糖）	43.0
米饭 + 鱼	37.0	黑五类粉	57.9
米饭 + 芹菜 + 猪肉	57.1	面包（50%~80%碎小麦粒）	52.0

备注：
在克数相同的情况下，混合食材比单一食材的食物血糖生成指数低。

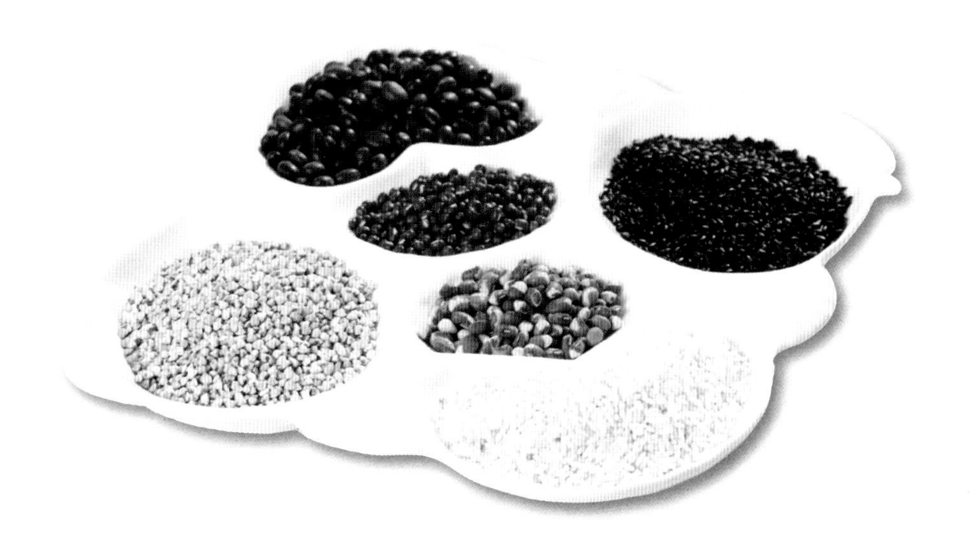

附录二　常见降糖药物

种类	通用名	商品名及剂量规格	用法与用量
α－葡萄糖苷酶抑制剂	阿卡波糖	拜糖平（拜耳医药保健有限公司），50毫克／片 卡博平（中美华东制药有限公司），50毫克／片	与第一口饭嚼碎同服 初始剂量每次25毫克，根据需要加至每次50毫克，每日1～2次；最大剂量可加至每次100毫克，每日3次
	伏格列波糖	倍欣（天津武田药品有限公司），0.2毫克／片	与第一口饭嚼碎同服 初始剂量每次0.2毫克，常用量每次0.2毫克，每日3次
	米格列醇	奥恬苹（四川维奥制药有限公司），50毫克／片	与第一口饭嚼碎同服 初始剂量每次25毫克，常用量每次50毫克，每日3次
噻唑烷二酮类	罗格列酮	文迪雅（葛兰素史克天津有限公司），4毫克／片 太罗（太极集团涪陵制药厂有限公司），4毫克／片 维戈洛（上海三维制药有限公司），4毫克／片	空腹或进餐时服用均可 初始剂量每次4毫克，每日1次；最大推荐剂量每日8毫克，分1次或2次口服
	吡格列酮	艾汀（北京太洋药业有限公司），15毫克／片 瑞彤（江苏恒瑞医药股份有限公司），15毫克／片 卡司平（杭州中美华东制药有限公司），15毫克／片	空腹或进餐时服用均可 初始剂量每次15毫克，每日1次；根据病情可增至每日2～3次，最大推荐剂量每日45毫克
格列奈类	那格列奈	唐力（北京诺华制药有限公司），60毫克／片；120毫克／片；180毫克／片 唐瑞（江苏德源药业有限公司），120毫克／片	餐前即服 初始剂量每次60毫克，常用量每次120毫克；每日最大累积服用剂量为360毫克
	瑞格列奈	诺和龙（诺和诺德制药有限公司），0.5毫克／片；1毫克／片；2毫克／片 孚来迪（江苏豪森药业有限公司），0.5毫克／片；1毫克／片	餐前即服 初始剂量每次0.5毫克，常用量每次1毫克；最大可用至每次2毫克

种类	通用名	商品名及剂量规格	用法与用量
双胍类	二甲双胍	盐酸二甲双胍 格华止（中美上海施贵宝制药有限公司），500 毫克／片；850 毫克／片 迪化糖锭（澳大利亚艾华大药厂），500 毫克／片 美迪康（深圳市中联制药有限公司），250 毫克／片 盐酸二甲双胍肠溶剂 君力达胶囊（北京圣永制药公司），250 毫克／粒 安多可片剂（贵州天安药业有限责任公司），250 毫克／片	餐前、餐中或餐后服用 初始剂量每次 250 毫克，每日 2 ～ 3 次；最大可用至每次 500 毫克，每日 3 ～ 4 次
		盐酸二甲双胍缓释片 倍顺（江苏恒瑞医药股份有限公司），500 毫克／片 卜可（北京万辉双鹤药业有限公司），500 毫克／片 格华止 XR（中美上海施贵宝制药有限公司），500 毫克／片	起始用法为每次 500 毫克，每日 1 次；每日最大剂量不超过 2 克
磺脲类	格列本脲	消渴丸（广州中一药业有限公司），每 10 粒消渴丸含 2.5 毫克	优降糖 餐前半小时服用 初始剂量每次 1.25 毫克，常用量每次 2.5 毫克，每日 2 ～ 3 次。优降糖每天最大剂量 15 毫克
	格列吡嗪	格列吡嗪缓释片 瑞易宁（辉瑞制药有限公司），5 毫克／片 秦苏（江苏扬子江药业集团有限公司），5 毫克／片	早餐时服用 起始剂量为每次 5 毫克，每日 1 次；每日最大剂量为 10 毫克
	格列喹酮	糖适平（北京万辉双鹤药业有限责任公司），30 毫克／片	餐前半小时服用 每次 30 毫克，每日 3 次；最大可用至每次 60 毫克，每日 3 次
	格列齐特	达美康（施维雅天津制药有限公司），80 毫克／片	起始剂量为每次 40 毫克，每日 1 次；常规剂量每次 80 毫克，每日 2 次
		达美康缓释片（施维雅天津制药有限公司），30 毫克／片（其疗效与 80 毫克达美康的疗效相同）	早餐时服用 起始剂量为每次 30 毫克，每日 1 次，服药时不可嚼服

图书在版编目（CIP）数据

糖尿病吃对吃好更有效/陈伟，陈国军主编．—长春：吉林科学技术出版社，2014.10
ISBN 978-7-5384-8033-7

Ⅰ．①糖…　Ⅱ．①陈…　②陈…　Ⅲ．①糖尿病—食物疗法　Ⅳ．①R247.1

中国版本图书馆CIP数据核字（2014）第149412号

糖尿病吃对吃好更有效

主　　编　陈　伟　陈国军
编 委 会　陈　伟　陈国军　刘红霞　牛东升　李青凤　石艳芳　张　伟　石　沛　张金华
李明杰　葛龙广　戴俊益　霍春霞　高婷婷　赵永利　余　梅　李　迪　李　利
王能祥　费军伟　杨纪云　张爱卿　常秋井　吕亚娜　安　鑫　石玉林　樊淑民
张国良　李树兰　谢铭超　王会静　陈　旭　王　娟　徐开全　杨慧勤　卢少丽
张　瑞　李军艳　申　琦　崔丽娟　季子华　吉新静　石艳婷　陈进周　李　丹
逯春辉　李　鹏　李海艳　李　军　高　杰　高　坤　高子珺　杨　丹　李　青
梁焕成　刘　毅　韩建立　高　赞　高志强　高金城　邓　晔　常玉欣　黄山章
侯建军　李春国　王　丽　袁雪飞　张玉红　张景泽　张俊生　张辉芳　张　静
张　莉　赵金萍　崔文庆　石　爽　王　娜　金贵亮　程玲玲　段小宾　王宪明
杨　力　孙君剑　张玉民　牛国花　许俊杰　杨　伟　葛占晓　施慧婕　徐永红
张进彬　王　燕
全案策划　悦然文化
出 版 人　李　梁
策划责任编辑　吴文凯　赵洪博
执行责任编辑　樊莹莹
封面设计　杨　丹
开　　本　710mm×1000mm　1/16
字　　数　228千字
印　　张　17.5
印　　数　1-10000册
版　　次　2014年10月第1版
印　　次　2014年10月第1次印刷
出　　版　吉林科学技术出版社
发　　行　吉林科学技术出版社
地　　址　长春市人民大街4646号
邮　　编　130021
发行部电话/传真　0431-85677817　85635177　85651759
85651628　85600611　85670016
储运部电话　0431-84612872
编辑部电话　0431-85610611
网　　址　www.jlstp.net
印　　刷　延边星月印刷有限公司
书　　号　ISBN 978-7-5384-8033-7
定　　价　39.90元

如有印装质量问题　可寄出版社调换
版权所有　翻印必究

背部按摩

按摩功效： 可以自我按摩也可以求助他人，可以疏通气血、滋养脏腑，不仅可以控制血糖，还可以预防糖尿病的各种并发症。

1. 用食指指腹按揉大椎穴 50~100 次。
2. 用拇指指腹按揉肺俞穴 50~100 次。
3. 用拇指指腹按揉肾俞穴 50~100 次。
4. 用拇指指腹按揉志室穴 50~100 次。

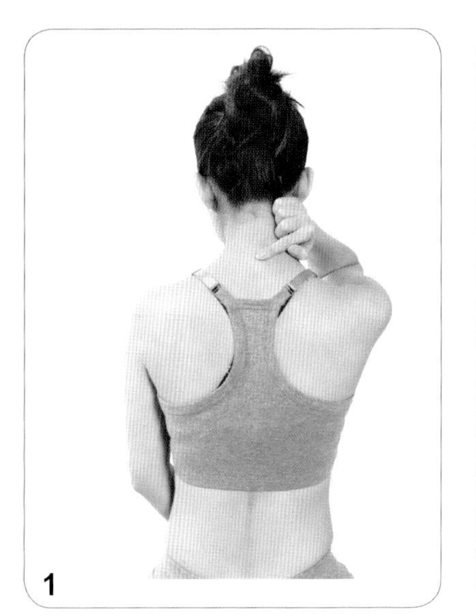
1

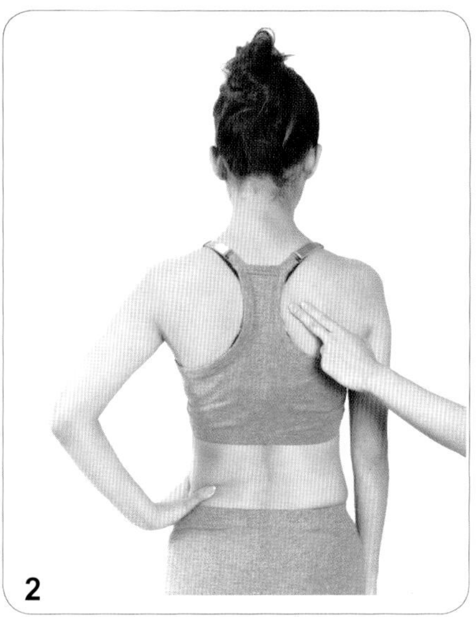
2

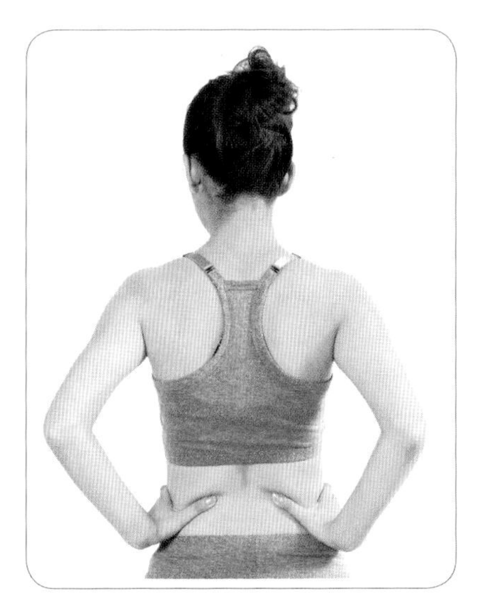

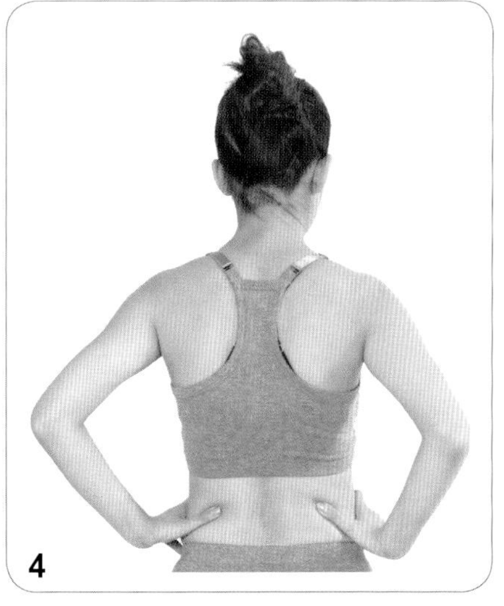
4

上下肢部按摩

按摩功效：常对上肢进行按摩，对控制血糖有辅助作用，也能预防并发症引起的四肢麻木、手足冰凉等症状，可配合额打肺经使用。常对下肢进行按摩，不仅可以控制血糖，还能预防并发症引起的下肢发麻、乏力等症状，可配合敲打胆经使用。

1. 用食指指腹点按手三里穴 30~50 次。
2. 用拇指指腹点按内关穴 30~50 次。
3. 用拇指指端掐按合谷穴 20~30 次。
6. 用食指指腹按揉太溪穴 30~50 次。

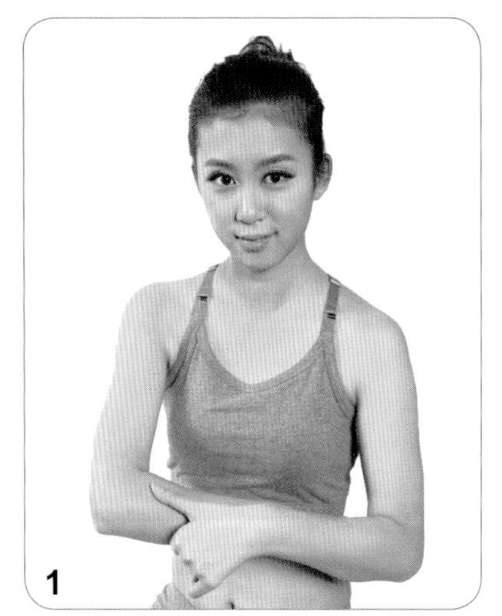
1

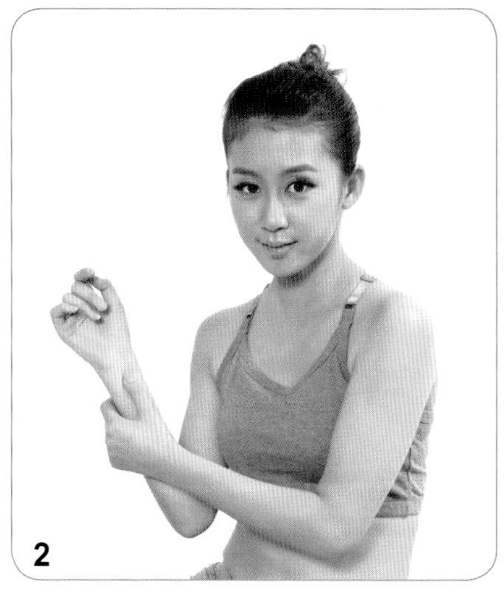
2

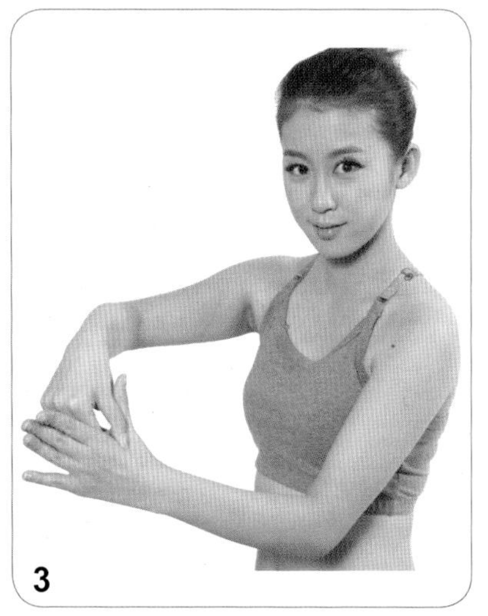
3

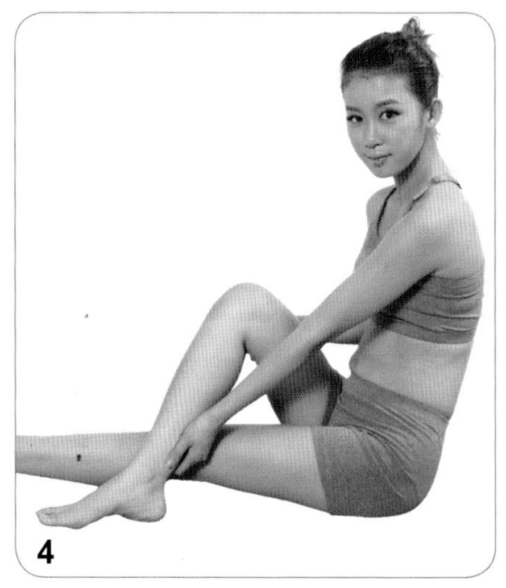
4

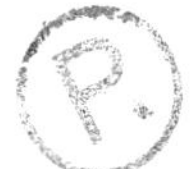